Berühmte Maler auf einen Blick

Vincent van Gogh

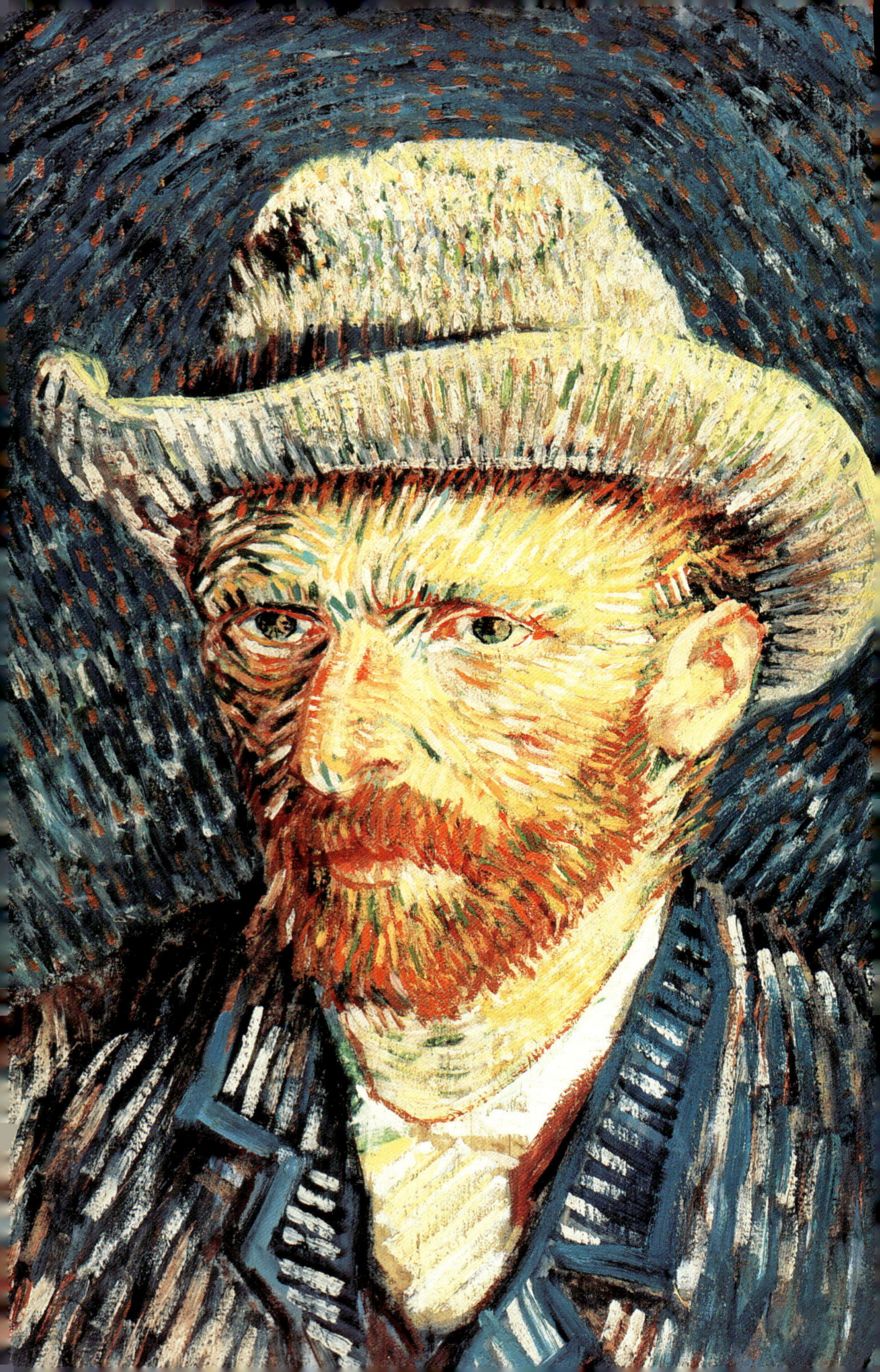

Vincent van Gogh

DUMONT

Hinweis

Diese Reihe stellt das Leben und die Werke der Künstler im kulturellen, sozialen und politischen Kontext ihrer Zeit vor. Um dem Leser die Benutzung zu erleichtern, ist jeder Band in drei Themenbereiche unterteilt, die anhand der seitlichen Streifen unterschiedlicher Farbe schnell zu finden sind. Die gelb markierten Seiten sind Leben und Werk des Künstlers gewidmet, Blau steht für die Behandlung des historischen und kulturellen Hintergrunds und Rosa für die eingehende Betrachtung der Hauptwerke des Künstlers. Jede Doppelseite vertieft ein bestimmtes Thema mit einem einführenden Text und verschiedenen kommentierten Illustrationen. So kann der Leser selbst entscheiden, ob er alle Kapitel der Reihe nach lesen oder lieber einzelne Bereiche herausgreifen möchte. Das Buch wird vervollständigt durch ein Verzeichnis der Orte, an denen die abgebildeten Werke des Künstlers zu finden sind, und ein Verzeichnis mit kurzen Erläuterungen zu den wichtigsten im Text genannten Personen.

■ Seite 2: Van Gogh, *Selbstbildnis mit grauem Filzhut*, 1888, Amsterdam, Rijksmuseum Vincent van Gogh.

Inhalt

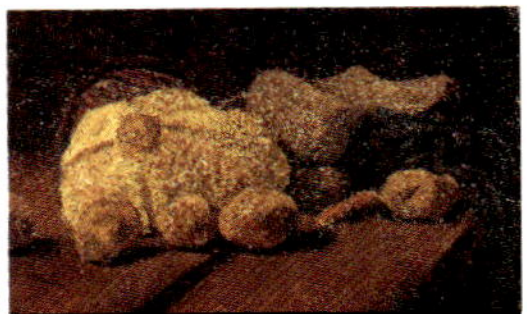

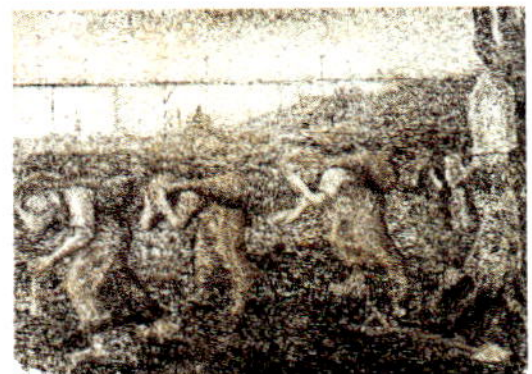

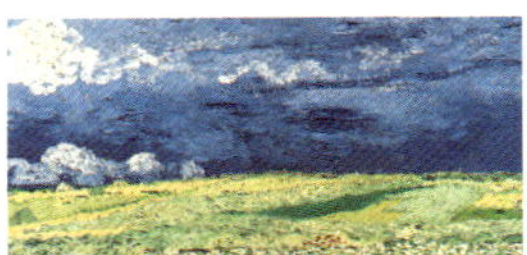

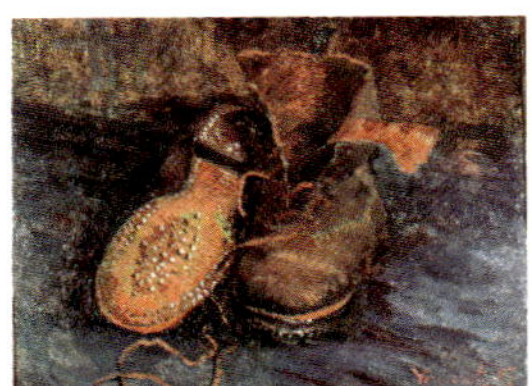

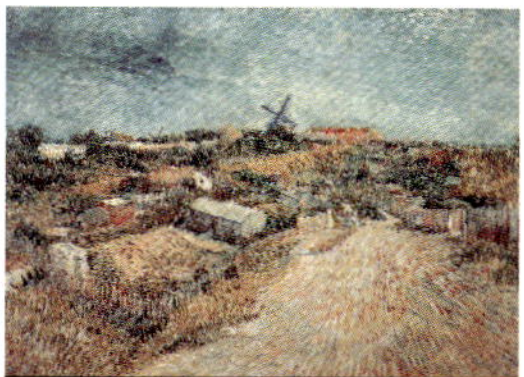

1886–1887

Pariser Luft

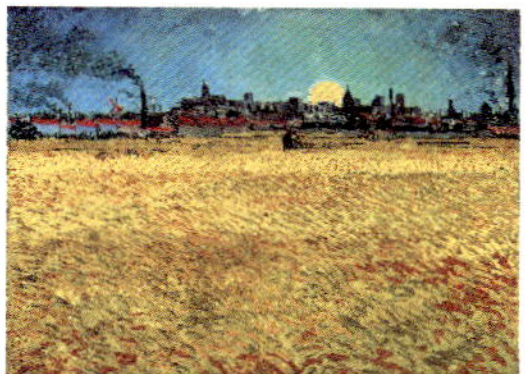

1888

Der »hohe gelbe Ton«

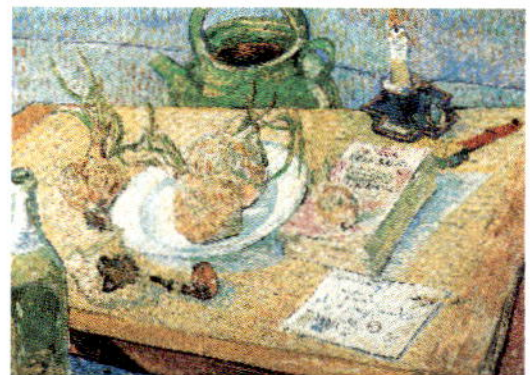

1889

Kampf gegen die Verdüsterung

1853–1875

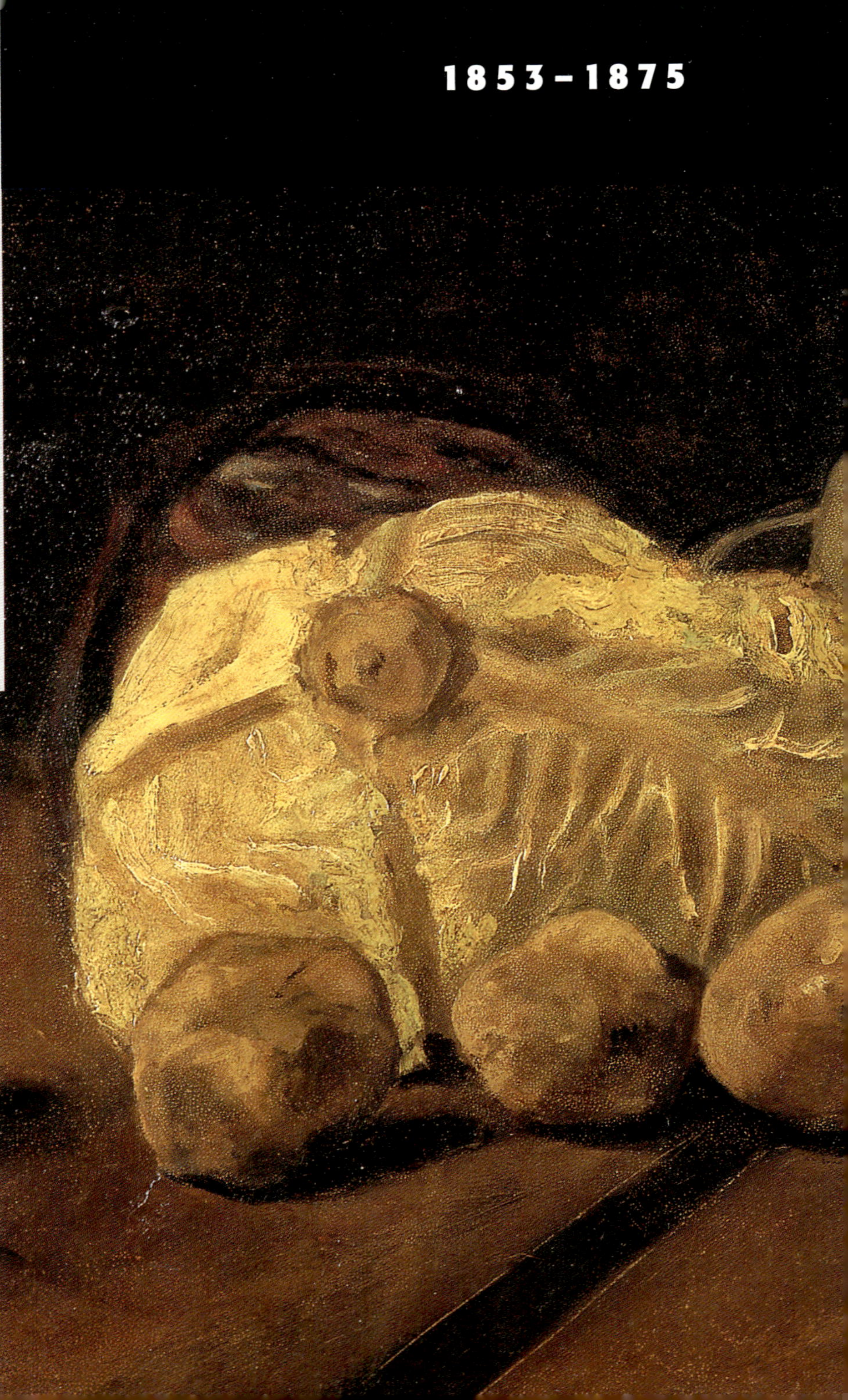

Vincent van Gogh, *Stilleben mit Kohl und Holzschuhen*, Ausschnitt, 1881, Amsterdam, Rijksmuseum Vincent van Gogh

Vincent, der Holländer

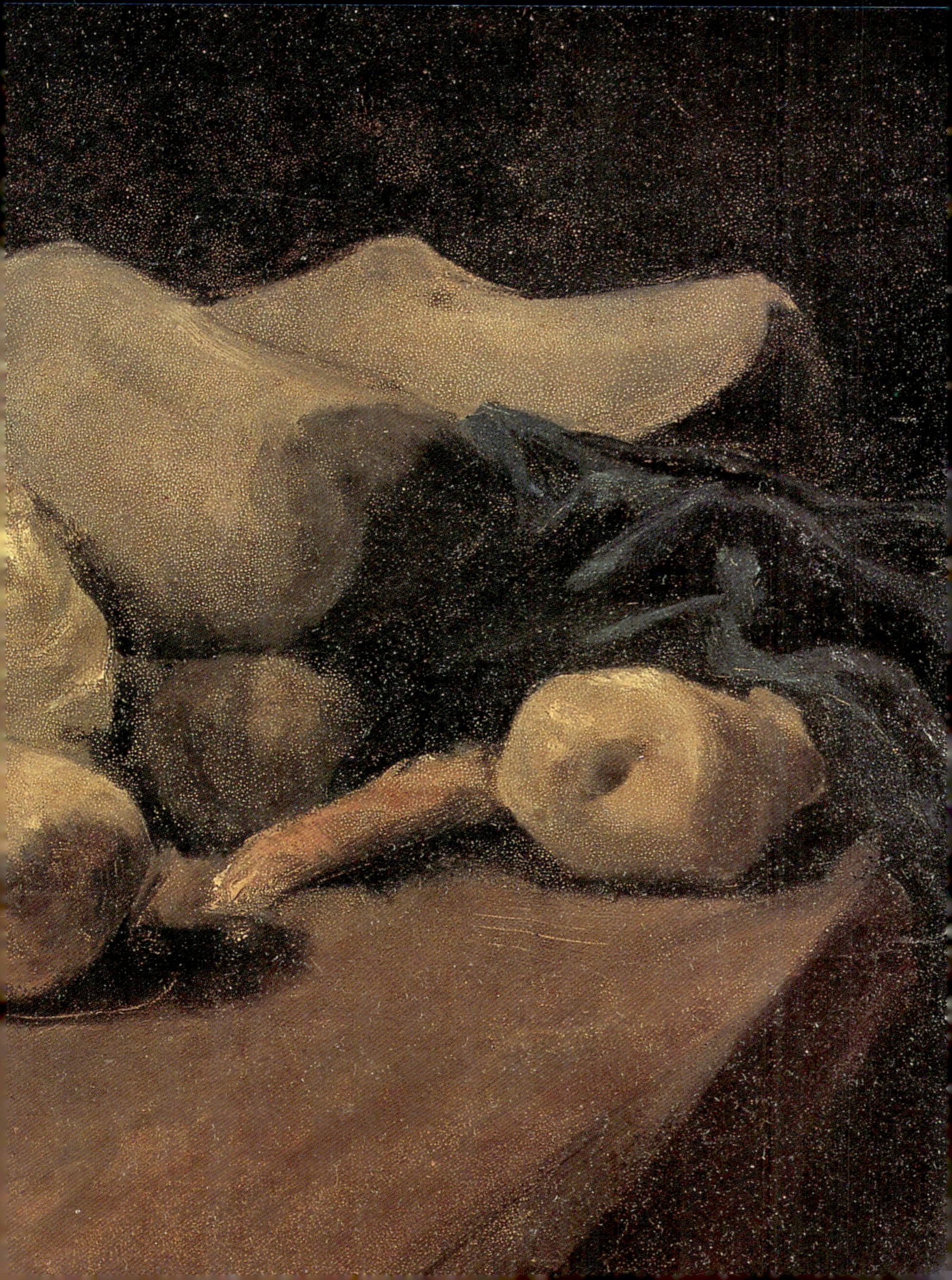

Die Familie des Predigers

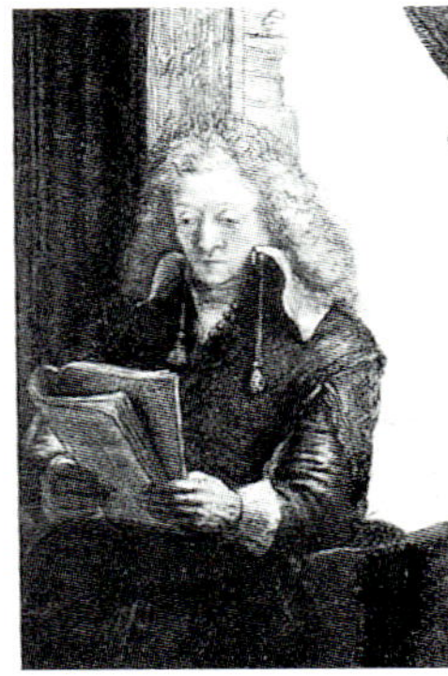

▲ Rembrandt, *Bürgermeister Jan Six,* 1647. »Ich weiß, daß Onkel Vincent und Onkel Cor sie sehr lieben,« schrieb Vincent über diese Radierung an Theo, »und ich denke manchmal, daß der ihnen ähnlich gewesen muß, als sie jünger waren.« Die Neigung, Kunst und Leben miteinander zu konfrontieren, sollte Vincent nie ablegen.

»Mehr breit von Gestalt als lang, den Rücken leicht gebeugt von der schlechten Gewohnheit, den Kopf hängen zu lassen, kurz geschnittenes, rotblondes Haar unter einem Strohhut, der ein seltsames Gesicht beschattete. Die Stirn schon leicht gerunzelt, die Brauen in tiefem Nachdenken zusammengezogen, klein und tiefliegend die Augen, bald blau, bald wieder grünlich.« Dieses Bild des jungen, verschlossenen, zuweilen schwierigen Vincent van Gogh hat uns seine jüngere Schwester Elisabetha hinterlassen. Vincent wird am 30. März 1853 in Groot-Zundert, einem kleinen Dorf im holländischen Brabant, als Sohn des protestantischen Pastors Theodorus van Gogh und seiner Frau Anna Cornelia Carbentus geboren. Er ist das zweite auf den Namen Vincent getaufte Kind seiner Eltern – der erste Sohn war auf den Tag genau ein Jahr zuvor tot geboren worden. Ein schicksalhafter Umstand, der Vincents Leben mit Schuldgefühlen belastet, so als gründe sein Leben auf dem Opfer einer wertvolleren Existenz. Auch ohne eingehende psychoanalytische Kenntnisse kann man sich vorstellen, daß Vincents Sehnsucht nach mütterlicher Geborgenheit, seine verzweifelte Suche nach Liebe, auf diese traumatische Erfahrung zurückgehen. Nach Vincent kommen die Geschwister Anna, Theodor, Elisabetha, Willemina (Wil) und Cornelis zur Welt. Mit seinen Geschwistern Theo und Wil wird Vincent bis zu seinem Tod in lebhaftem Briefkontakt stehen.

▶ Die kleine malerische Kirche von Zundert, in der Vincent und sein Bruder Theo getauft wurden, entstand um das Jahr 1800.

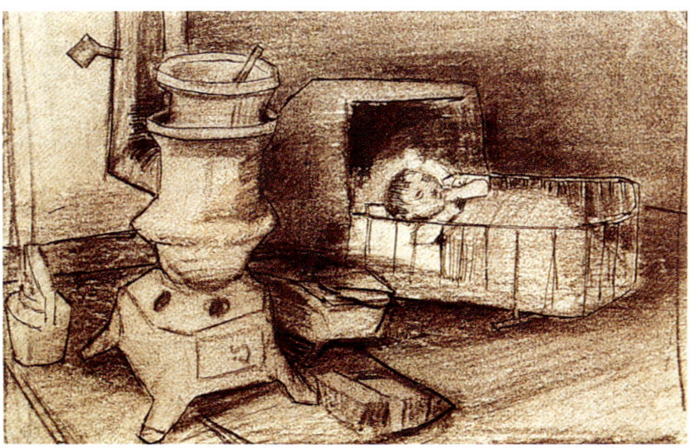

▶ Van Gogh, *Wiege,* Zeichnung, 1882. Sicherlich war es für Vincent bedrückend, im Haus neben jenem Friedhof aufzuwachsen, wo das auf denselben Namen getaufte Brüderchen begraben lag. Die frühe traumatische Erfahrung kommt in van Goghs Werk mehrfach zum Ausdruck, so in der Darstellung dieses Säuglings, um den sich offenbar niemand kümmert.

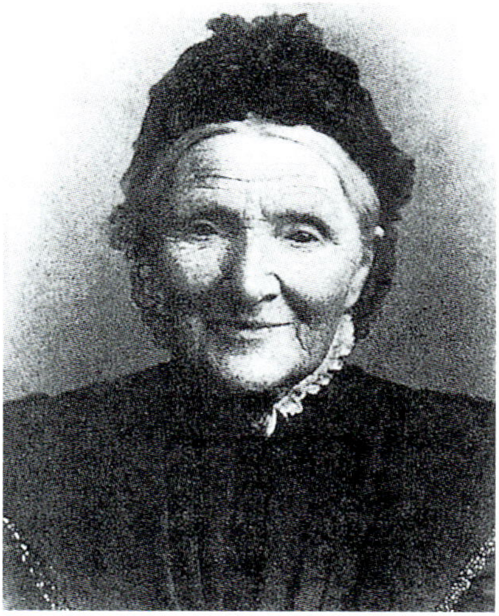

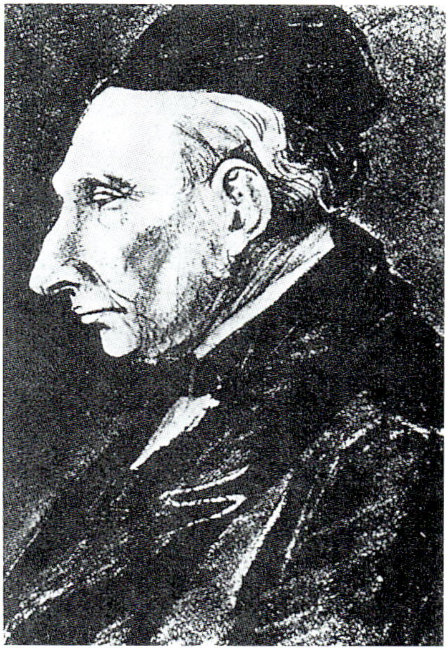

▲ Die Mutter Anna Cornelia Carbentus (1819–1907). Sie liebte die Natur und brachte ihre Eindrücke in Briefen anschaulich zum Ausdruck. Von ihr erbte Vincent wohl seine schriftstellerische Begabung.

▶ Der Vater Theodorus van Gogh (1822–1885). Ein freundlicher Mann, doch kein begabter Prediger, weshalb ihm stets nur kleine und arme Pfarreien in der Provinz zugewiesen wurden. Anna Carbentus hingegen war eine starke, resolute Frau.

▶ Vincent war ein Einzelgänger. Auf einsamen Spaziergängen erkundete und beobachtete er gerne die Natur. Picasso sah in diesem Foto eine Ähnlichkeit mit dem jungen Rimbaud.

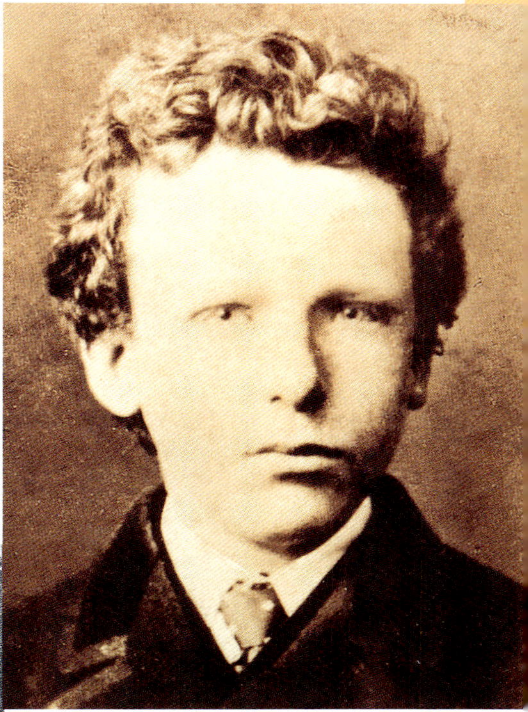

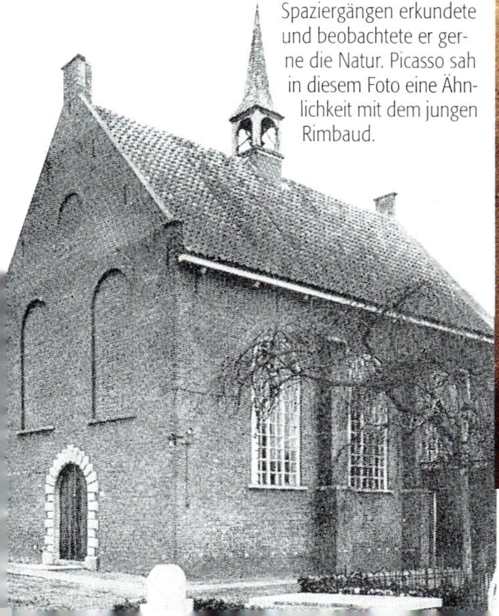

Über die Brabanter Heide

Nordbrabant, an der Grenze zu Belgien gelegen, unterscheidet sich in religiöser Hinsicht von den übrigen holländischen Provinzen: durch die Nähe zum katholischen Flandern spielt der protestantische Glaube hier eine wesentlich geringere Rolle als der katholische. Vincents Vater hatte bei seinen Predigten immer nur wenige Zuhörer, was Vincents Selbstbewußtsein sicherlich nicht gestärkt hat. In der Natur, auf ausgedehnten Streifzügen durch die Brabanter Heide um Zundert, einer weiten Landschaft von herber Schönheit, fühlt er sich jedoch frei und wohl. Die Erinnerung an das Land der Kindheit mit seinen dunklen Farbtönen, den roten Erikateppichen, der braunen Erde, den wallenden Nebeln wird in van Gogh stets lebendig bleiben. Jahre später schreibt er aus Arles: »Während meiner Krankheit habe ich jedes Zimmer im Hause von Zundert vor mir gesehen, jeden Weg, jede Pflanze im Garten, die Umgebung, die Felder, die Nachbarn, den Friedhof, die Kirche, unseren Gemüsegarten dahinter…« 1864 wird Vincent in Zevenbergen, unweit von Zundert, in einem Internat eingeschult. Heimwehkrank, ist er ein recht zerstreuter Schüler. Diese erste Trennung von der Familie wird seine seelische Entwicklung nachhaltig beeinflussen.

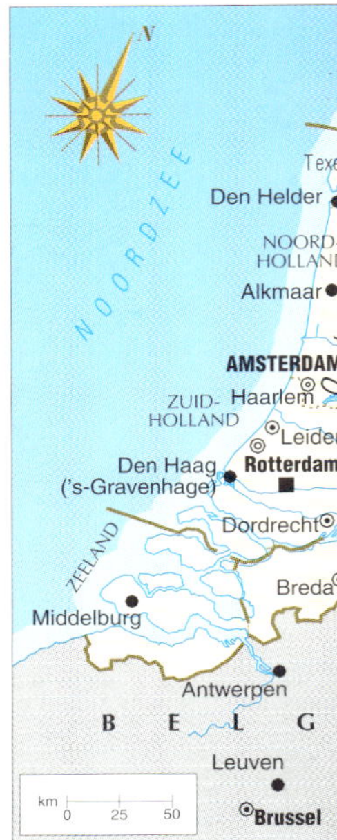

▲ Der Hauptort der Provinz Nordbrabant, das sich von der belgischen Grenze bis zur unteren Maas erstreckt, ist 's-Hertogenbosch, die Heimatstadt von Hieronymus Bosch.

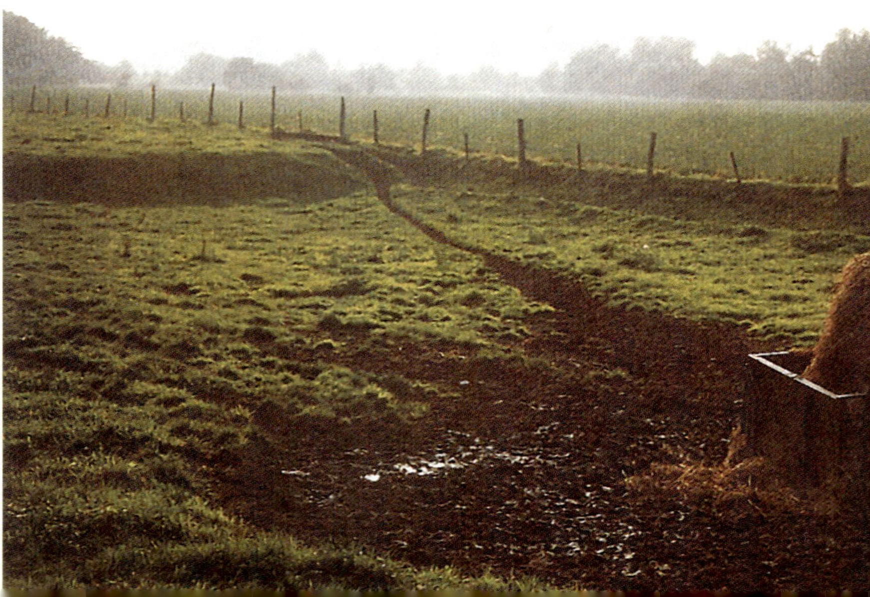

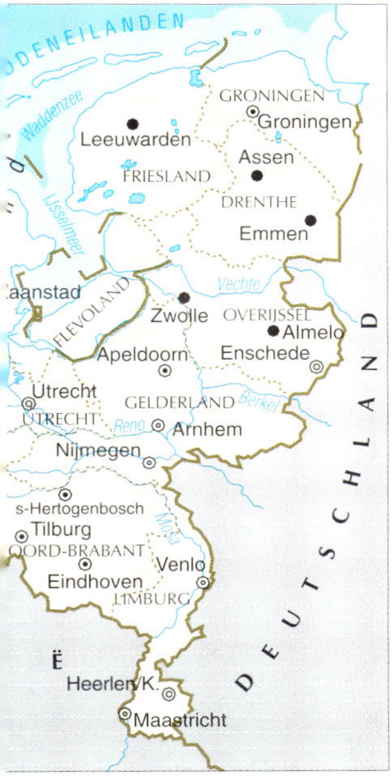

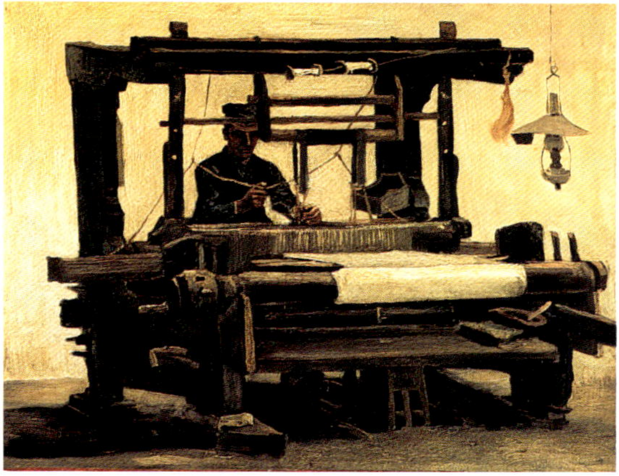

▲ Van Gogh, *Weber am Webstuhl,* 1884, Otterlo, Rijksmuseum Kröller-Müller. Seit dem 15. Jahrhundert war Brabant ein Zentrum der Tuchindustrie. Vincent schrieb über die Weber, sie hätten »ein träumerisches Aussehen, fast nachdenklich, beinahe somnambul«. Über seine Arbeit bemerkte er: »Auch male ich einen Webstuhl aus altem, grünlichbraun gewordenem Eichenholz, worin die Jahreszahl 1730 eingeschnitten ist.«

▼ Die weiten, nebeligen Ebenen Hollands blieben zeitlebens in Vincents Erinnerung lebendig. Kurz vor seinem Tod wollte er die Heimat noch einmal sehen.

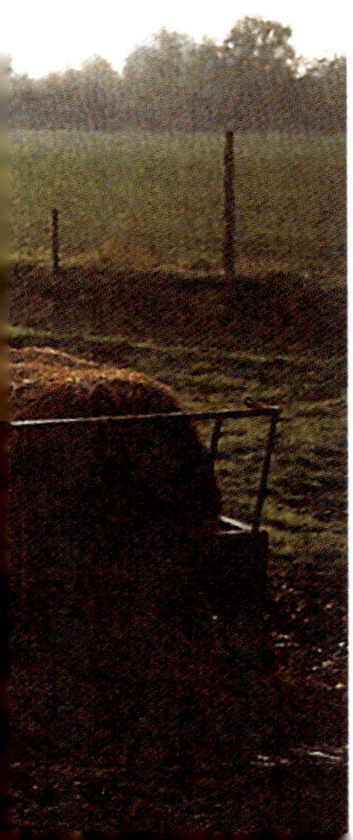

▼ Van Goghs Geburtshaus wurde 1903 abgerissen. Das Haus, das heute an der Stelle steht, trägt eine Gedenktafel mit Vincents berühmten Ausspruch: »Ich fühle, daß meine Arbeit tief im Herzen des Volkes verwurzelt ist.«

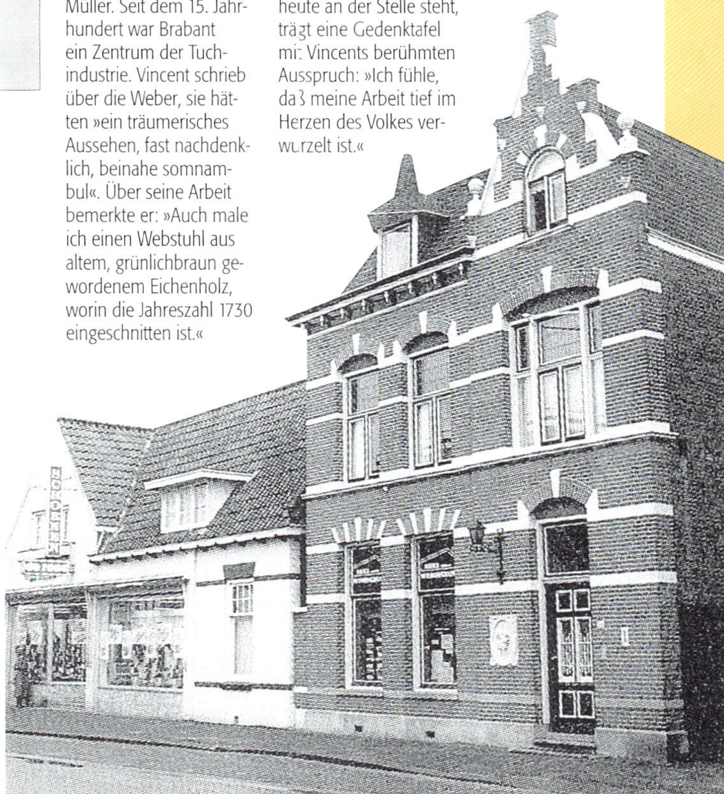

Ein inneres Licht

Zum Verständnis eines Künstlers wie van Gogh trägt nicht zuletzt die Betrachtung der Kultur bei, die ihn prägte. Die niederländische Malerei ist charakterisiert durch das Streben nach Einfachheit, Klarheit und Wahrhaftigkeit des Ausdrucks. Da der Kunst auch eine moralische Aufgabe zukommt, wird die Wirklichkeit ohne Idealisierung dargestellt. Selbst in der Darstellung der alltäglichen Dinge bleibt das Sakrale als Bildinhalt wirksam. Dies gilt für die großen niederländischen Künstler des 17. Jahrhunderts, vor allem Rembrandt (1606–1669), mit deren Werk van Gogh sich schon in jungen Jahren vertraut macht. Geprägt von tiefer Humanität, mit dem Wissen um innere Spannungen, setzt Rembrandt das Licht als Versinnbildlichung des Lichtes der Erlösung ein. In der fein abgestuften Farb- und ausgeprägten Lichtwirkung der Bilder Rembrandts erkennt van Gogh ein Streben nach Vergeistigung und Beseelung – und die Seele zum Ausdruck zu bringen wird sein künstlerisches Anliegen sein. »Rembrandt ist vor allem ein Zauberkünstler«, schreibt er 1888 an Theo. Bei einem Besuch im Amsterdamer Rijksmuseum im Oktober 1885 ist er tief beeindruckt von den Bildern Rembrandts: »Man muß viele Male sterben, um so zu malen.«

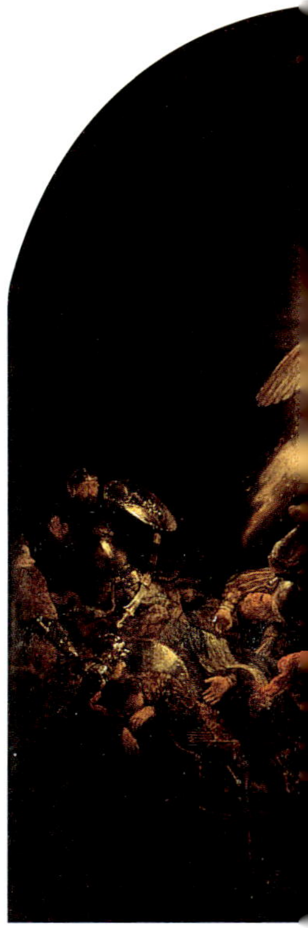

▼ Rembrandt, *Die Auferstehung,* 1639, München, Alte Pinakothek. Rembrandt schuf dieses Meisterwerk für den Statthalter in den Niederlanden, Prinz Frederik von Oranien.

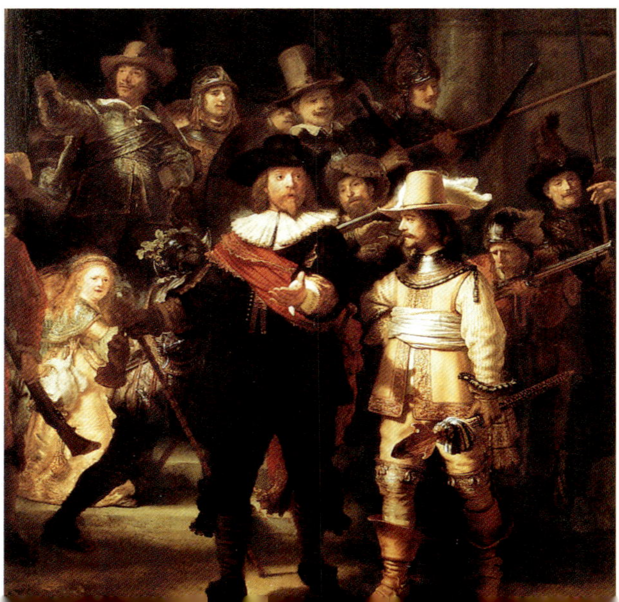

◀ Rembrandt, *Die Nachtwache,* Ausschnitt, 1642, Amsterdam, Rijksmuseum. Die Farbkomposition sowie die raffinierten Licht- und Schattenkontraste verleihen dem Bild eine große Lebendigkeit und geben der realistischen Szene einen symbolischen Charakter.

> Rembrandt, *Die Grablegung,* 1639, München, Alte Pinakothek. Bewegt und ehrfürchtig scharen sich die aus dem Dunkel hervortretenden Gestalten um den leuchtenden Leichnam Christi.

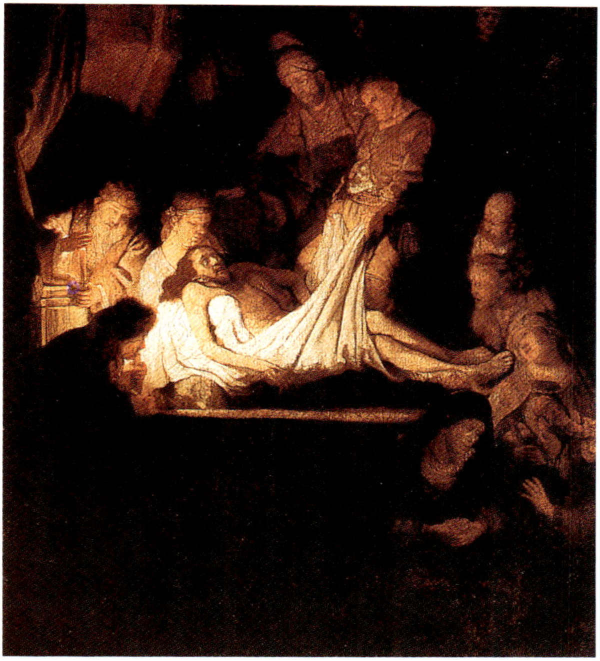

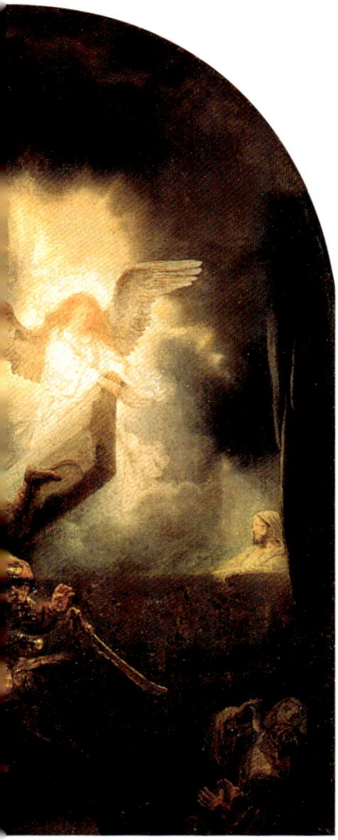

> Rembrandt, *Die Kreuzabnahme,* um 1633, München, Alte Pinakothek. Die Komposition geht auf ein Bild von Rubens zurück (heute in der Kathedrale von Antwerpen). Rembrandt verleiht dem Motiv jedoch einen neuen Ausdruck, indem er den Leib Christi in ein intensives warmes Licht taucht.

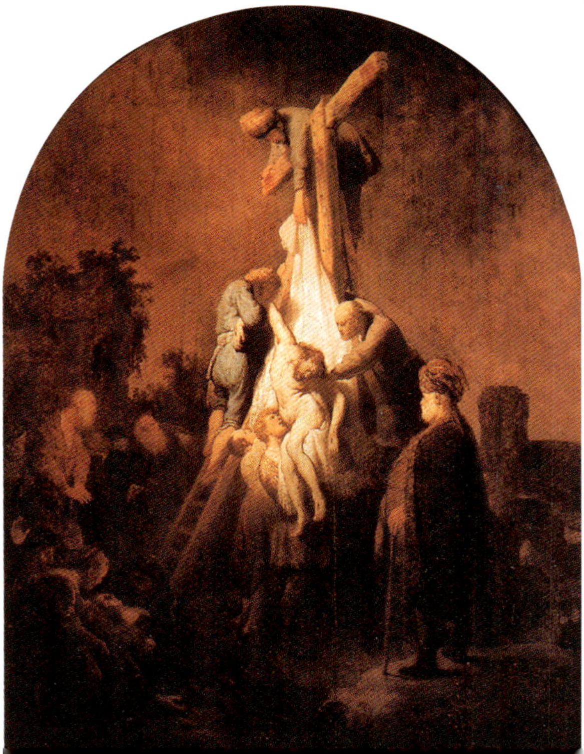

Im Reich der Bilder

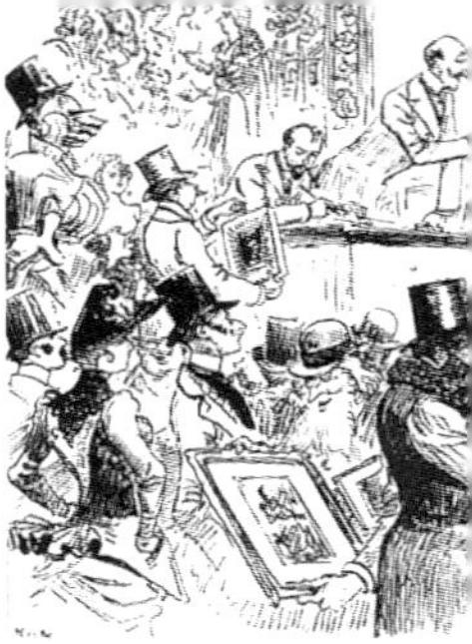

▲ Robida, *A L'Hôtel des Ventes,* Illustration, 1887 in »La Caricature« erschienen. Künstler und Kunsthändler drängen sich auf einer Kunstauktion zusammen. Lithographie und Fotografie revolutionierten den Handel mit Reproduktionen berühmter Kunstwerke.

Mit sechzehn muß Vincent einen Beruf ergreifen. Er fühlt sich zwar zu nichts besonders hingezogen, aber die Verhältnisse lassen ihm keine Wahl. Im Juli 1869 tritt er als Lehrling in die Den Haager Filiale der angesehenen Pariser Kunsthandlung Goupil ein. Sein Onkel Vincent hatte dieses Geschäft einst gegründet und kurz zuvor Goupil überschrieben. Wie Gauguin, der fast zur selben Zeit in Paris eine Banklehre absolviert, erweist sich van Gogh als tüchtiger Angestellter im Hause Goupil, das später auch den Bruder Theo in die Lehre nimmt. Die Arbeit in der Kunsthandlung gibt Vincent die Möglichkeit, sich einen Überblick über die zeitgenössische Kunst zu verschaffen, was in dieser Zeit nicht einfach ist. Er kommt mit der Welt der Ateliers und Salons in Berührung und lernt berühmte Gemälde kennen, vornehmlich in Form von Nachstichen. Bei Goupil werden nicht nur Gemälde verkauft, sondern auch Radierungen, Lithographien und Fotografien angefertigt. Die neuen Vervielfältigungstechniken ermöglichen nicht mehr nur einer reichen Oberschicht, sondern auch dem Bürgertum, Kunst zu erwerben.

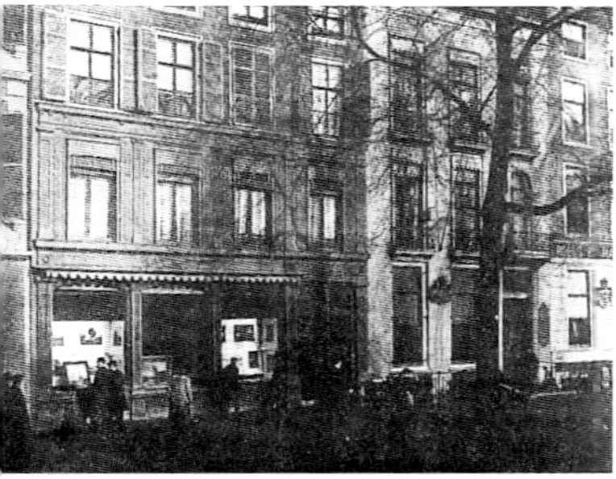

▲ Die Kunsthandlung Goupil, Plaats Nr. 14, Den Haag. 1827 gegründet, hatte das Auktionshaus auf dem Gebiet der Reproduktion um 1860 eine monopolartige Stellung erreicht. Vincent lernte hier eine Fülle von Kunstwerken kennen: von den Bildern der Schule von Barbizon bis zu Boldini, von Millet bis zu Meissonier. Für Goupil arbeitete auch der berühmte Kupferstecher Luigi Calamatta.

▼ William Bouguereau (1825–1905) war einer der erfolgreichsten akademischen Maler seiner Zeit, gefeierte Berühmtheit zahlreicher Salons und Hofmaler Napoleons III. Wegen seiner mythologischen Szenen von kühler Eleganz wurde er von den Impressionisten angefeindet. Vincent, der sein Werk kannte, stand ihm kritisch gegenüber.

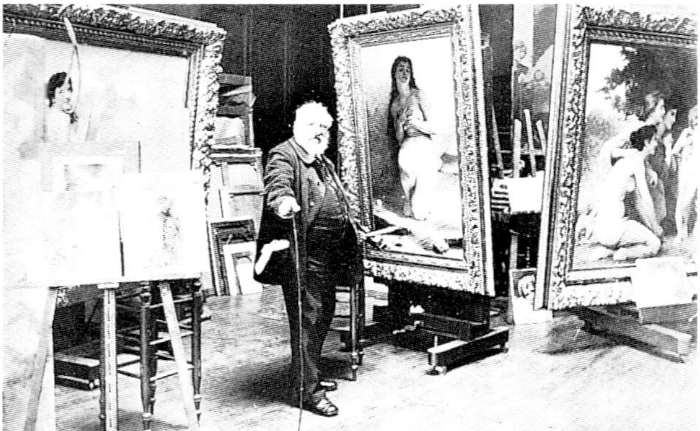

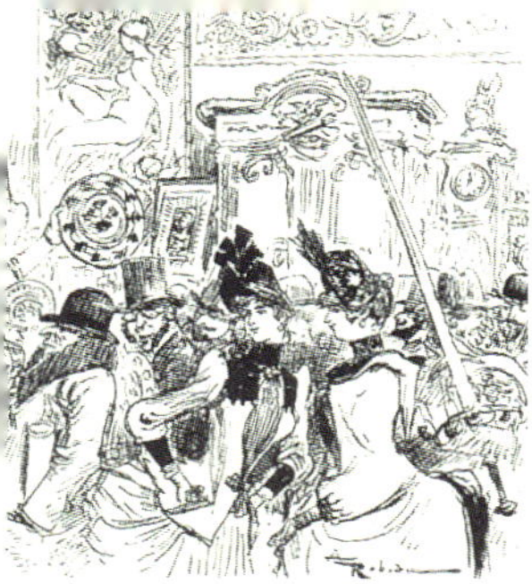

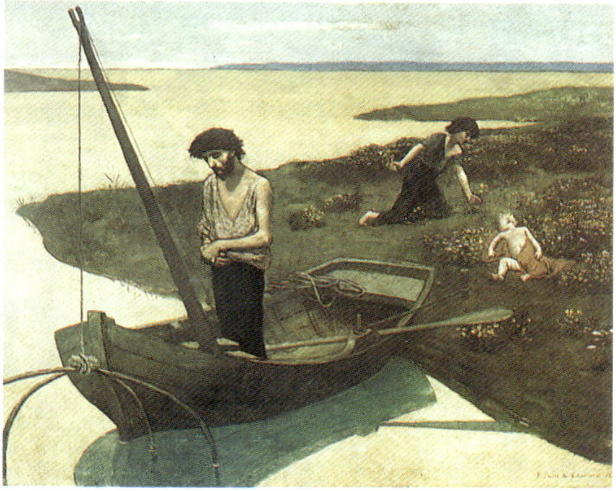

▶ Pierre Puvis de Chavannes, *Der arme Fischer,* 1881, Paris, Musée d'Orsay. Vincent sah hier sicherlich das bescheidene Leben der einfachen Menschen aus dem Volk versinnbildlicht.

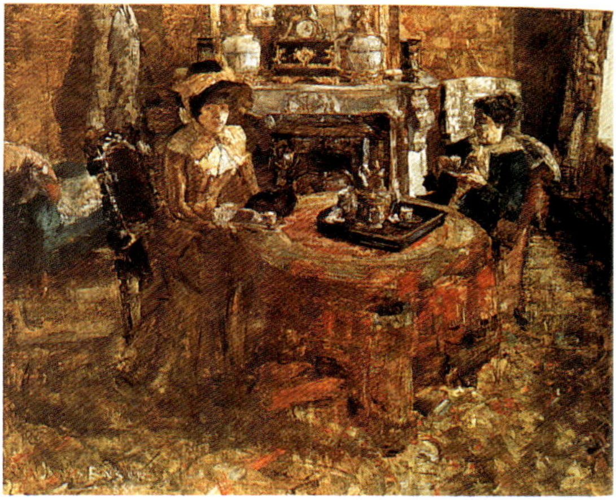

◀ James Ensor, *Nachmittag in Ostende,* Antwerpen, Koninklijk Museum voor Schone Kunsten. Die bürgerlichen Interieurs von Ensor wirken wie düstere Höhlen.

▼ Fernand Cormon, *Kain,* 1880, Paris, Musée d'Orsay. Ein typisches Beispiel der Salonmalerei: technisch perfekt, in der Darstellung jedoch pathetisch und belehrend.

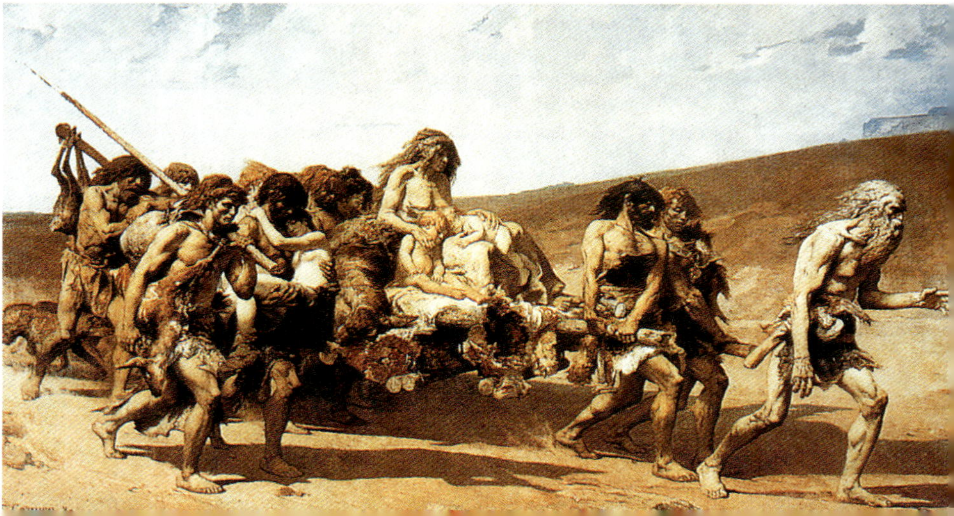

Die Haager Schule

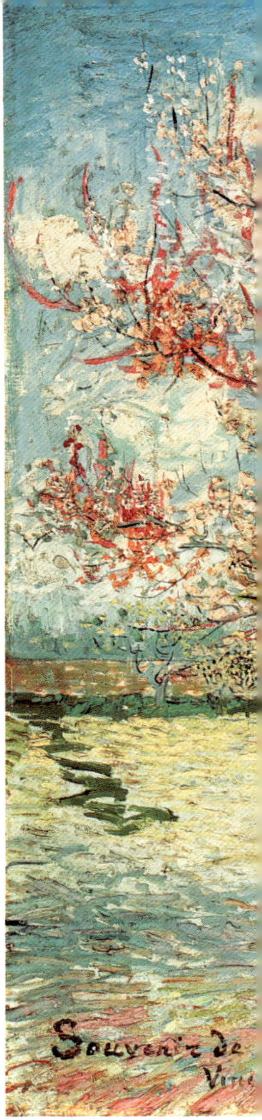

Um 1870 schließen sich einige Künstler aus verschiedenen Regionen Hollands in Den Haag zusammen. Dort herrscht eine ruhige, in gewissem Sinne aber auch beengende Atmosphäre. Die Dünenlandschaft reicht noch bis an die Grenzen der Stadt, und das zu Den Haag gehörende Scheveningen ist nur ein kleines Fischerdorf. Die Künstler der Haager Schule greifen die niederländische Tradition der Landschaftsmalerei wieder auf oder stellen Szenen aus dem bäuerlichen Alltag dar. Die Stimmung dieser Bilder tendiert ins Sentimentale, die Bauern werden als erdverbundene, demütig in ihr Schicksal ergebene Menschen dargestellt. Vincent lebt zu dieser Zeit bei seiner Tante Sofie, deren Tochter mit Anton Mauve, dem führenden Maler der Haager Schule, verlobt ist. Mauve malt süßliche Sujets in naturalistischem Stil. Er benutzt die dunklen Farben der flämischen Maler, um der Bildaussage eine moralische Strenge zu verleihen. Der junge van Gogh verehrt Mauve als Freund und Vorbild, zu dem er bewundernd aufblickt. Mauve ist Mitglied der Künstlervereinigung »Schilderkundig Genootschap Pulchri Studio«, der auch Jozef Israëls und die Brüder Maris angehören. Dem Beispiel Manets folgend, wollen sie der Malerei thematisch neue Impulse geben. Während seiner Zeit in Den Haag arbeitet van Gogh mit diesen Künstlern zusammen. Er lernt Jacob Maris und Georg Hendrik Breitner kennen. Über die von Israëls dargestellten Menschen schreibt er: »Sie haben Seele.«

Jozef Israëls, *Sohn eines alten Volkes,* 1883, Amsterdam, Rijksmuseum. Der zu seiner Zeit sehr beliebte Künstler schildert in seinen Bildern Szenen aus dem Bauernmilieu oder, wie in diesem Beispiel, aus dem jüdischen Ghetto.

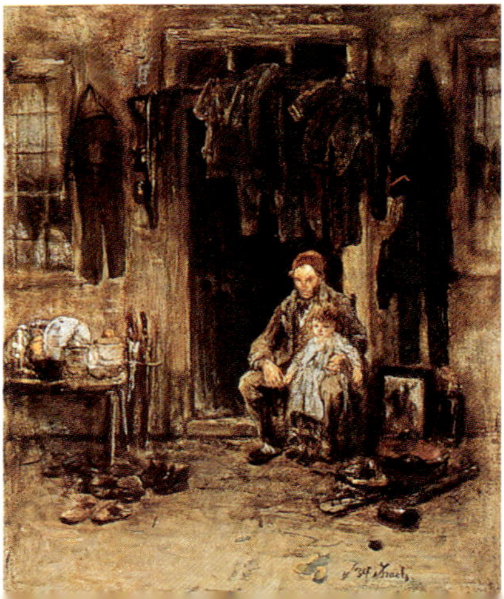

Van Gogh, *Blühender Pfirsichbaum,* 1888, Otterlo, Rijksmuseum Kröller-Müller. Van Gogh schenkte Anton Mauves Witwe dieses Bild.

Anton Mauve, *Fischerkahn auf dem Strand,* 1882, Den Haag, Haags Gemeentemuseum. Bereits die frühen Zeichnungen van Goghs aus dieser Zeit zeigen den Einfluß Mauves.

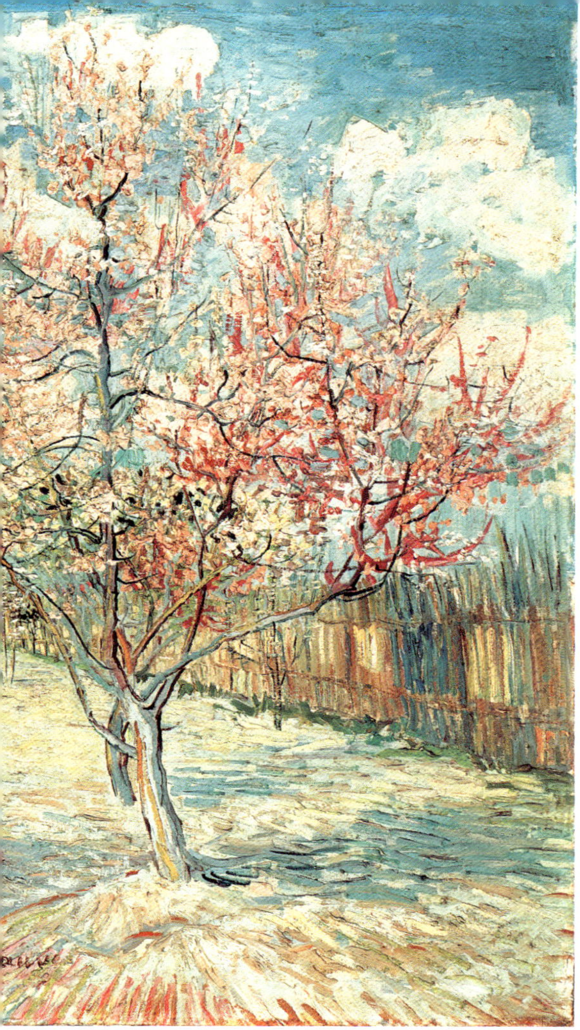

☑ Anton Mauve, *Selbstbildnis,* 1884, Den Haag, Haags Gemeentemuseum. Wie Vincent war auch Mauve Sohn eines protestantischen Pastors. In künstlerischer Hinsicht wurde van Gogh erheblich, wenn auch nicht ausschließlich, von Mauve beeinflußt.

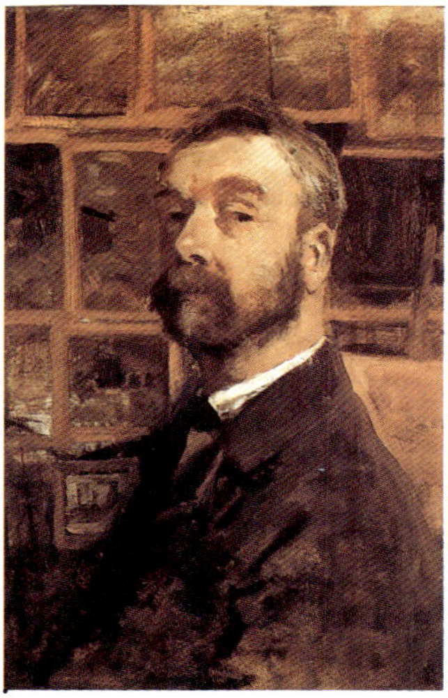

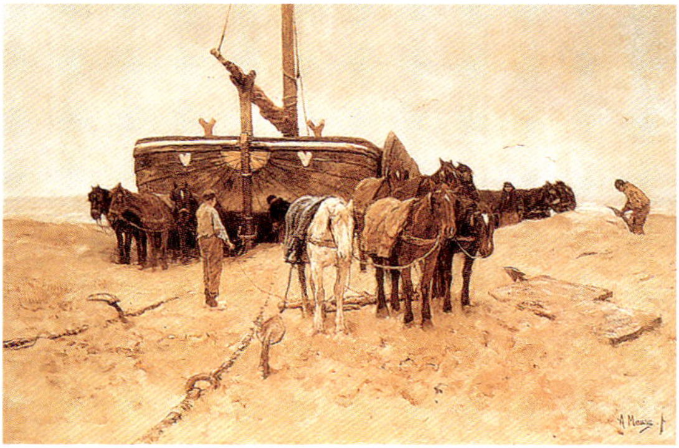

Anton Mauve

Mauve gilt zu seiner Zeit als richtungweisender Künstler. Er malt silbrig-zart getönte Bilder der holländischen Landschaft, etwa der Küste von Scheveningen. Durch seine Heirat mit Jet Carbentus, einer Nichte von Vincents Mutter, ist er mit der Familie van Gogh verwandt. Vincent erhält von ihm künstlerische Anregungen und verehrt ihn als Vorbild. 1882 kommt es allerdings zum Bruch zwischen den beiden, da der mittlerweile erkrankte Mauve Vincent nicht besuchen will, um dessen Bilder anzusehen. Das Zerwürfnis zwischen den einstigen Freunden bleibt bis zu Mauves Tod im Jahr 1888 bestehen.

London zur Zeit von Charles Dickens

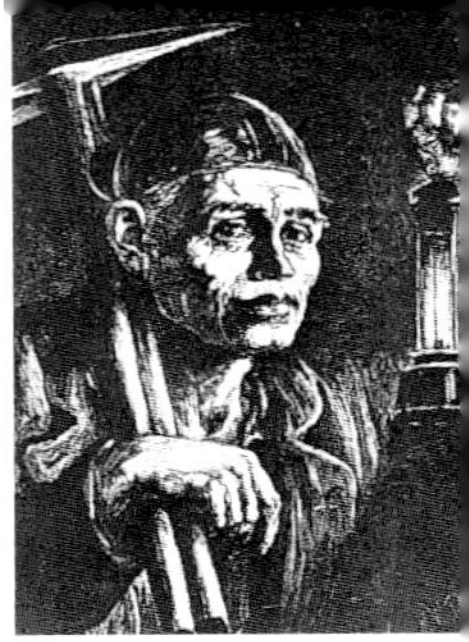

▲ Matthew White Ridley, *Köpfe von Menschen aus dem Volk – Der Bergmann,* 1876. Über die englischen Druckgraphiker schrieb Vincent an Theo, daß ihre Sujets im Vergleich zu Gavarni oder Daumier »etwas Edles haben und ein ernsthafteres Gefühl zum Ausdruck bringen«.

Im Jahr 1873 wird van Gogh in die Londoner Filiale des Hauses Goupil versetzt und sein Bruder Theo in der Brüsseler Zweigstelle angestellt. Vincent ist beeindruckt von London, das er aus den Romanen von Charles Dickens kennt. Er unternimmt ausgedehnte Spaziergänge entlang der Themse und hält, was ihm begegnet, in Zeichnungen fest. Sonntags besucht er Museen und lernt so die Werke von Constable und Turner kennen. In einem Heft notiert er sich Gedichte und Passagen aus Büchern, die ihn besonders ansprechen. Der einsame junge Mann verliebt sich in Eugénie Loyer, die Tochter seiner Hauswirtin. Eugénie ist jedoch bereits verlobt und weist ihn ab. Enttäuscht sucht er Zuflucht und Liebe im Schoß der Familie, die inzwischen nach Etten umgezogen ist. Dort kommt es aber aufgrund von Vincents düsterer Stimmung immer wieder zu Auseinandersetzungen. Nach London zurückgekehrt, wird er erneut von Eugénie abgewiesen. Man versetzt ihn nach Paris, ins Stammhaus von Goupil. Unglücklich, wie er ist, verwickelt er sich jedoch in Streitereien mit Kollegen und Kunden. Im April 1876 wird er schließlich entlassen. Leidenschaftlich widmet er sich nun dem Studium der Bibel. Seinen Lebensunterhalt verdient er sich in einer Buchhandlung in Dordrecht. Doch immer stärker fühlt er sich zum Prediger und Helfer der Armen berufen.

▼ Luke Fildes, *Obdachlos und hungrig,* 1877. Bilder des städtischen Proletariats erschütterten Vincent und beeinflußten ihn auch in der Wahl seiner Sujets.

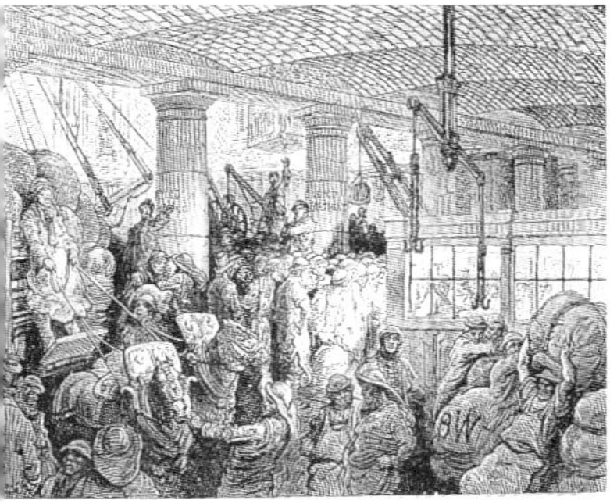

▲ Gustave Doré, *St. Katharine's Dock,* aus *London, a Pilgrimage* (1872), einer frühen »Reportage« über die Lebensbedingungen in den Arbeitervierteln der Stadt.

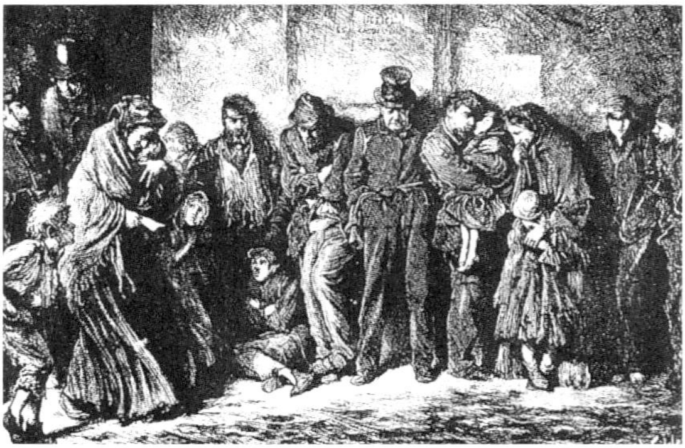

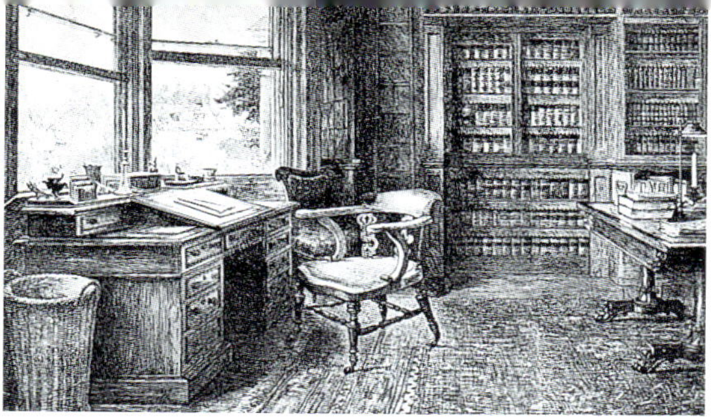

◀ Luke Fildes, *Der leere Stuhl,* 1870. Van Gogh erstand diese Druckgraphik, die den verwaisten Schreibtisch des verstorbenen Dickens darstellt. Vincent verehrte den Schöpfer von Kinderfiguren wie Oliver Twist und David Copperfield.

▶ Van Gogh, *Stilleben mit Bibel,* 1885, Amsterdam, Rijksmuseum Vincent van Gogh. Die geöffnete Bibel und der Roman von Zola verweisen auf den Erkenntnishunger des Autodidakten van Gogh. Er selbst schrieb: »Wechselnde Kost steigert den geistigen Appetit.«

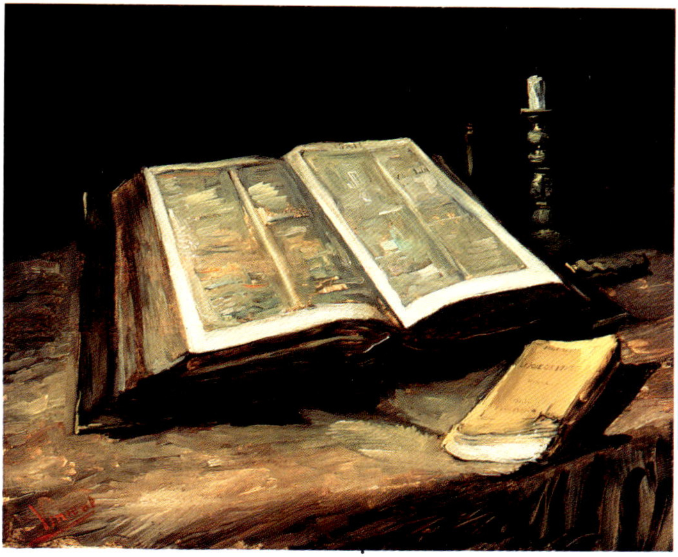

▼ John Constable, *Kornfeld,* 1826, London, National Gallery. Ein schönes vorromantisches Landschaftsbild, Ausdruck eines pantheistischen Gefühls. Van Gogh liebte dieses Gemälde.

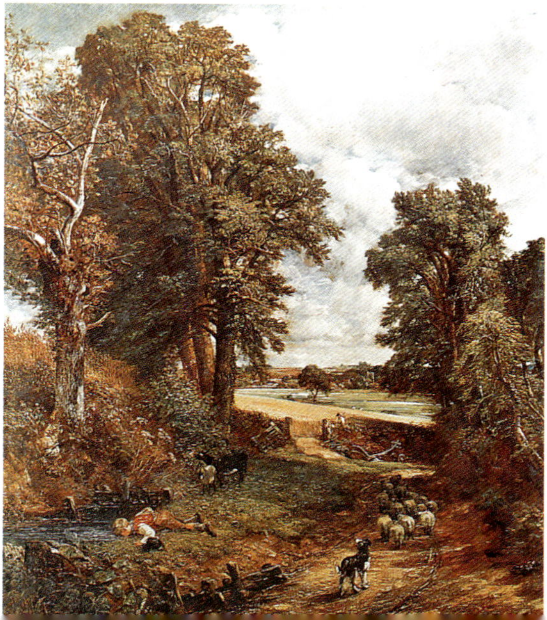

Vincent und die Bücher

Die Liebe zu Kunst und Literatur ist Vincent van Gogh »heilig«. Schon als Junge kann er ganze Passagen aus den Werken von Harriet Beecher-Stowe und Dickens aus dem Gedächtnis zitieren. In London liest er Keats, Eliot, Hugo und Renan. Bis Mitte der achtziger Jahre widmet er sich dem Studium der Bibel, entdeckt dann Zola, die Brüder Goncourt und liest Fortsetzungsromane, etwa von Octave Feuillet und Richepin. Er bewundert Pierre Loti und liebt Balzac, weniger hingegen die verschlüsselte Symbolik Mallarmés. Um so stärker berührt ihn die griechische Tragödie.

1876–1885

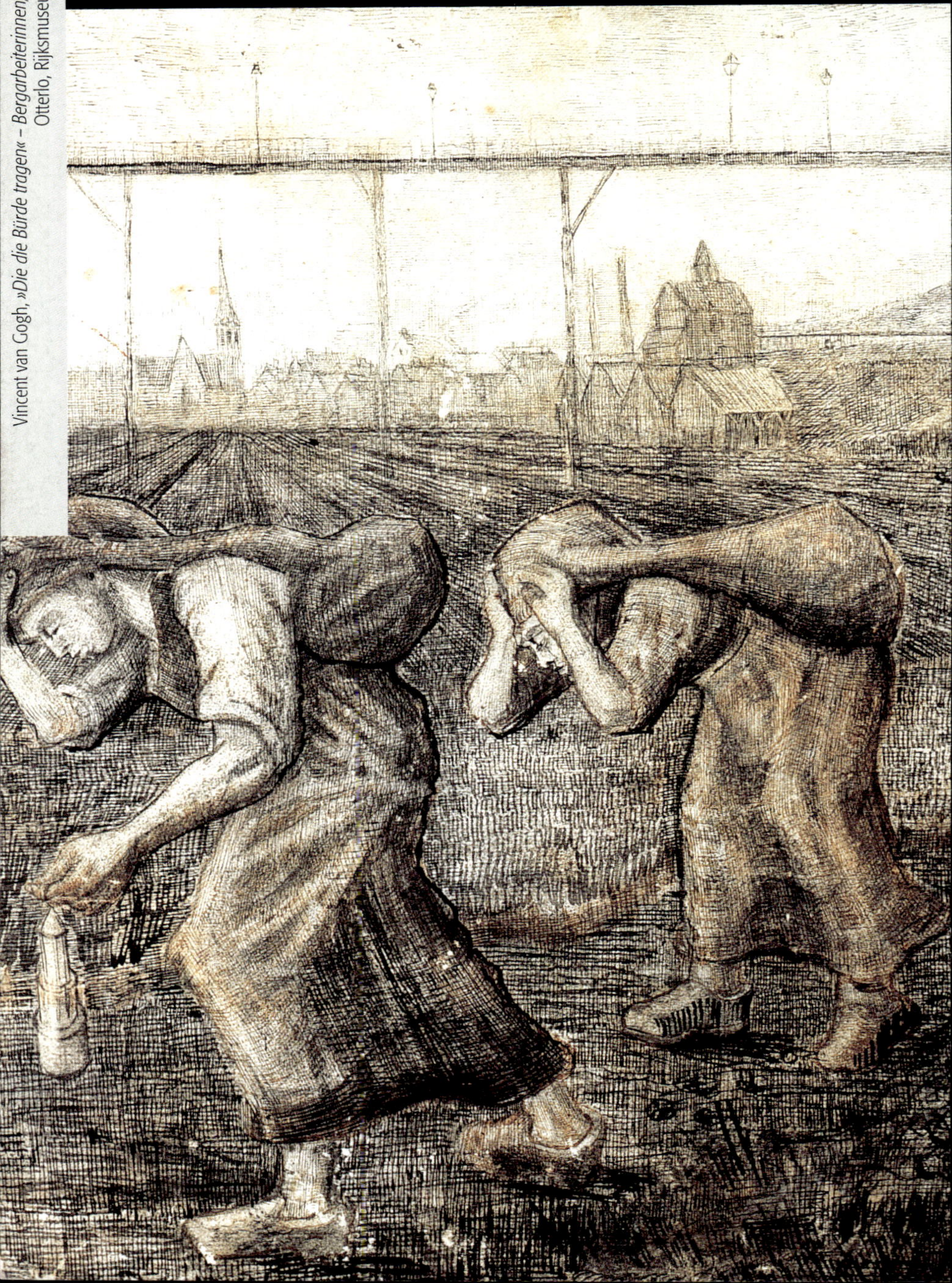

Vincent van Gogh, *»Die die Bürde tragen« – Bergarbeiterinnen*, Ausschnitt, 1881, Otterlo, Rijksmuseum Kröller-Müller

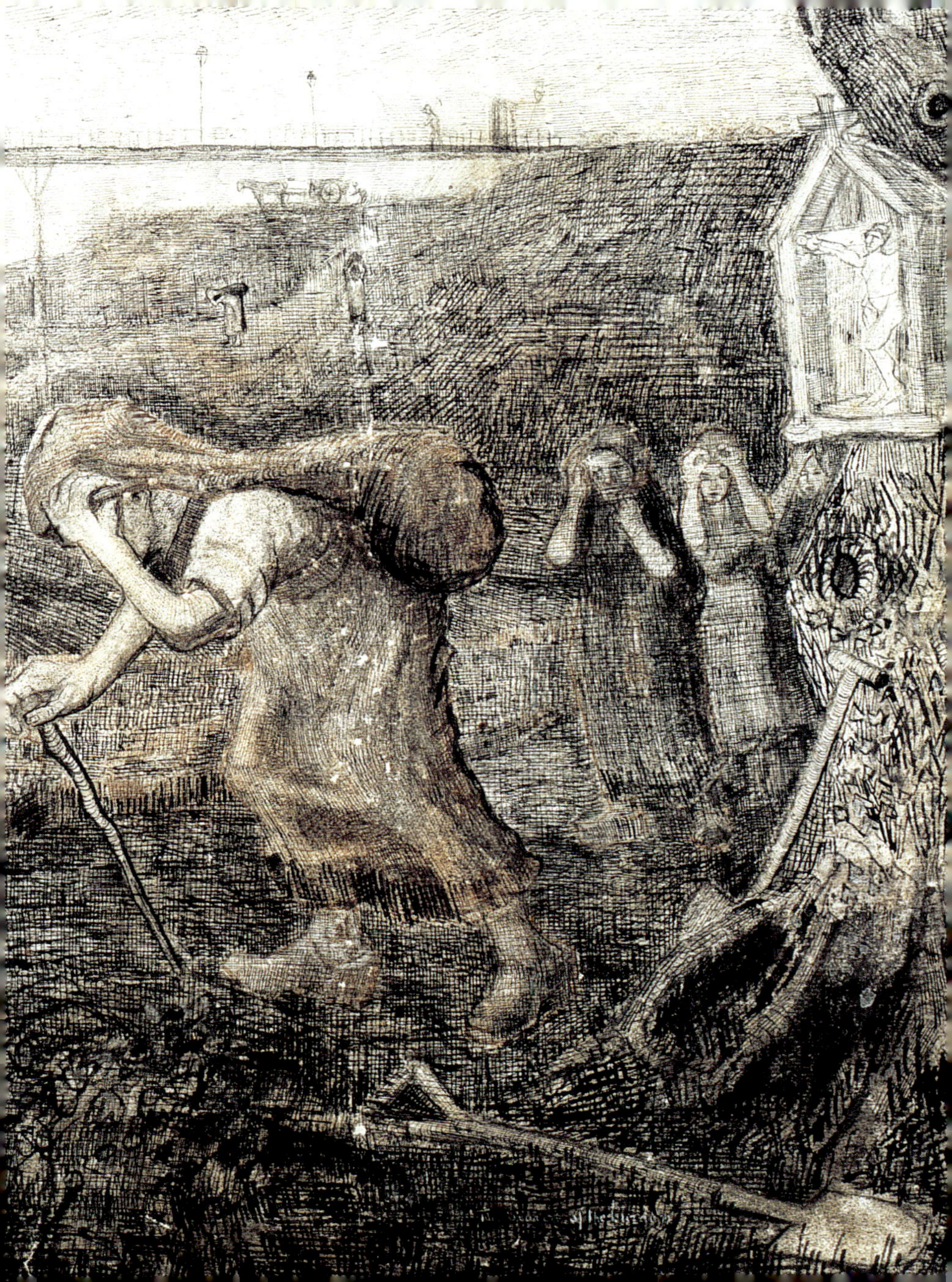

1876–1885

Ein Gefühl der Unwürdigkeit…

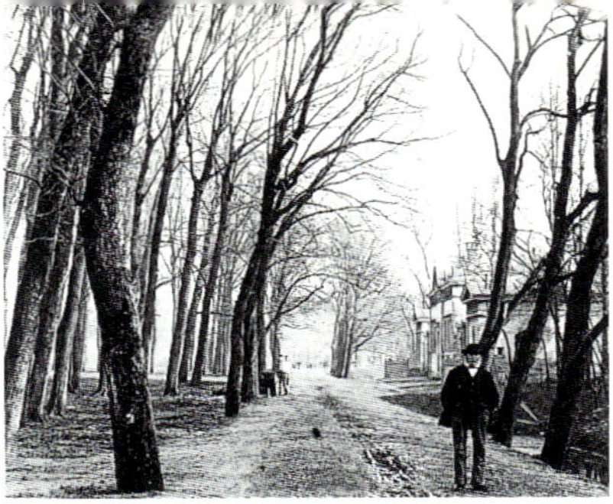

Oosterburgraafsplats, Oosterpark, Amsterdam. »Nach der Kirche ging ich den Weg hinterm Bahnhof… und weiter bis zum Friedhof am Ende des schwarzen Schlackenweges durch die Wiesen, die in der Dämmerung so schön aussahen.«

Einige Monate lang arbeitet Vincent als Gehilfe in einer Buchhandlung in Dordrecht. Schließlich erkennt seine Familie aber an, daß er sich zum Prediger berufen fühlt und in die Fußstapfen seines Vaters und anderer Vorfahren treten möchte. Vincent wird nach Amsterdam geschickt, wo er bei seinem Onkel Jan wohnt. Pastor Stricker, der Schwager der Mutter, begleitet Vincents Studien. In Vorbereitung auf das Theologiestudium nimmt Vincent Unterricht in Latein und Griechisch bei dem jungen Altphilologen Dr. Mendes da Costa. Vincent brennt jedoch darauf, seine Mission zu erfüllen, und das Pauken der alten Sprachen erscheint ihm nur als mühseliger Umweg. Costas berichtet: »Von meinem Studierzimmer im dritten Stock sah ich ihn kommen, die Bücher unter dem rechten Arm fest an den Leib gepreßt und in der linken Hand die Schneeglöckchen, die er in der Nähe des Friedhofs gepflückt hatte.« Auf langen Spaziergängen entlang der Grachten und durch das alte Judenviertel, in dem einst Rembrandt wohnte, durchstreift Vincent Amsterdam und nimmt eine Vielzahl von Eindrücken in sich auf.

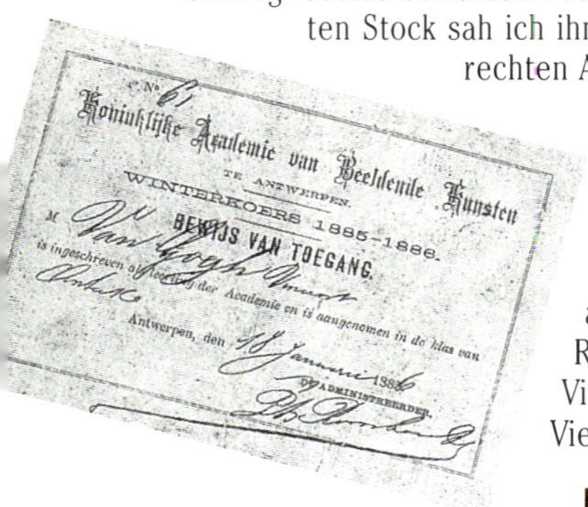
N° 61
Koninklijke Academie van Beeldende Kunsten
te Antwerpen.
Winterkoers 1885–1886.
Bewijs van toegang.
M Van Gogh Vincent
is ingeschreven als leerling der Academie en is aangenomen in de klas van
Antiek
Antwerpen, den 18 Januari 1886
De Administrateur,

Van Goghs Einschreibungsbescheinigung. Erst 1886 gab Vincent seine theologischen Ambitionen auf und schrieb sich an der Königlichen Kunstakademie in Antwerpen ein. Da er das sture akademische Lehrprinzip ablehnte, kam es zu Differenzen mit seinen Lehrern. Daraufhin entschloß er sich, nach Paris zu übersiedeln.

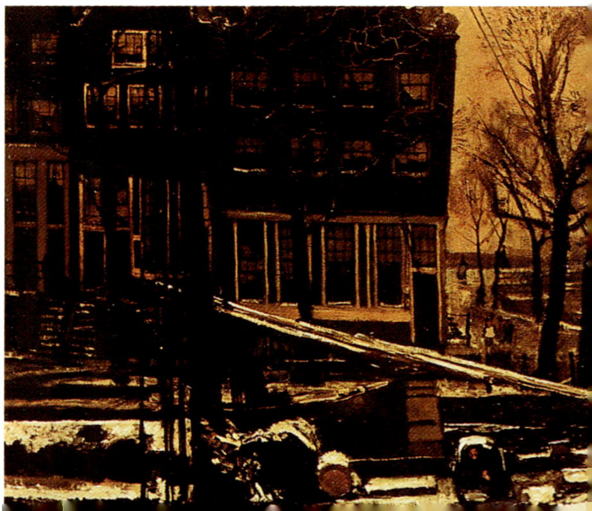

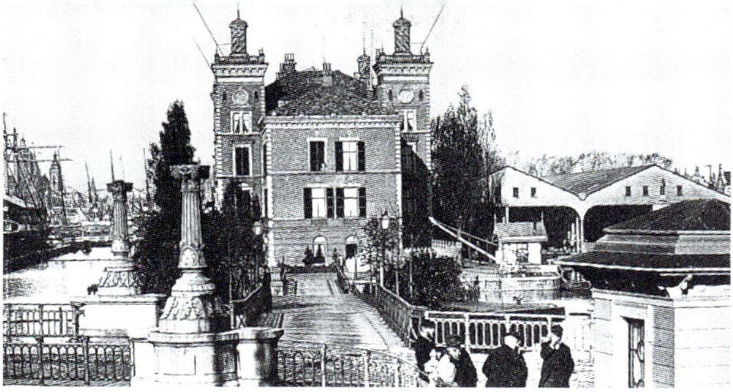

Marinewerft Amsterdam, Haus des Kommandanten Jan van Gogh, in einer Aufnahme von 1890. Während seines Aufenthalts hier war Vincent weniger ein zielstrebiger Student als ein junger Mann auf der Suche nach seiner Berufung.

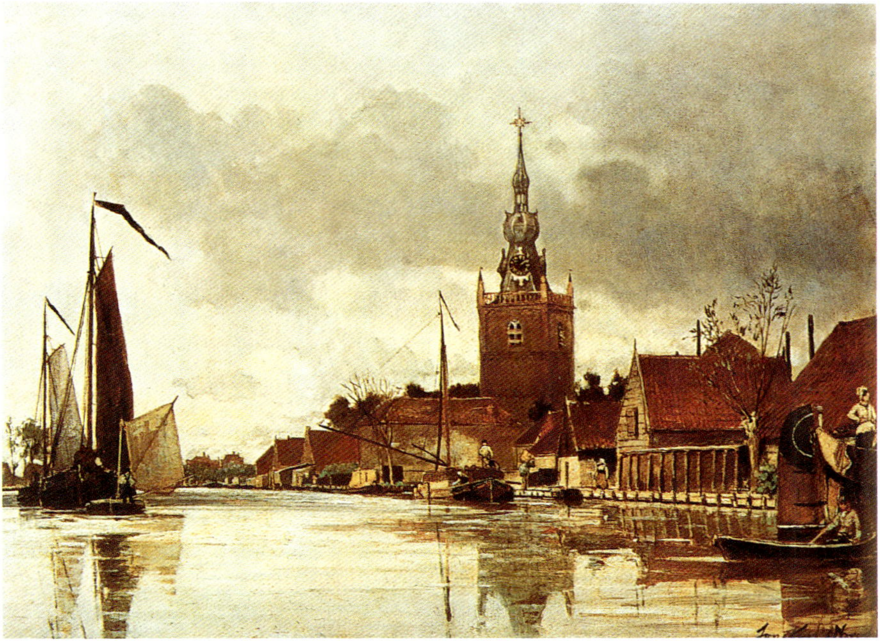

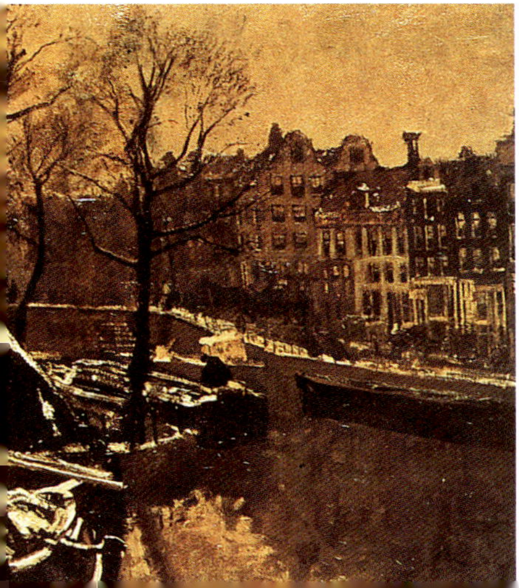

Johan Barthold Jongkind, *Overschir*, 1856, Douai, Musée des Beaux-Arts. Der holländische Maler fing Leben und Ansichten der Stadt Amsterdam des 19. Jahrhunderts in naturgetreuen, detailreichen Darstellungen ein. Die tanzenden Lichtreflexe auf dem Wasser nehmen impressionistische Prinzipien vorweg.

George Hendrik Breitner, *Ansicht der Laurinergracht*, 1895, Amsterdam, Stedelijk Museum. Breitner malte illusionistische Schaugemälde für die Panoramen, die in häufig von Touristen besuchten Städten gezeigt wurden. Später hielt er in einem realistischeren Stil Motive der beliebtesten Winkel Amsterdams fest.

Konfrontiert mit menschlichem Elend

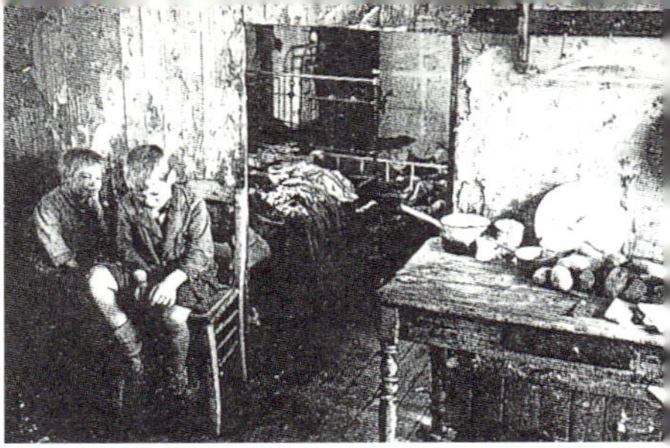

Nach Abbruch seines Theologiestudiums besucht Vincent eine Evangelistenschule in Laeken bei Brüssel, um sich in einem dreimonatigen Lehrgang zum Laienprediger ausbilden zu lassen. Am 15. November 1878 tritt er in einem der trostlosesten Bergbaureviere Belgiens, dem Borinage, seine Stelle an. Er wohnt in Petites-Wasmes in der Nähe von Mons. Das wenige, was er hat, teilt er mit den bitterarmen Bergarbeiterfamilien, die unter elenden Bedingungen ihr Dasein fristen. Seine aufopfernde Selbstlosigkeit stößt jedoch auf Unverständnis. Der auf den Plan gerufene Inspektor des Synodalkomitees spricht von »ekstatischem Mystizismus«. Auch Theo versteht das Verhalten seines Bruders nicht; Vincent schreibt ihm in nächster Zeit nur noch selten. Er ist erfüllt vom Gedanken an Dostojewskis Fürst Myschkin und glaubt, nur wenn man das eigene Innere sterben lasse, könne man zu seiner wahren Bestimmung finden. Im Juli 1880 schickt Theo ihm 50 Francs, worauf Vincent seinem Bruder wieder häufiger schreibt. Im Oktober 1880 begibt er sich nach Brüssel mit dem Entschluß, Maler zu werden.

▼ George Minne, *Mann, toten Hirsch beweinend,* 1896, Gent, Museum voor Schone Kunsten. Der sozial denkende belgische Bildhauer geht über den Realismus Meuniers hinaus und verleiht seinen Skulpturen symbolische Kraft. Beide Künstler weisen auf das Elend der Bergarbeiter hin. Die kauernde Haltung dieser Figur erinnert an die Opfer von Pompeji.

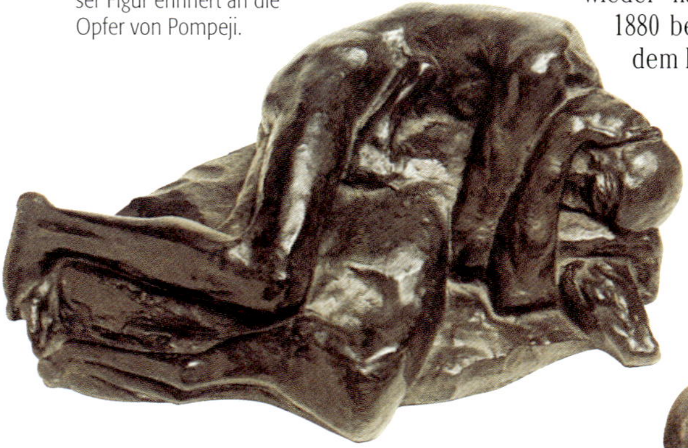

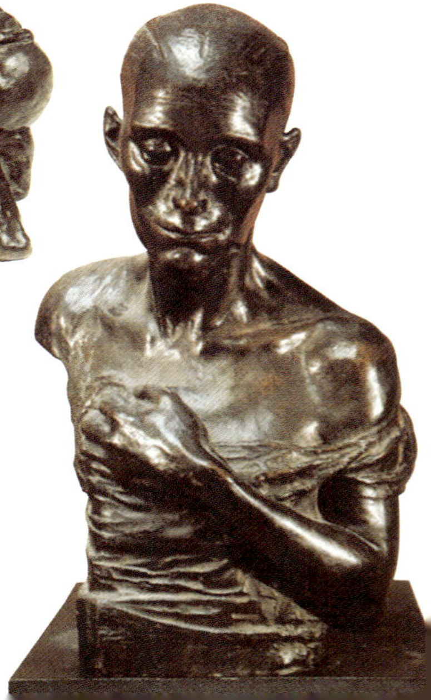

► Constantin Meunier, *Frau aus dem Volk,* um 1890, Antwerpen, Koninklijk Museum voor Schone Kunsten. Die Bronzestatuen Meuniers mit ihrem tragischen Ausdruck sprechen vom Elend der ausgebeuteten Bergarbeiter im Borinage, einem Revier, wo Grubenunglücke an der Tagesordnung waren. Ein Thema, das auch Emile Verhaeren in seinen Gedichten behandelte.

◀ Szene aus dem Dokumentarfilm *Borinage* von Joris Ivens und Henri Storck, 1933. »Jeder aufrichtige Künstler, der den Borinage gesehen hat, wurde zu einem anderen Menschen«, sagte Ivens in Anspielung auf van Gogh.

▼ Szene aus dem Film *Neue Erde* von Joris Ivens, 1934. Ebenfalls ein sozial engagierter Film, der auf van Goghs Eindrücke aus jener Zeit zurückgreift. Hanns Eisler schrieb die Musik für diesen Film.

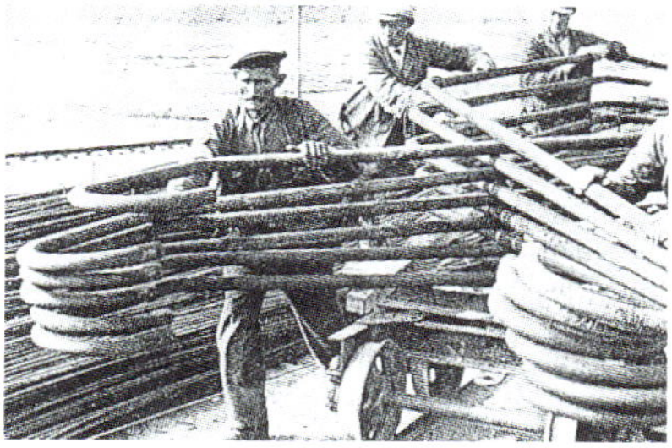

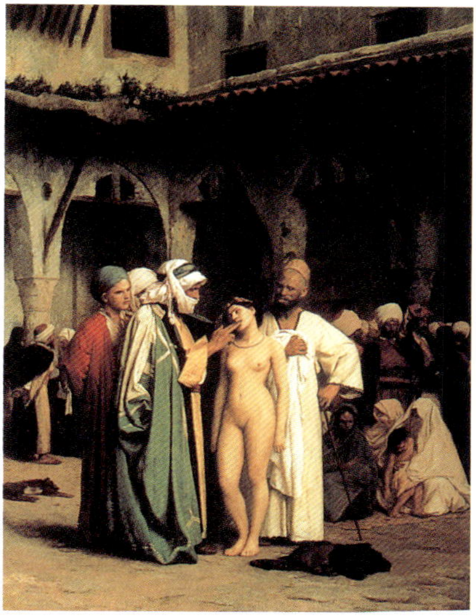

▲ Jean-Léon Gérôme, *Sklavenmarkt,* 1866, Williamstown, Clark Institute. Das Bild hatte seinerzeit großen Erfolg. Auf die Frage seines Onkels Cor, ob er nicht auch eine solche Schönheit begehre, gestand Vincent, daß er sich eher zu einer leidgeprüften, seelisch gereiften Frau hingezogen fühle.

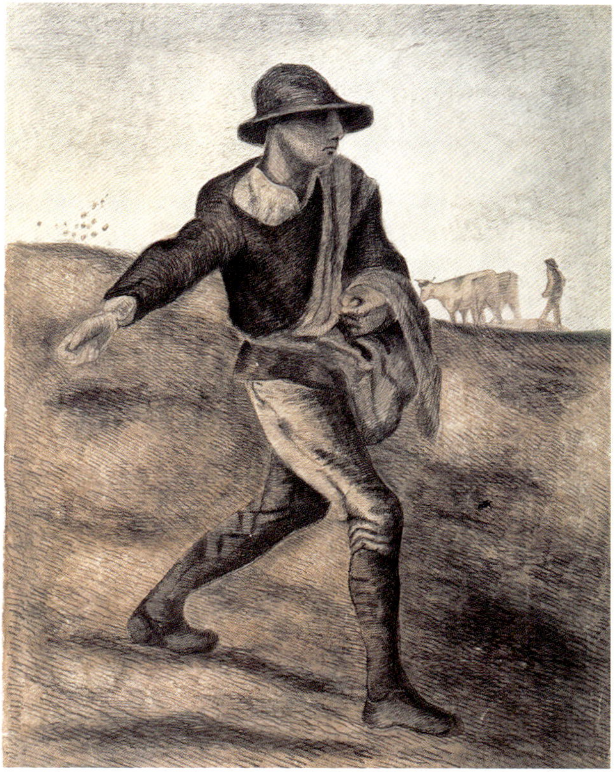

◀ Van Gogh, *Sämann* (nach Millet), 1881, Amsterdam, Rijksmuseum Vincent van Gogh. Das Motiv des Sämanns sollte van Gogh nicht mehr loslassen; immer wieder stellte er es dar. Es versinnbildlicht einerseits die bäuerliche Welt, andererseits das Gleichnis Jesu von der Aussaat des Samens. Der Sämann steht somit symbolisch für den Prediger, der »das Wort sät«.

1876–1885

Erste Schritte als Maler

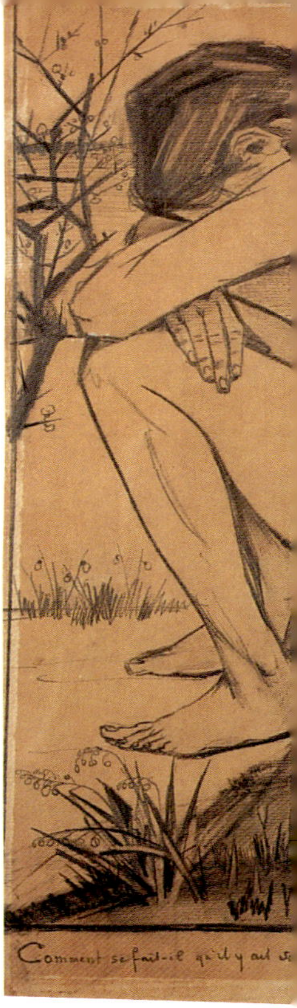

Am 15. Oktober 1880 kommt Vincent in Brüssel an und wird von der Königlichen Akademie angenommen. Er lernt den niederländischen Maler Anthon G. A. Ritter van Rappard (1858–1892) kennen, ebenfalls Student an der Akademie, der ihn in seinem Atelier arbeiten läßt und in die Regeln der Perspektive einweist. Die Freundschaft zwischen dem Aristokraten und dem unsteten Vincent hält fünf Jahre lang an. Van Gogh treibt nun anatomische Studien, skizziert nach englischen Illustrationen und zeichnet Szenen aus dem Milieu des Borinage. Im April 1881 kehrt er voller Heimweh nach Etten ins elterliche Pfarrhaus zurück. Dort zeichnet er Alltagsszenen und Arbeitsgeräte. Im Dezember 1881 fährt er nach Den Haag, wo ihm Anton Mauve, ein Spezialist ländlicher Sujets, mit Ratschlägen weiterhilft. Vincent lernt Sien Hoornik kennen, eine schwangere Prostituierte mit einem Kind, und nimmt sie bei sich auf. Gerührt schreibt er: »Es ist eine starke, mächtige Gemütserregung, die den Menschen ergreift, wenn er neben der Frau, die er liebt, gesessen hat, mit einem Kindchen in der Wiege daneben.« Sien steht ihm für etwa sechzig Zeichnungen und Aquarelle Modell. Am 11. September 1883 bricht Vincent in die Provinz Drente im Norden Hollands auf.

▼ Van Gogh, *Strand von Scheveningen bei stürmischem Wetter,* August 1882, Amsterdam, Rijksmuseum Vincent van Gogh.

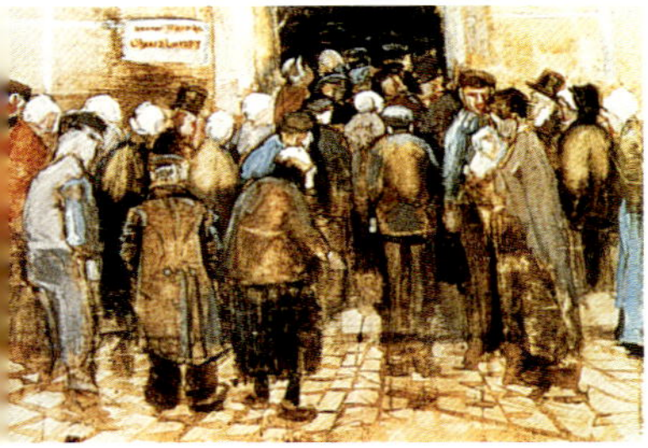

▲ Van Gogh, *Das Büro der Staatslotterie,* 1882, Amsterdam, Rijksmuseum Vincent van Gogh. »Ich fühle, Theo, daß Schaffenskraft in mir steckt, und ich tue, was ich kann, um sie frei und los zu machen«, schrieb Vincent 1882.

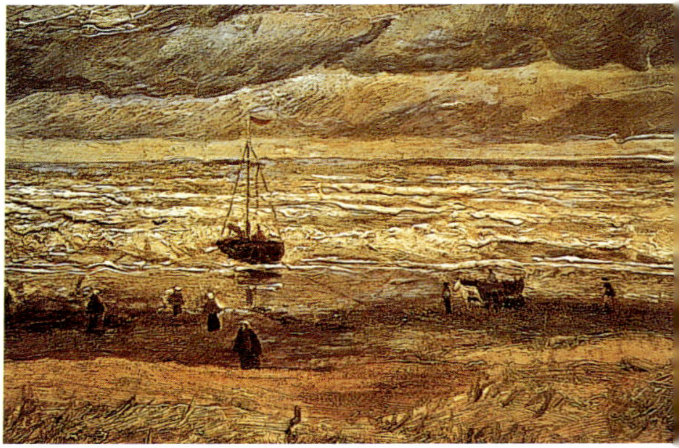

Vincent und die Frauen

»Ich kann verstehen, warum Michelet sagt: ›Die Frau, das ist eine Religion‹, schreibt Vincent dem Bruder 1882. Er sehnt sich nach der Liebe einer mütterlichen Frau – Eugénie Loyer hat ihn abgewiesen, desgleichen seine Kusine Kee Vos-Stricker, für die er als Liebesbeweis seine Hand in eine brennende Kerze gehalten hat. In seiner Einsamkeit sucht er Wärme und Trost bei Prostituierten wie Sien oder jener Rachel, der er nach seinem Streit mit Gauguin im Dezember 1888 sein abgeschnittenes Ohr schenkt. Von Frauen, die es gleich ihm im Leben schwer haben, fühlt er sich verstanden. Über die von Pocken und einer Geschlechtskrankheit gezeichnete Sien schreibt er: »Wir sind zwei unglückliche Geschöpfe, die sich zusammengetan haben, um alle Bürden gemeinsam zu tragen.«

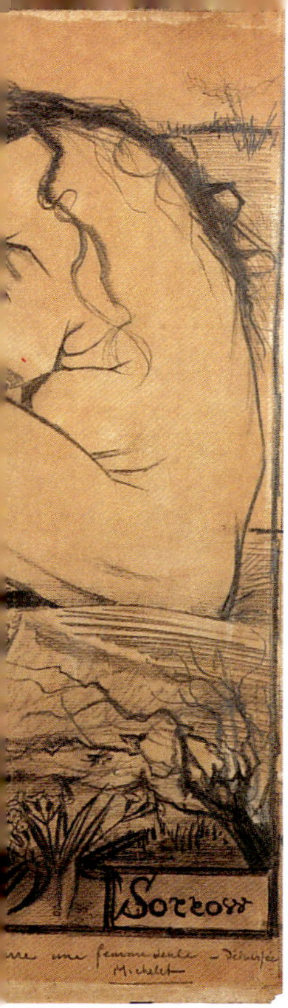

▲ Van Gogh, *Sorrow,* 1882, Walsall, Walsall Museum & Art Gallery. Die berühmte Zeichnung van Goghs stellt Siens vom Leiden gezeichneten Körper dar.

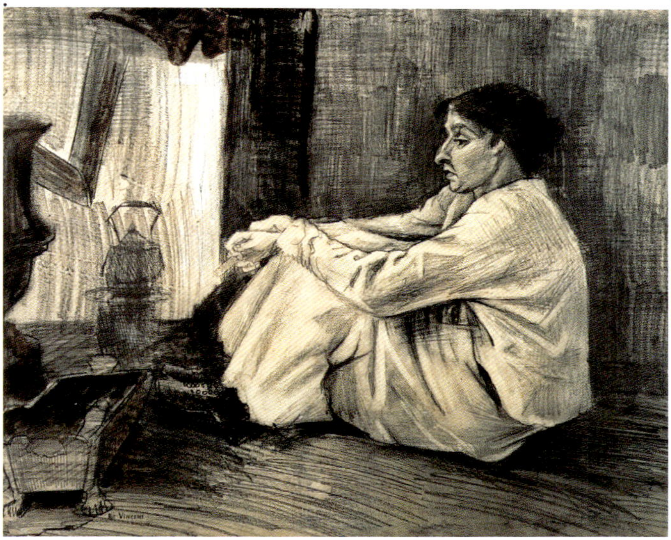

▲ Van Gogh, *Sien mit Zigarre, am Boden neben dem Ofen sitzend,* 1882, Otterlo, Rijksmuseum Kröller-Müller. Sien erscheint hier als tragische Gestalt.

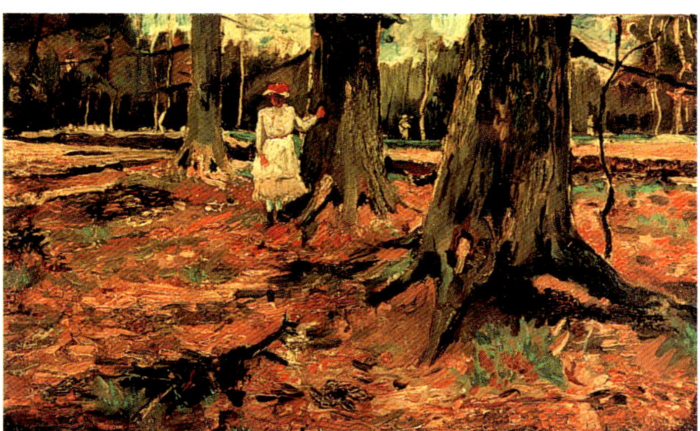

◀ Van Gogh, *Mädchen in Weiß im Wald,* 1882, Otterlo, Rijksmuseum Kröller-Müller. Van Gogh stellte das Motiv der verloren wirkenden Gestalt zwischen gewaltigen Bäumen wiederholt dar.

Nuenen

Drente ist eine karge, von Kanälen durchzogene Heidelandschaft mit Torfstichen. Vincent, der zunächst in Hoogeveen gelebt hat, zieht zu seinen Eltern, die inzwischen in Nuenen wohnen, einer überwiegend katholischen Gemeinde östlich von Breda. Er zeichnet vor allem Bauern und Weber. Theo versucht er zu überreden, den Kunsthandel aufzugeben: »Komm in die Heide und laß uns gemeinsam malen ...« Am 26. März 1885 stirbt der Vater, und Vincent bemerkt zu seiner Zeichnung *Der Friedhofsturm von Nuenen:* »Ich wollte ausdrücken, wie einfach das Sterben und Begraben vor sich geht, so ruhig und einfach wie das Abfallen der Blätter im Herbst.« Und weiter: »Als es eben hell zu werden begann, ... wurde ein alter stumpfer Turm mit Erdwall und Buchenhecke auf dem Kirchhofe – wurden die flachen Landschaften der Heide und der Kornäcker – wurde alles genau wie die allerschönsten Corots. Eine Stille, ein Mysterium, ein Friede, wie er allein es gemalt hat.« Am 24. November 1885, nach mehr als zwei Jahren auf dem Land, fährt Vincent nach Antwerpen, wo er die Arbeiten von Peter Paul Rubens studiert und sich an der Kunstakademie einschreibt. Doch bald schon zieht es ihn in die Kunstmetropole Paris.

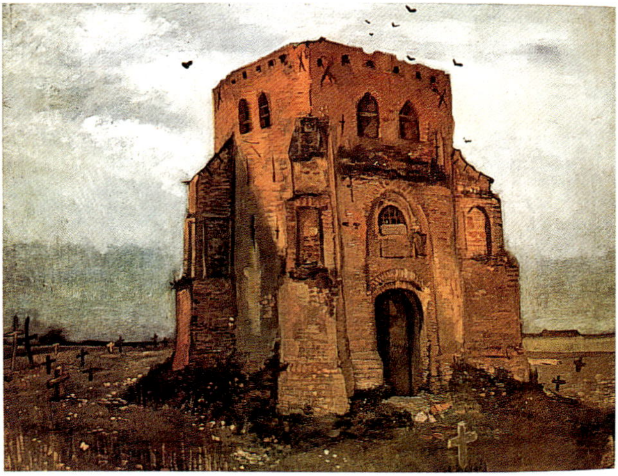

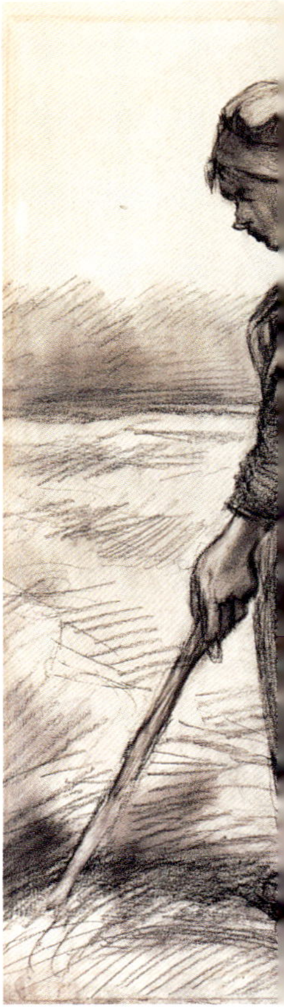

◀ Van Gogh, *Der Friedhofsturm von Nuenen,* Mai 1885, Amsterdam, Rijksmuseum Vincent van Gogh. Bevor die Ruine abgerissen wurde, hielt

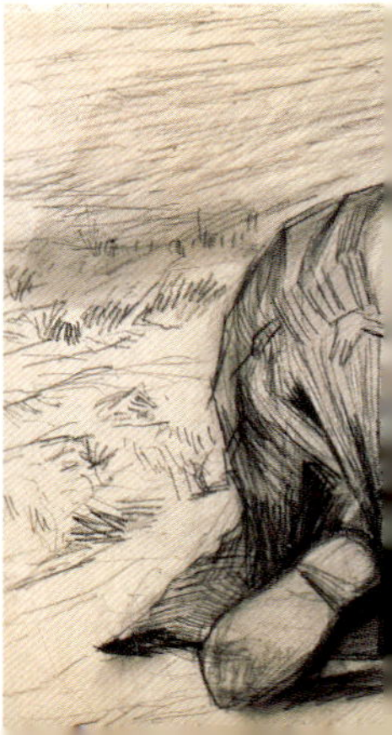

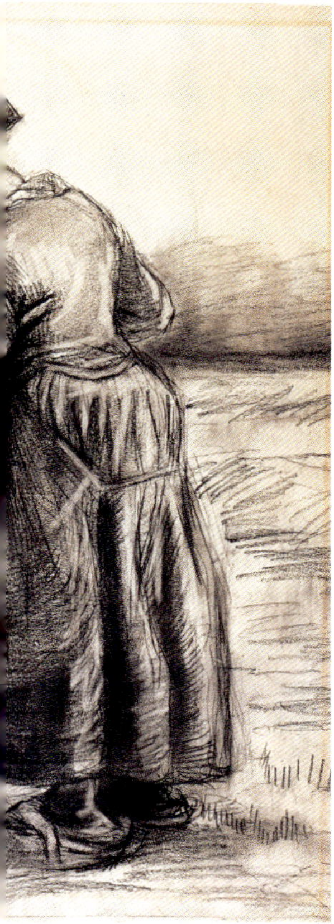

◄ Van Gogh, *Bäuerin beim Umgraben,* August 1885, Otterlo, Rijksmuseum Kröller-Müller. Die bäuerlichen Figuren van Goghs erinnern an Millet, erscheinen jedoch realistischer, ernster und strenger. Bauern bei ihren verschiedenen Arbeiten waren Vincents bevorzugtes Motiv in Drente.

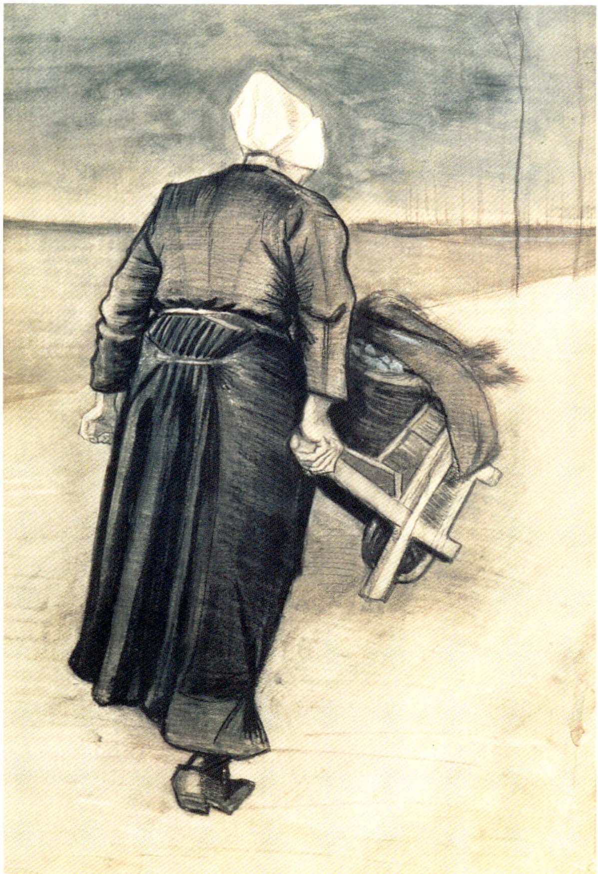

Vincent sie in diesem Bild fest. Den Turm umfliegen Krähen, eine später wiederaufgenommene Metapher seines Schicksals.

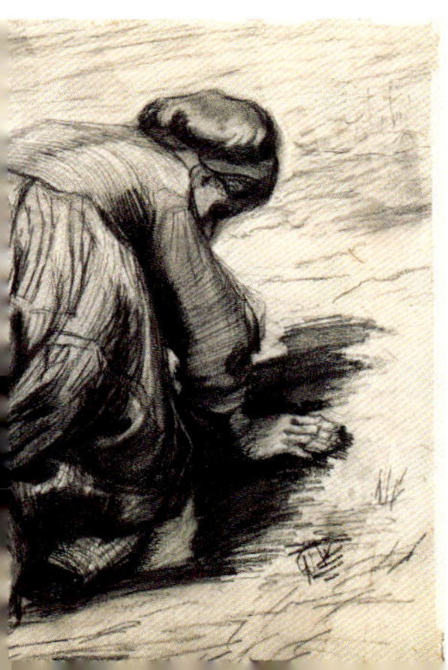

◄ Van Gogh, *Kniende Bäuerin,* Sommer 1885, Oslo, Nasjonalgalleriet. Die häufig mit lithographischer Tusche ausgeführten Zeichnungen waren ursprünglich für den Druck bestimmt, dieser wurde jedoch nie realisiert.

▲ Van Gogh, *Frau aus Scheveningen mit Schubkarre,* 1883, Privatsammlung. Van Gogh stellte sich die Frauen als der Natur und damit dem Göttlichen näherstehend vor, und ihre Arbeit malte er mit großer Anteilnahme.

Jean-François Millet

▶ Jean-François Millet, *Der Brei,* 1881, Marseille, Musée des Beaux-Arts. Angeregt durch Darstellungen der Muttergottes mit dem Kind, verklärt Millet hier mütterliche Fürsorge und Liebe.

»Ich sehe die Schönheit des Sonnenuntergangs, doch sehe ich auch in der dampfenden Ebene die Pferde bei der Arbeit, und daneben einen tief gebeugten Mann, dessen anfeuerndes Rufen wir den ganzen Tag über gehört haben. ... Das ganze Drama ist in ein verklärendes Licht getaucht. Nicht ich habe das entdeckt, der ›Ruf der Erde‹ tönt vielmehr aus der Vergangenheit zu uns«, schreibt Jean-François Millet, ein Maler, den van Gogh zu Beginn seiner künstlerischen Laufbahn sehr verehrt. Millet, geboren 1814 in Gruchy bei Gréville, arbeitet anfangs im Atelier des Historienmalers Paul Delaroche. Doch bald schon empfindet er das Kopieren nach Vorbildern als inhaltsleere Kunst und wendet sich der Schule von Barbizon zu, die eine stimmungsvolle Darstellung der Natur anstrebt. Millets verklärende Szenen aus dem bäuerlichen Leben wirken wie eine Illustration der Gedanken des Schriftstellers Jules Michelet: »Die Bauern machen nicht nur den größten Teil der Bevölkerung aus, sie sind auch der kräftigste, gesündeste, körperlich wie moralisch beste Teil der Nation.«

▼ Jean-François Millet, *Bauer mit Reisigbündel,* Zeichnung, um 1859, Paris, Musée du Louvre, Cabinet des Dessins. Van Gogh schrieb über Millet: »Für mich ist nicht Manet, sondern Millet der wesentlich moderne Maler, der für viele einen Horizont eröffnete.«

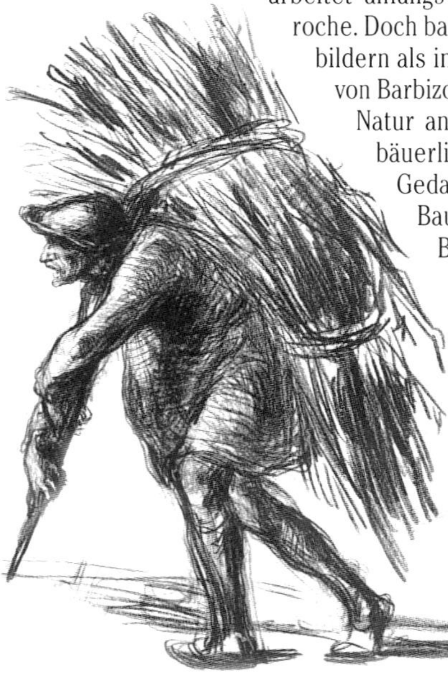

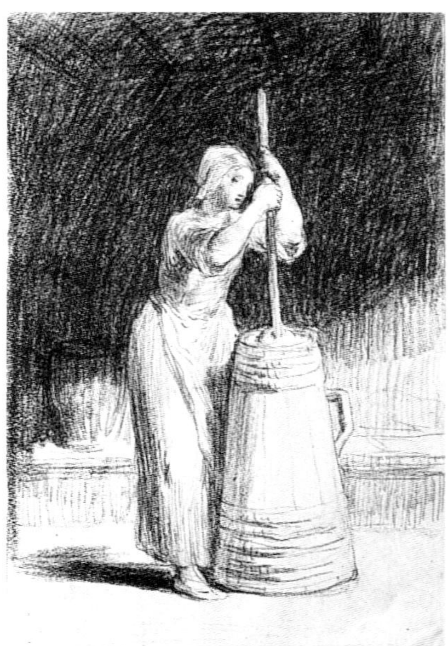

▶ Van Gogh, *Frau am Butterfaß,* 1885, Budapest, Szépmüvészeti Múzeum. Inspiriert von Millet, zeichnete van Gogh Menschen bei der Arbeit. Mancher Szene scheint die Feierlichkeit einer liturgischen Handlung innezuwohnen, und in ihrer Zeitlosigkeit erinnern die Darstellungen an die bukolische Welt Vergils.

☑ Jean-François Millet, *Die Ährenleserinnen,* 1857, Paris, Musée d'Orsay. Die monumentalen Gestalten der drei Frauen erinnern an Ruth und Naomi auf Boas' Feldern.

Wie van Gogh verklärt und überhöht auch sein Vorbild Millet die realistische Darstellung ins Zeitlose und verleiht ihr einen geradezu religiösen Charakter.

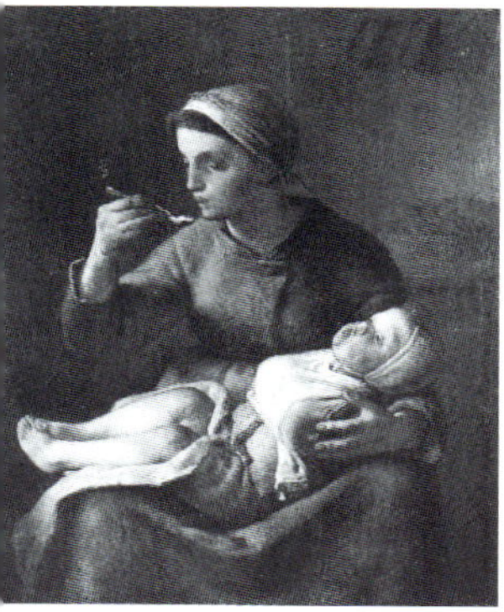

☑ Jean-François Millet, *Das Abendläuten,* 1857–59, Paris, Musée d'Orsay. »Das ist das Wahre, das ist herrlich, das ist Poesie«, schrieb Vincent über dieses Bild an seinen Bruder Theo.

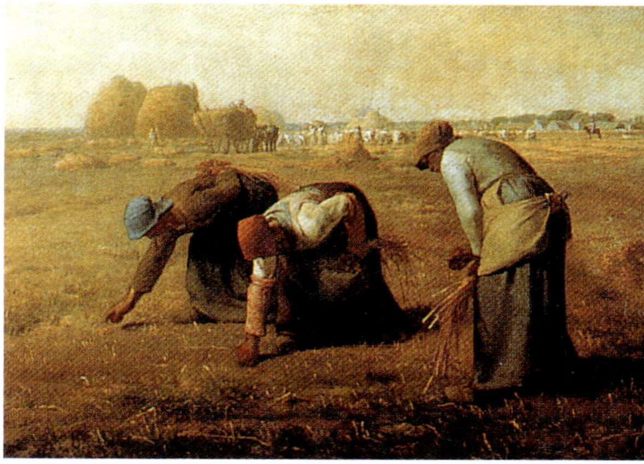

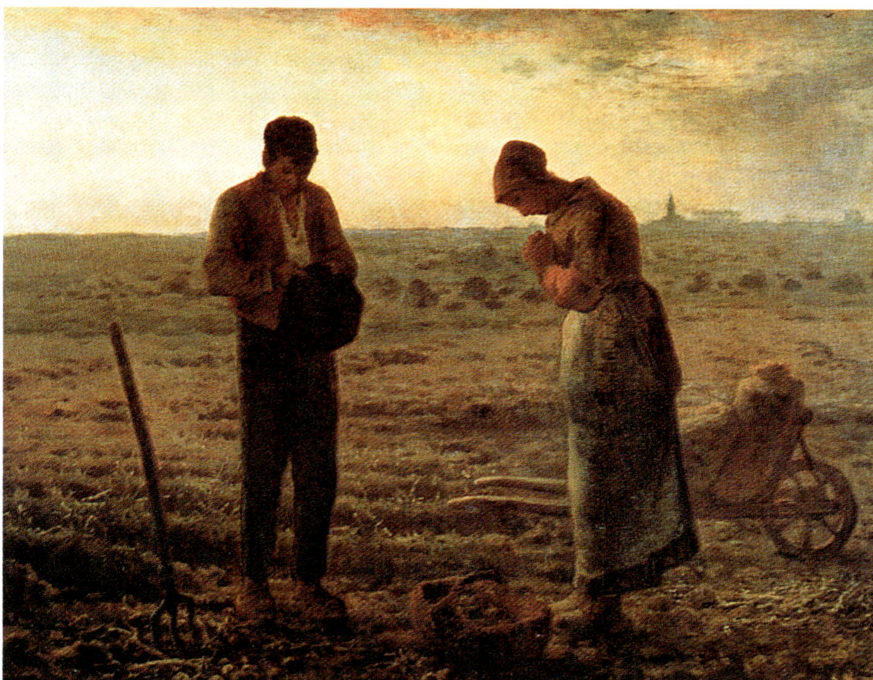

Bäuerin

Das 1885 entstandene Porträt, heute im Rijksmuseum Vincent van Gogh in Amsterdam, gehört zu den Vorstudien für das Gruppenbild *Die Kartoffelesser* (Seite 36–37). Dort erscheint die Frau als zweite Figur von links.

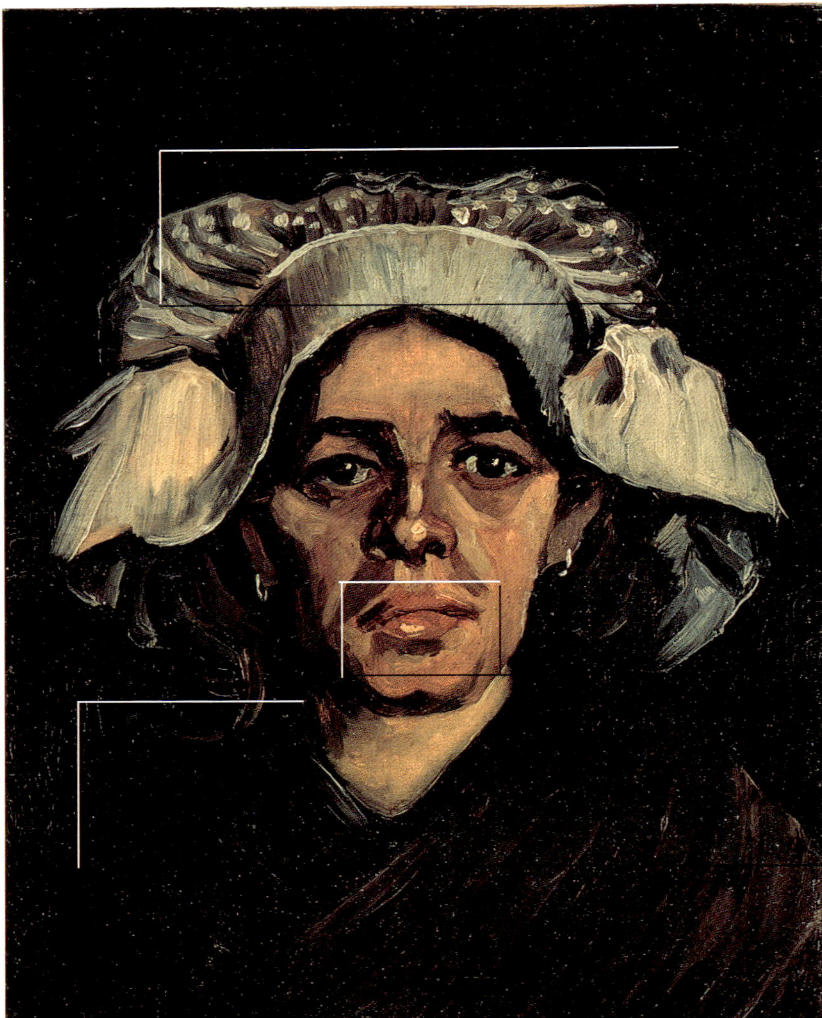

▶ Frans Hals, *Die Vorsteher des St. Elisabeth Hospitals zu Haarlem,* 1641, Haarlem, Frans Hals Museum. Frans Hals war neben Rembrandt der Künstler des 17. Jahrhunderts, der van Gogh am stärksten beeinflußt hat, vor allem in der Verwendung von Schwarz, dessen Ausdrucksmöglichkeiten der Haarlemer Meister voll ausschöpfte.

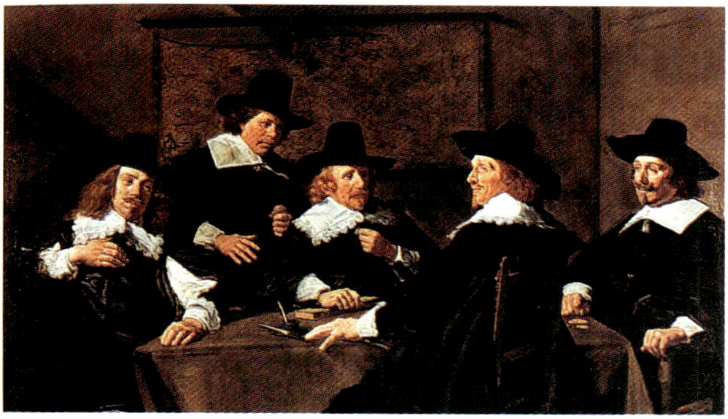

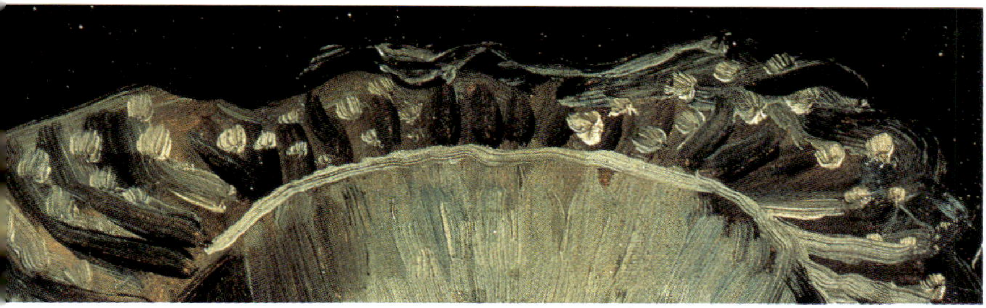

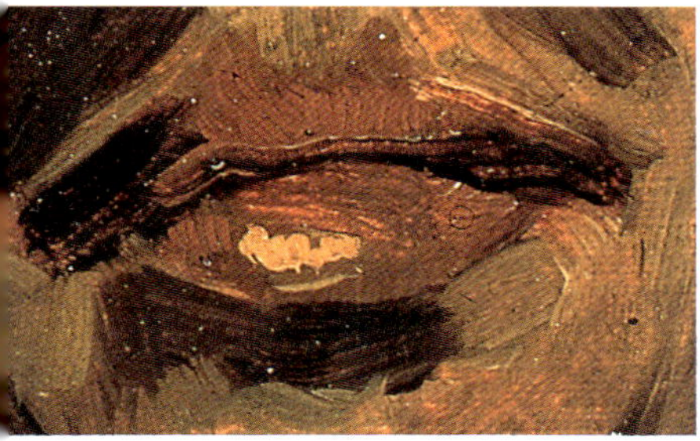

◀ Den Mund des Mädchens gestaltet van Gogh durch rasches Auftragen der Farbschichten mit dem Spachtel. Der Lichtfleck in der Mitte betont die Darstellung in Frontalansicht, die den offenen, unerschrockenen Charakter der jungen Frau zur Geltung bringt.

▲ Das Porträt Gordina de Groots, so der Name der Bäuerin, ist in einer Palette bräunlicher Töne gehalten. Die scheinbar weiß leuchtende Haube ist dieser Farbskala angepaßt: Es ist nur der starke Kontrast, der sie weiß wirken läßt, in Wirklichkeit ist sie jedoch beige.

▶ Die dunkel schattierte Schulterpartie aus dem schwarzen Hintergrund herauszuarbeiten war eine Meisterleistung des Malers. Van Gogh schrieb: »Diese Gestalten sind unglaublich schön, doch schwer zu malen.« Mit einer an Rembrandt erinnernden Intensität tritt das Gesicht aus dem Dunkel hervor, als dränge die Seele zum Licht. Vincent porträtierte im Freien oder in seinem – allerdings recht dunklen – Atelier.

1876–1885

Menschen bei der Arbeit

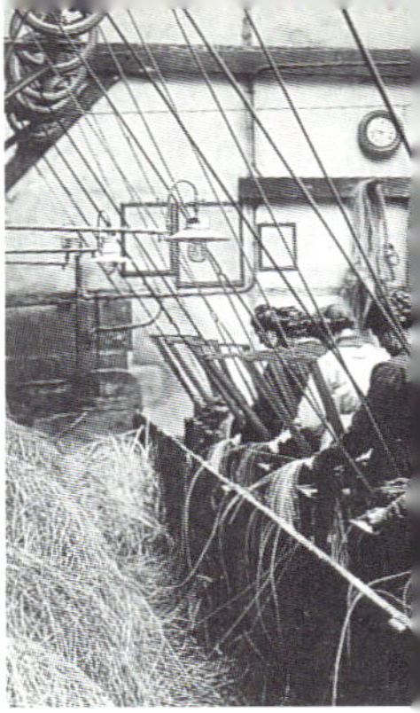

▲ Ab dem 19. Jahrhundert wiesen viele Künstler in ihren Werken auf die menschenunwürdigen Arbeits- und Lebensbedingungen der Arbeiter in den Industriestädten hin.

Darstellungen arbeitender Menschen gibt es seit dem Mittelalter, so etwa die Bauernfiguren auf den reliefierten Monatsbildern an den Portalen gotischer Kirchen oder die Bauern- und Hirtengruppen im Zusammenhang mit Christi Geburt. Zu zentralen Gestalten des Bildgeschehens werden sie jedoch erst im 16. Jahrhundert in den Bildern von Brueghel und Le Nain. Pieter Brueghel der Ältere ist der erste Maler, der das bäuerliche Leben und Brauchtum wirklichkeitsgetreu abbildet. Damit weicht er von der Tradition der grotesk verzerrten Darstellung ab, die im Bauern nur ein triebhaftes, dumpfes, bestenfalls »bauernschlaues« Wesen sieht. Im 18. Jahrhundert entdeckt der Adel das Landleben – es wird idealisiert und zum Hirtenidyll verniedlicht. Gustave Courbet ist im 19. Jahrhundert einer der ersten Künstler, der die Mühsal körperlicher Arbeit realistisch darstellt. Ab 1830 beginnt man in Frankreich, nicht zuletzt unter dem Einfluß der sozialkritischen Romane von George Sand, den arbeitenden Menschen mit anderen Augen zu sehen. Nach der Revolution von 1848 wird der Arbeiter zur beherrschenden Gestalt in der realistischen Kunst.

▼ Gustave Courbet, *Die Steinklopfer,* 1849, ehemals Dresden, Gemäldegalerie, 1945 verbrannt. Das im Salon von 1851 ausgestellte Bild brachte Courbet in den Ruch, ein sozialistischer Aufrührer zu sein.

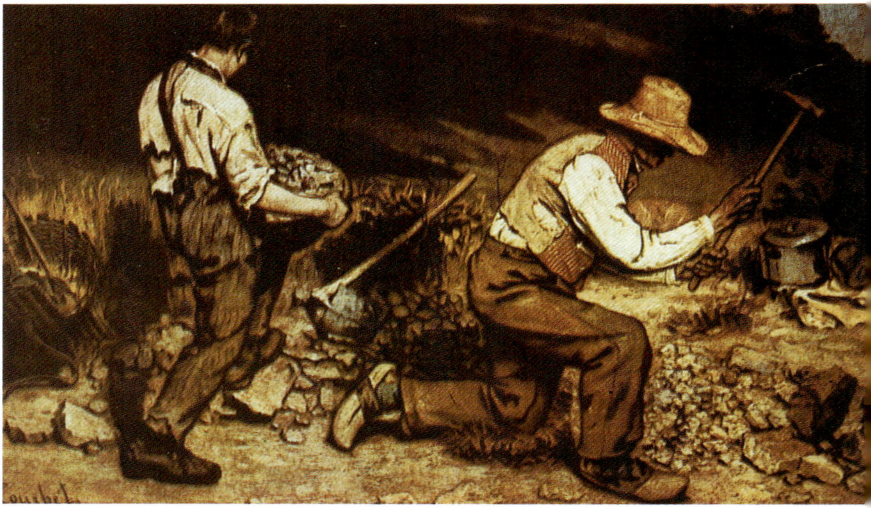

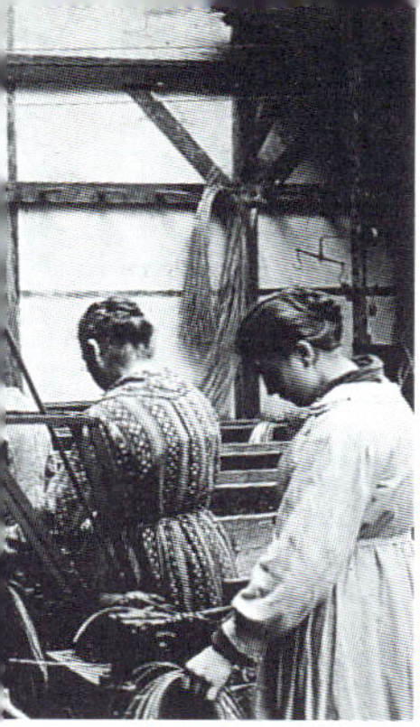

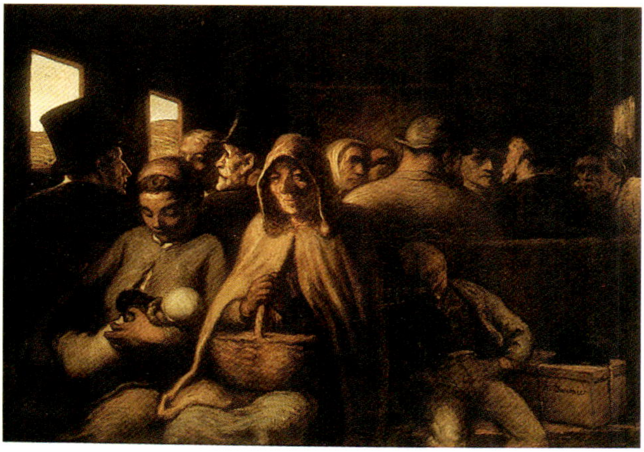

▶ Honoré Daumier, *Abteil dritter Klasse,* um 1862, Ottawa, National Gallery of Canada. In überaus kritischen, von menschlichem Mitgefühl geprägten Zeichnungen stellte Daumier die neue soziale Wirklichkeit und die Empfindungen der Menschen seiner Zeit dar. Sein Œuvre, in dem die ganze »menschliche Komödie« zum Ausdruck kommt, wurde mit den Romanen von Balzac und sogar mit Michelangelos Werk verglichen.

Pieter Brueghel der Ältere

Über das Leben dieses Künstlers ist nur wenig bekannt. Anfangs noch von magisch-alchimistischen Vorstellungen geprägt, gewinnt Brueghels Werk nach der Italienreise im Jahr 1553 an Monumentalität. Nicht die Reichen und Adligen, sondern die Bauern stehen im Zentrum seiner Bilder. Brueghel verdanken wir detailreiche Darstellungen des dörflichen Alltags, aber auch einige erschütternde Szenen, so etwa den *Bethlehemitischen Kindermord*. Brueghel bringt neue Bildinhalte in die Kunst ein, die in der Literatur ihre Entsprechung im Schelmenroman finden. Seine Schilderungen des einfachen Lebens mit ihrer ansprechenden Unmittelbarkeit stehen im Gegensatz zum kühlen Intellektualismus der Renaissance; sie werden zum Ausgangspunkt der realistischen Malerei.

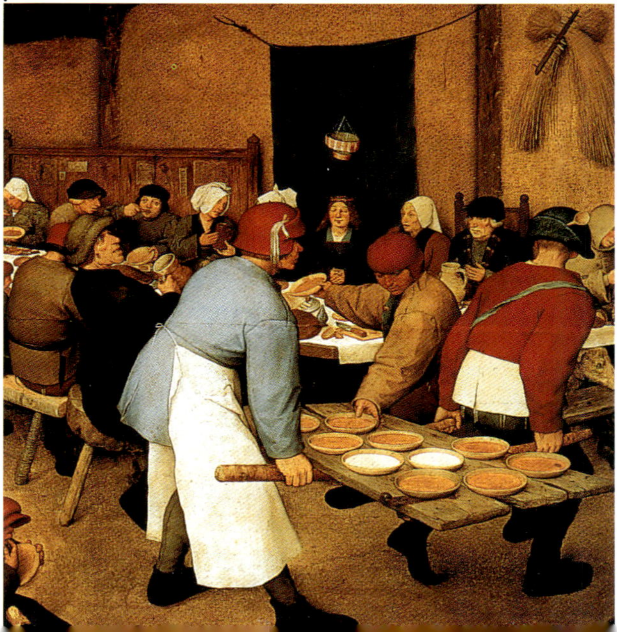

▶ Pieter Brueghel der Ältere, *Bauernhochzeit,* Ausschnitt, 1568, Wien, Kunsthistorisches Museum. In einer Zeit, da die europäische Kunst von einem immer akademischer werdenden Manierismus beherrscht wurde, stellte Brueghel lebendige, volkstümliche Szenen dar, an denen sich die nachfolgende realistische Malerei orientierte. Ab Mitte des 16. Jahrhunderts entstanden im dörflichen Alltag angesiedelte Bildgeschichten, die verschlüsselt die spanische Schreckensherrschaft anprangerten.

Die Kartoffelesser

Das Gruppenbild entstand 1885, ebenso wie die Vorstudie *Bäuerin* (Seite 32–33), und hängt heute im Rijksmuseum Vincent van Gogh in Amsterdam. Deutlich zeigt sich hier van Goghs Solidarität gegenüber sozial Benachteiligten.

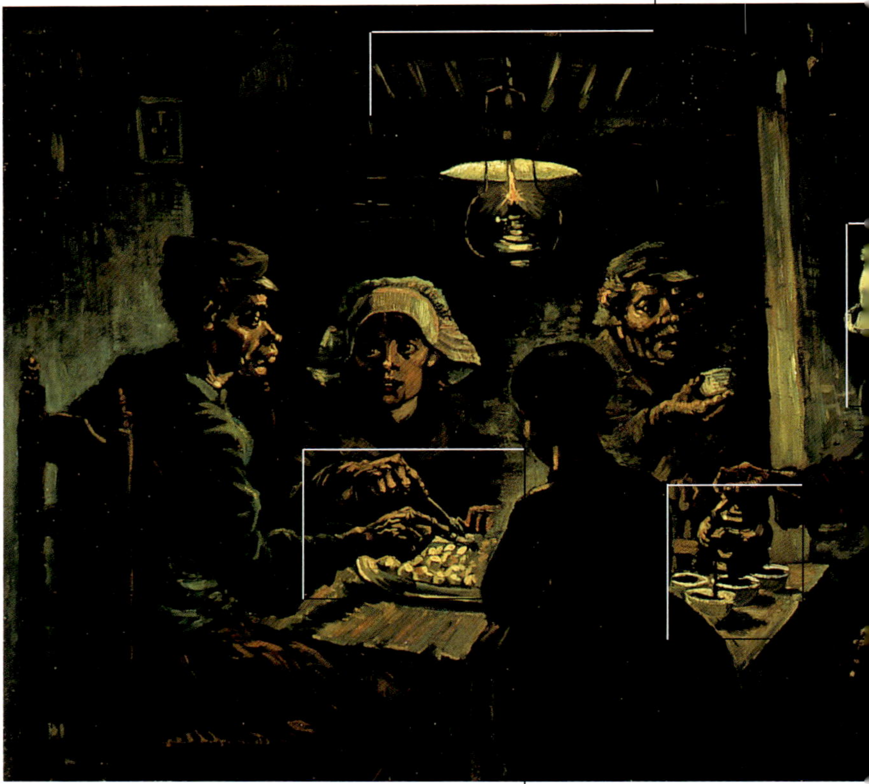

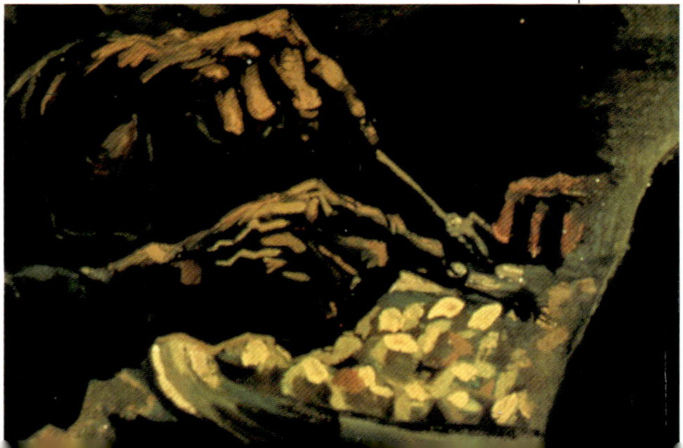

◀ Durch die Farb- und Formgebung gleichen die Hände den Kartoffeln, die sie gesetzt und geerntet haben; gleichzeitig eignet ihnen eine rührende Reinheit. Die zunächst grob wirkenden Pinselstriche erweisen sich bei näherem Hinsehen als präzis und ökonomisch gesetzt.

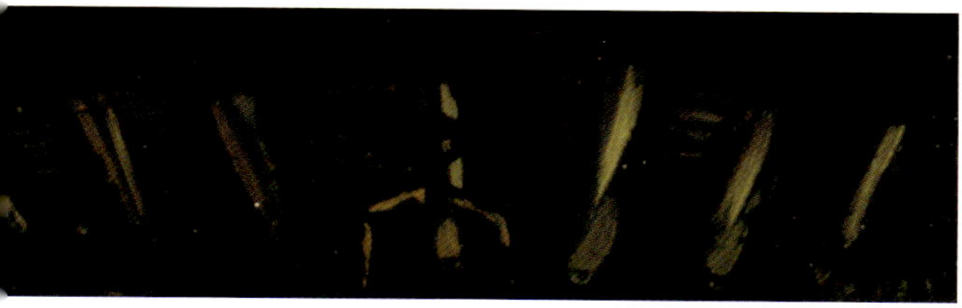

Die Lampe und die sich kaum vom Hintergrund abhebenden Deckenbalken verstärken das Geheimnisvolle der halbdunklen Stube. Eine Atmosphäre wie in einer düsteren Kirche.

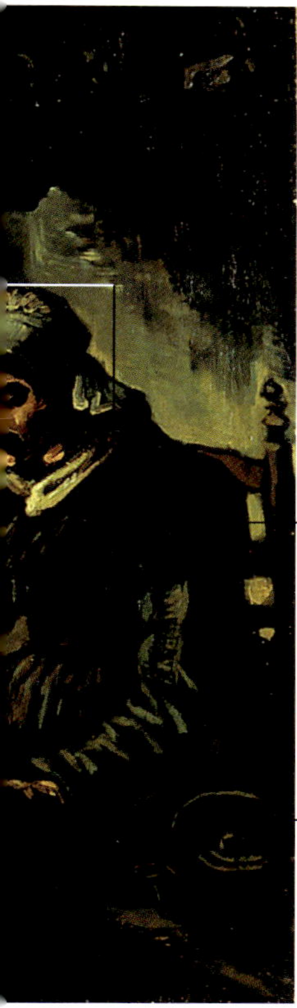

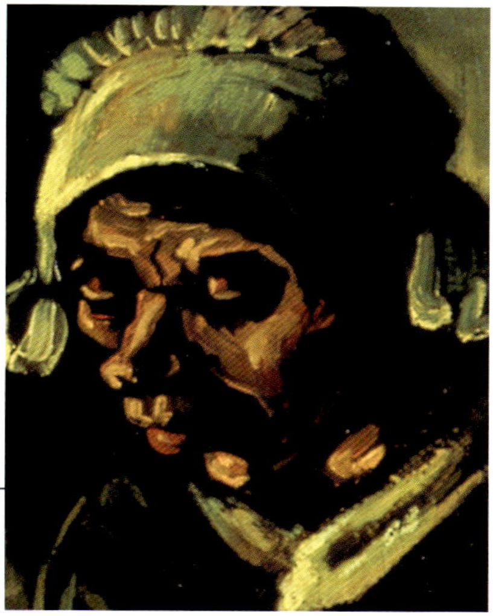

Mit nur wenigen Farbtönen modelliert van Gogh das ausdrucksstarke Gesicht dieser Bäuerin. Ein fein abgestufter, ruhiger Hintergrund läßt die Figur hervortreten. Ein Bild von elementarer Kraft, aus dem ein tiefes Verständnis für die Bauern spricht. In ihrer Scheu und Unbeholfenheit erkannte Vincent Züge seines eigenen Wesens.

Der »Bauernmaler« van Gogh fühlt sich den einfachen Menschen wesensverwandt. Er empfindet mit ihnen und erkennt in der Mühsal ihres Lebens sein eigenes gequältes Dasein. Der Tisch ist ein Altar, die Speise geheiligt durch der Hände Arbeit, die sie hervorbrachte. Das Licht, das auf den Dingen liegt, gleicht dem Licht, das Vincent in dunklen Grubengängen sah, das Dunkel dagegen verdichtet sich und wird stofflich.

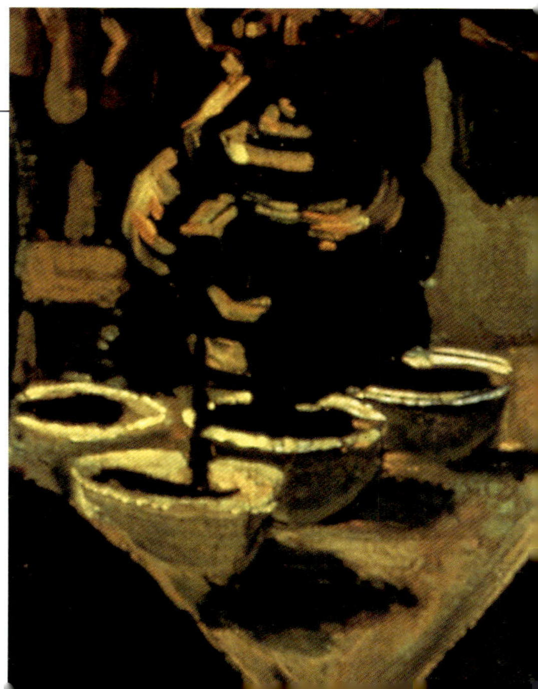

1886–1887

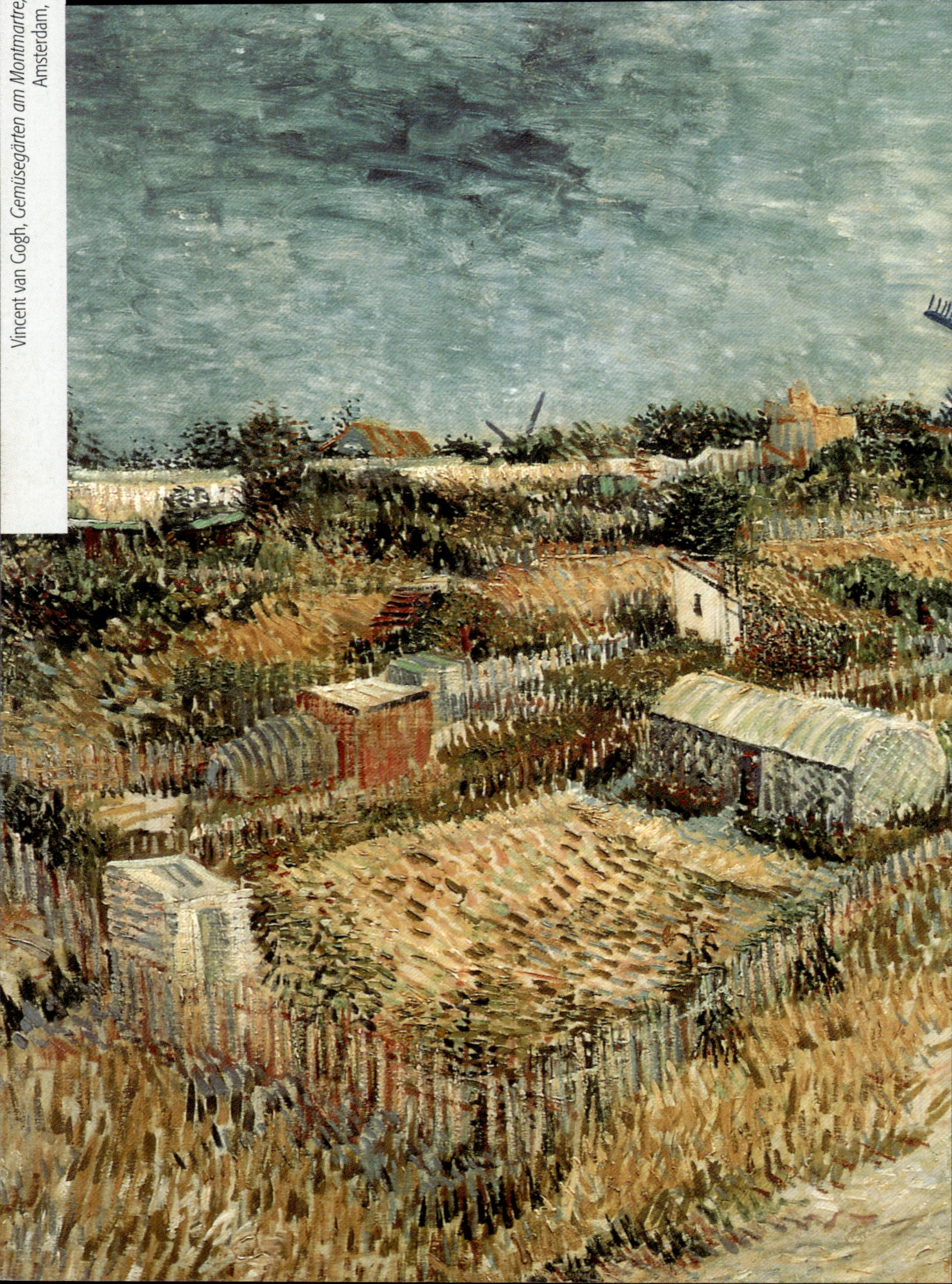

Vincent van Gogh, *Gemüsegärten am Montmartre*, Ausschnitt, 1887, Amsterdam, Stedelijk Museum

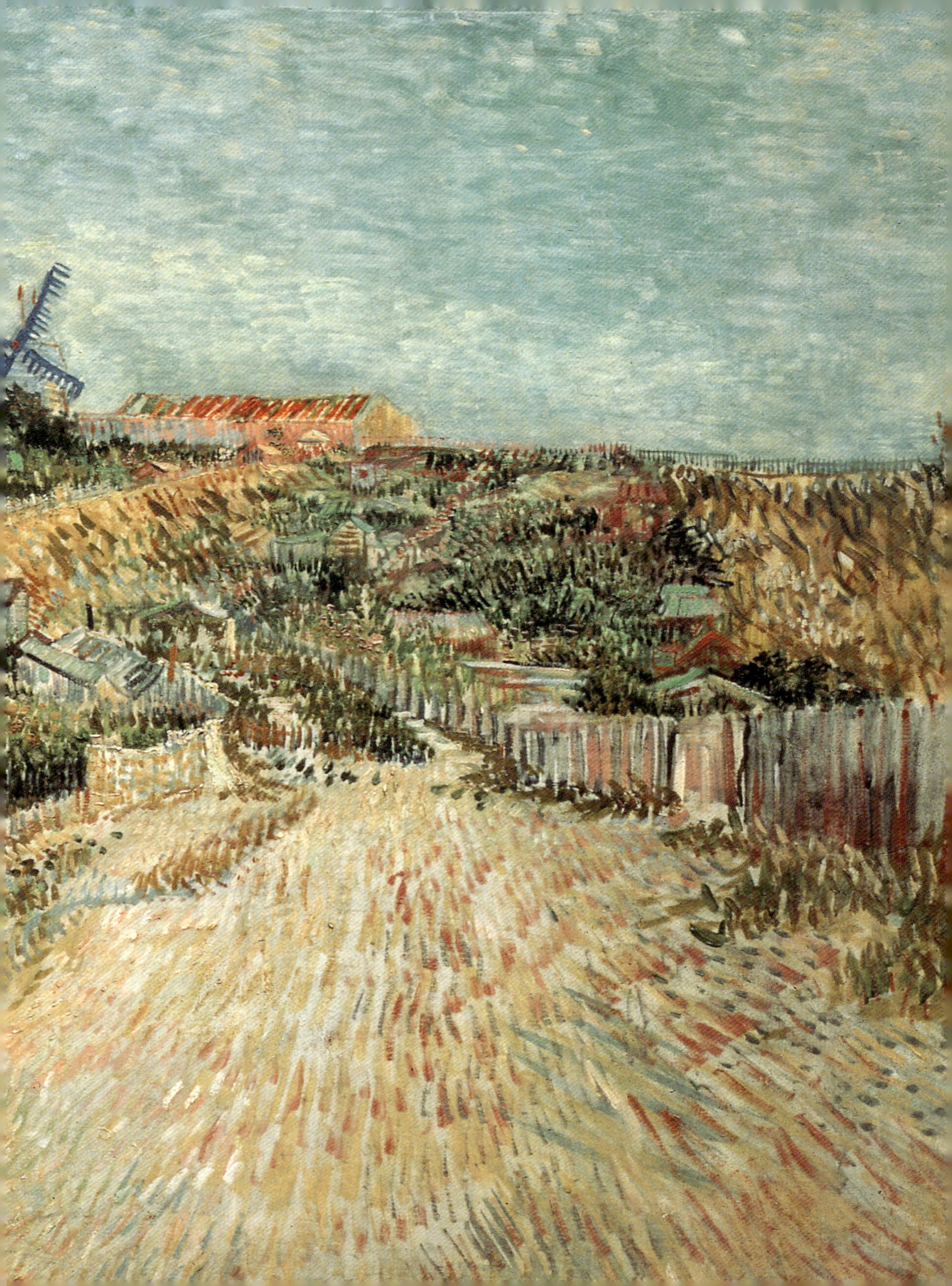

1886–1887

Von Schwermut zu Freude

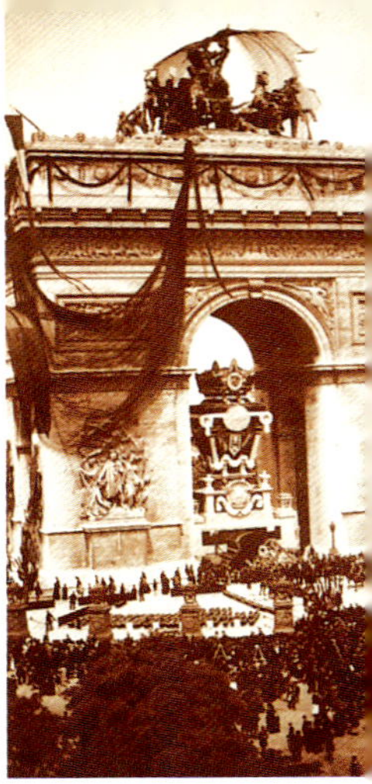

Die Trauerfeier für Victor Hugo. Im Jahr vor der Ankunft van Goghs in Paris nahm die französische Hauptstadt am 31. Mai 1885 ergriffen Abschied von Hugo.

Nach dem Tod seines Vaters sucht Vincent wieder verstärkt die Nähe des Bruders. Er fährt zu ihm nach Paris, wo er von Februar 1886 bis 1888 bleibt. Theo, der nahe der Place Pigalle wohnt, gibt Vincent ein Zuhause und macht ihn mit anderen in Paris lebenden Künstlern bekannt. Vincent schreibt sich in der privaten Malschule von Fernand Cormon ein. Dort lernt er Kollegen wie Henri de Toulouse-Lautrec und den Australier John Russel kennen, der später ein Freund von Claude Monet und Auguste Rodin und Mentor des jungen Henri Matisse werden wird. Einige Monate später ziehen Theo und Vincent in die Rue Lepic Nr. 54, in der Nähe des Montmartre, und Vincent hält den Blick aus der neuen Wohnung in Bildern fest. Sein Wunschtraum ist es, eine Künstlergemeinschaft zu gründen. Theos Rat beherzigend, schreibt er, er wolle nun »in der Farbe das Leben suchen«. Seine Palette beginnt sich aufzuhellen. Die Leuchtkraft, die er in Rembrandts und Tintorettos Werk bewundert, überträgt sich nun auf die chromatischen Modulationen seiner Pariser Landschaftsbilder. Vincent lernt Künstler aus aller Welt kennen, unter anderem Max Liebermann, James Abbott McNeill Whistler und Mary Cassatt aus den USA sowie den Belgier Félicien Rops.

Van Gogh, *Gartenlokal La Guinguette auf dem Montmartre*, Oktober 1886, Paris, Musée d'Orsay. In Paris fühlte Vincent sich glücklich. Er hatte, wie er 1887 an seine Schwester schrieb, endlich wieder Lust, »recht gründlich zu lachen«.

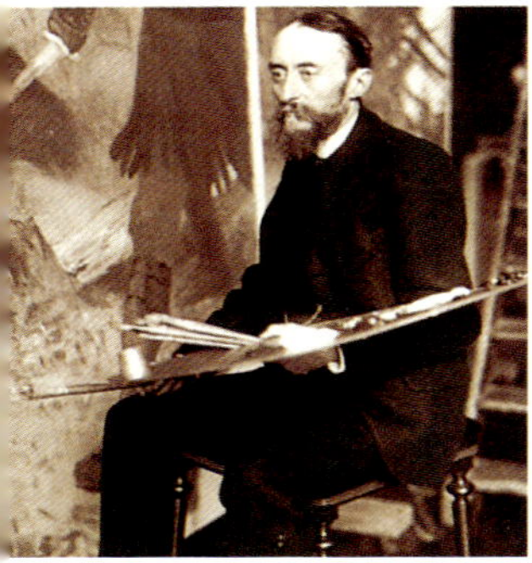

Fernand Cormon in seinem Atelier. Seine Schüler ließ er zunächst antike Skulpturen nach Gipsabgüssen kopieren; erst danach durften sie nach der Natur zeichnen. Über seine Arbeit in der Kunstschule Cormon schrieb Vincent rückblickend: »Ich fand das nicht so förderlich, wie ich erwartet hatte.«

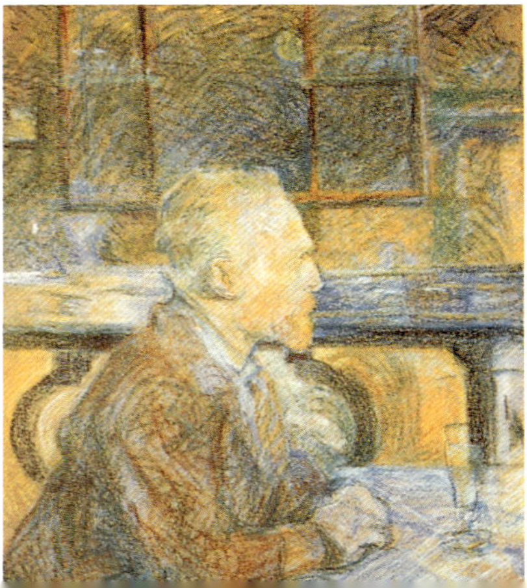

Henri de Toulouse-Lautrec, *Bildnis Vincents im Café,* 1887, Amsterdam, Rijksmuseum Vincent van Gogh. Die beiden Künstler schätzten einander sehr. 1890 forderte Lautrec Henry de Groux zum Duell, da dieser seine Arbeiten nicht neben van Goghs »abscheulichen« Bildern ausstellen wollte.

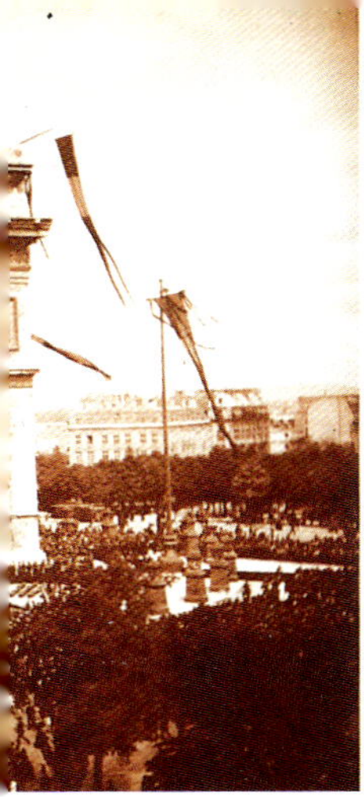

Victor Hugo (1802–1885)

Victor Hugos Romane *Die Elenden* und *Die Arbeiter des Meeres* zählen zu den ersten literarischen Werken, in denen die Welt der Arbeit dargestellt wird. Durch ihre Redlichkeit erheben sich die Protagonisten der Romane aus ihrem Elend. Ähnlich wie Charles Dickens wird Hugo vom Volk verehrt und bewundert, seine Bücher werden vom Vater zum Sohn weitergegeben. An den Feierlichkeiten zu seiner Beisetzung im Panthéon nimmt ganz Paris teil.

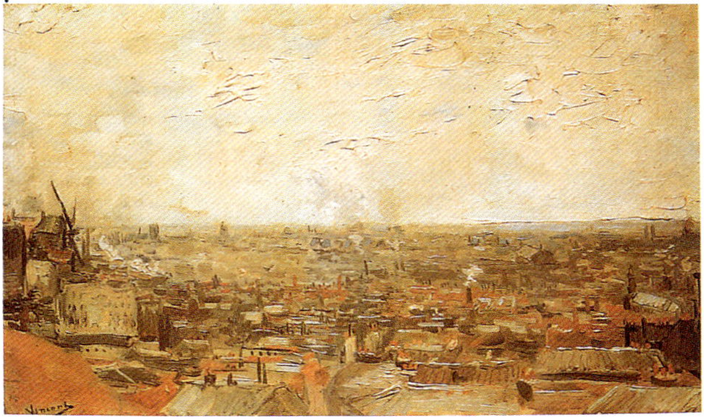

Van Gogh, *Blick auf Paris vom Montmartre,* 1886, Basel, Kunstmuseum. Das Häusermeer reicht bereits bis zum Hügel des Montmartre heran.

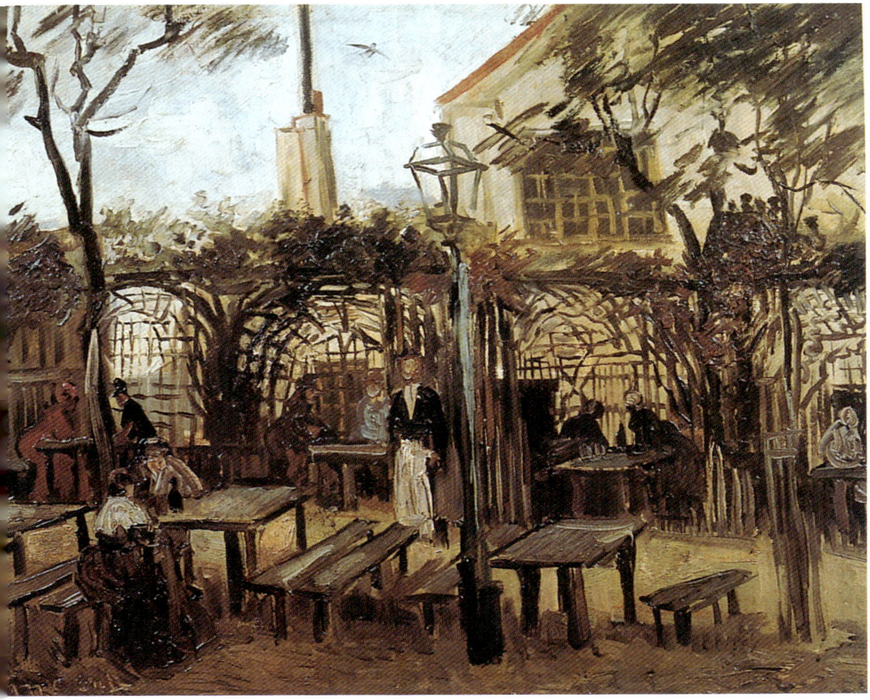

Vom Impressionismus zum Symbolismus

Als van Gogh 1886 in Paris eintrifft, beginnt sich die Gruppe der Impressionisten gerade aufzulösen, die seit 1870 in der Pariser Kunstszene Aufsehen erregt hat. Seit etwa 1880 findet eine künstlerische Strömung zunehmend Beachtung, die sich aus den Quellen des Geheimnisvollen und Imaginären der Romantik, aus Traumbildern und phantastischen Welten nährt und sich als Gegenbewegung zum Realismus behauptet hat. Im Kampf gegen den Positivismus und die von den Fortschritten in Naturwissenschaft und Technik geprägte Zeit, welche den Künsten eine zunehmend untergeordnete Rolle zuweist, schaffen Dichter wie Mallarmé und Verlaine eine »entdinglichte« Poesie. Sie versucht, die Geheimnishaftigkeit der Welt wahrnehmbar zu machen und entzieht sich mit ihrer Wortalchimie und rätselhaften Symbolik bewußt der rationalen Festlegung. In der bildenden Kunst findet der Symbolismus seine Entsprechung im Werk von Gustave Moreau und Odilon Redon. Der Ästhetizismus einiger Vertreter des Symbolismus widerspricht van Goghs Kunstauffassung, die mystische und pantheistische Komponente dürfte ihn hingegen angesprochen haben.

▼ Joris-Karl Huysmans (1848–1907) schuf in seinem Roman *A rebours (Gegen den Strich)* den Helden Des Esseintes, einen verfeinerten Ästheten, der sich schwärmerisch in die phantastischen Welten Gustave Moreaus versenkt.

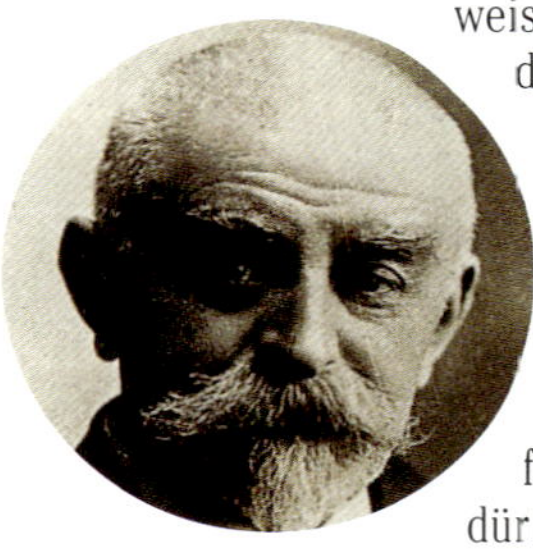

▶ Edouard Manet, *Bildnis Stéphane Mallarmé,* 1876, Paris, Musée d'Orsay. Mallarmé (1842–1898), der Hohepriester des Symbolismus, Autor der *Hérodiade,* empfing in seinem Salon, den er jeden Dienstag abhielt, Maeterlinck, Wilde, Whistler und Valéry. »Nicht die Sache, die Wirkung, die sie erzeugt, will ich beschreiben«, sagte er.

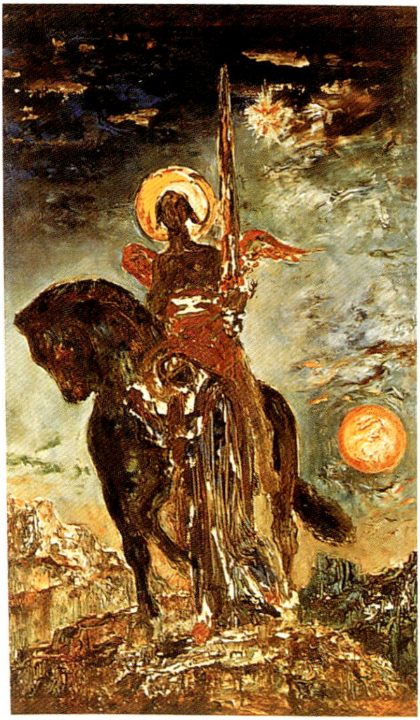

◀ Gustave Moreau, *Todesengel und Parze,* 1890, Paris, Musée Gustave Moreau. Moreaus empfindsame Phantasmagorien stehen in scharfem Gegensatz zum nüchternen, vom erstarkenden Nationalismus geprägten Zweiten Kaiserreich.

▼ Edgar Degas, *Bildnis Gustave Moreau,* um 1860, Paris, Musée Gustave Moreau. Die Bilder Moreaus zeigen Einflüsse der byzantinischen, persischen und indischen Kunst. Er war Lehrer so berühmter Künstler wie Marquet, Rouault und Matisse.

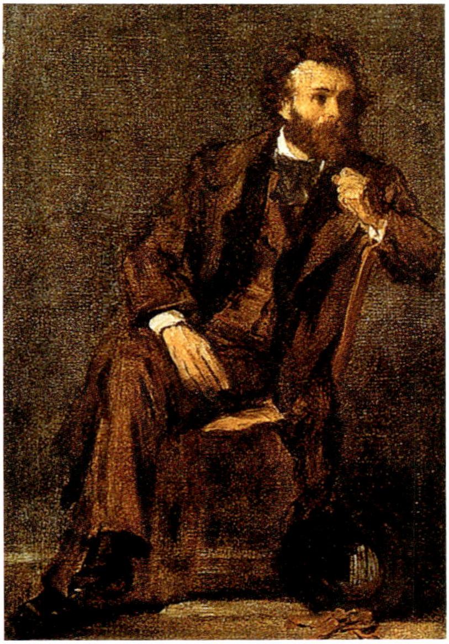

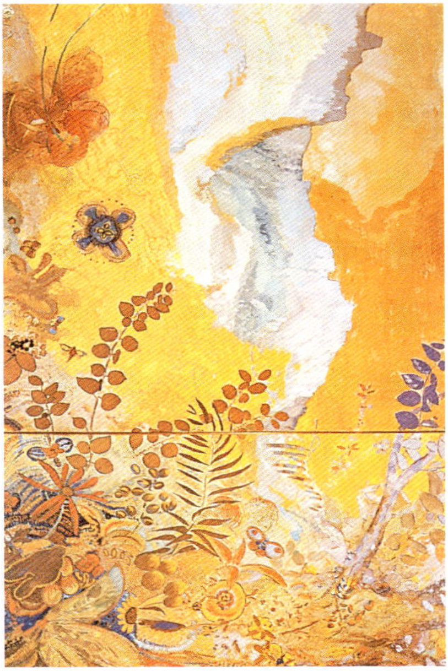

▶ Odilon Redon, *Die Sumpfblume,* 1885, Paris, Bibliothèque Nationale. Traumgesichte sind charakteristisch für Redon, der sich auch von Edgar Allen Poe inspirieren ließ.

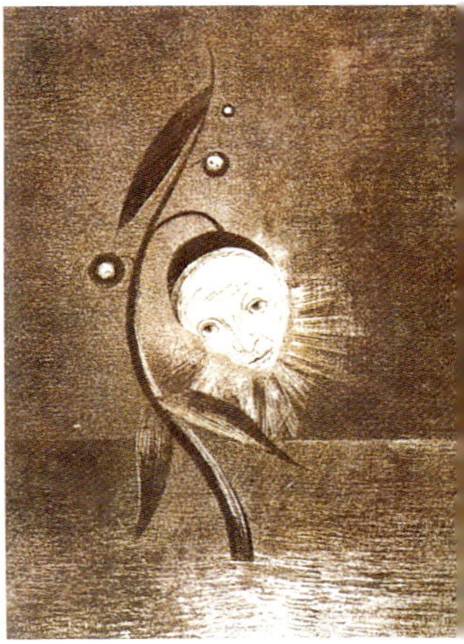

◀ Odilon Redon, *Der Wagen des Apollon,* Ausschnitt, 1910–11, Fontfroide, Klosterbibliothek. »Meine Bilder gehören, wie die Musik, ins Reich des Unbestimmten«, erklärte der Künstler.

Le Tambourin

Dieses typische Großstadtmotiv greift eine von den Impressionisten begründete Tradition auf. Es zeigt Agostina Segatori im Künstlertreff Le Tambourin auf dem Montmartre (1887, Amsterdam, Rijksmuseum Vincent van Gogh).

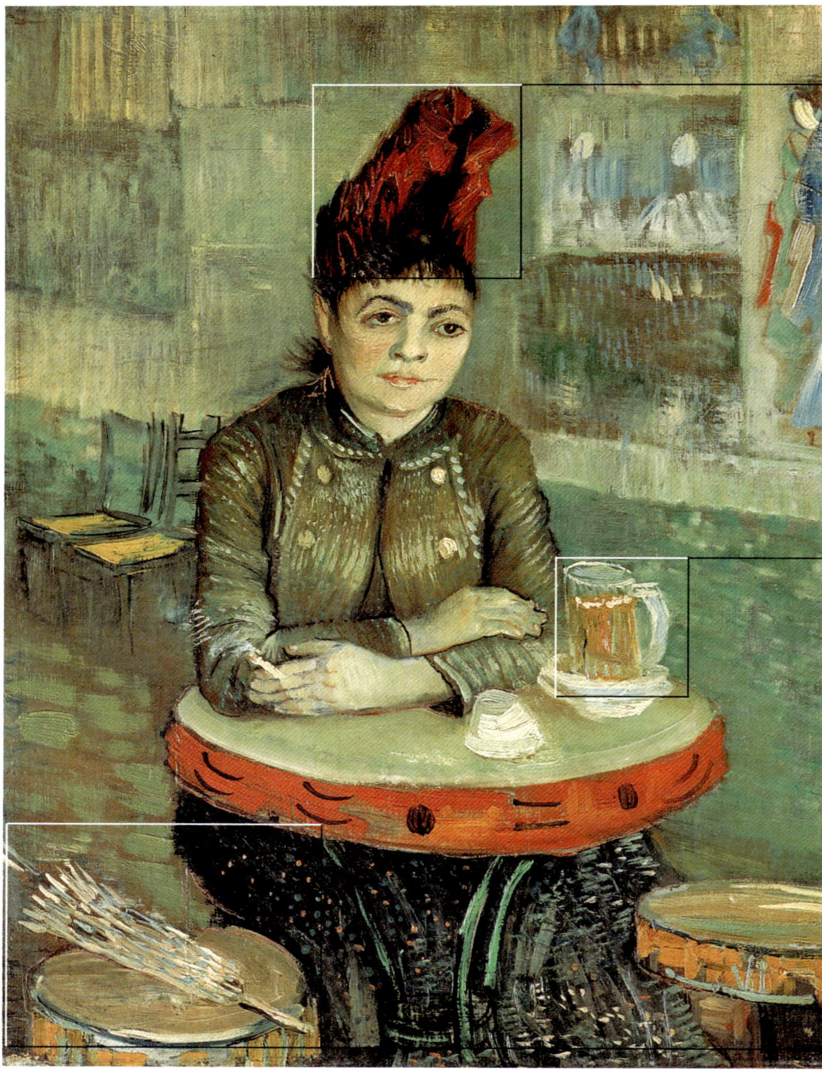

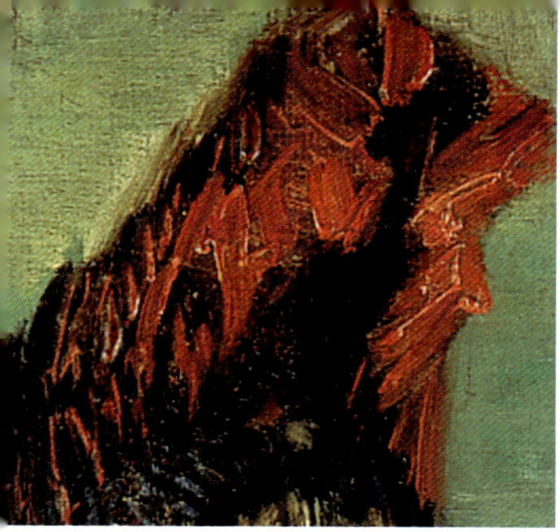

◀ Vincent studiert die wechselnde Wirkung der Farben bei unterschiedlichen Lichtverhältnissen. Das satte Rot des Tischrandes und der kapriziösen Kopfbedeckung unterbricht die Dominanz der kühlen Farbtöne im Hintergrund.

▼ Edgar Degas, *Der Absinth,* 1876, Paris, Musée d'Orsay. Eine erschütternde Darstellung von Einsamkeit und menschlicher Misere der Opfer der Großstadt und des Alkohols. Absinth war damals eine beliebte Droge.

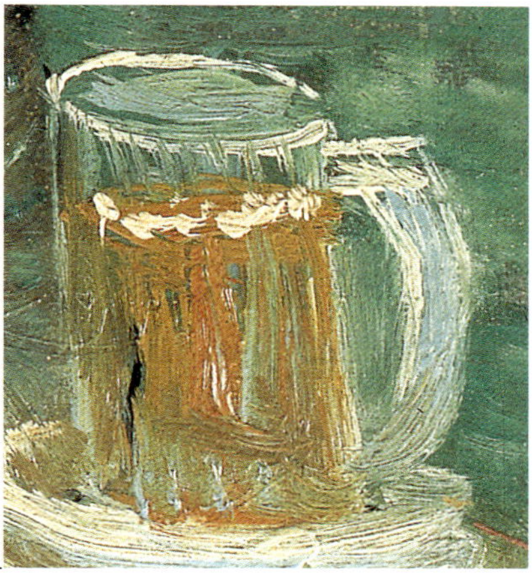

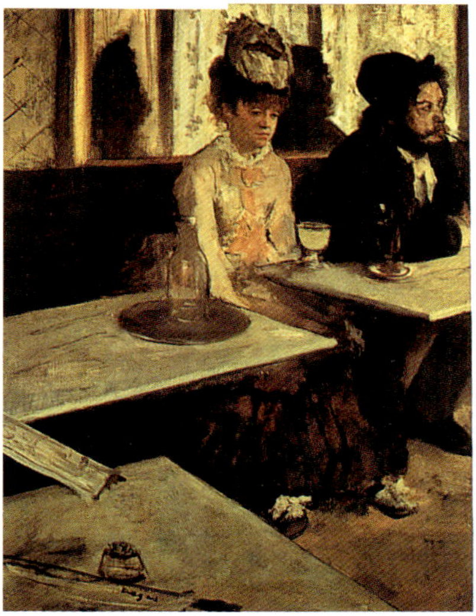

▲ In der zweiten Hälfte des 19. Jahrhunderts wurde der Alkoholismus zum sozialen Problem. Nicht wenige junge Frauen, die in der Hoffnung auf ein besseres Leben in die Stadt kamen, endeten in trostlosen Nachtcafés.

▼ Der zusammengeklappte, beiseite gelegte Sonnenschirm und die kraftlos verschränkten Arme unterstreichen den melancholischen Ausdruck der verlassen dasitzenden, mit großen Augen ins Leere blickenden Frau.

▶ Edouard Manet, *Die Pflaume,* 1877, Washington, National Gallery of Art. Der Traum vom großen Glück endet im Alkohol. Um ihre Sucht zu kaschieren, hat die junge Frau eine in Alkohol eingelegte Pflaume bestellt.

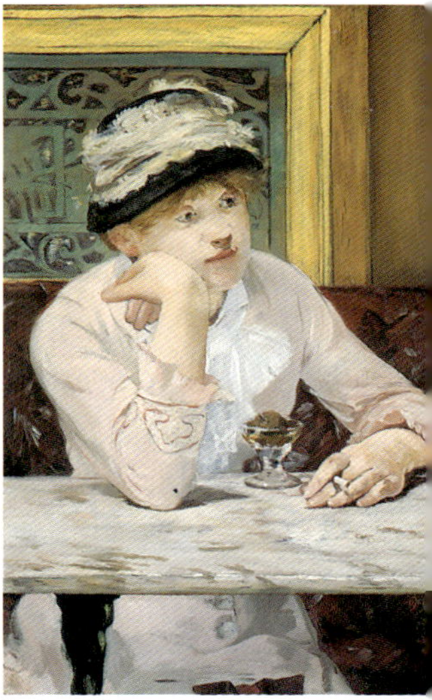

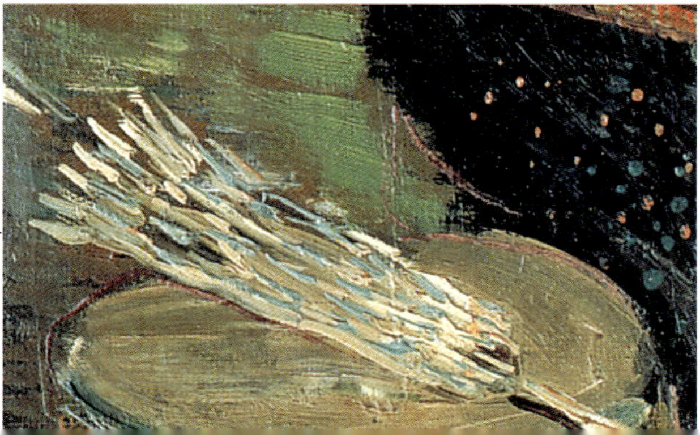

Pissarro: ein guter Maler und gütiger Mensch

»Ein bescheidener Mensch und ein wahrhaft großer Künstler«, so Paul Cézanne über Camille Pissarro, mit dem er längere Zeit gemeinsam im Tal der Oise gearbeitet hatte. Pissarro, 1830 auf den Kleinen Antillen als Sohn einer jüdischen Familie geboren, kommt 1855 nach Paris. In der Gruppe der Impressionisten ist er als einziger auf allen ihren acht Ausstellungen vertreten. Durch sein freundliches Wesen trägt er wesentlich zum Zusammenhalt der Gruppe bei, in der es, aufgrund der Verschiedenartigkeit der Charaktere und der Ansichten über Kunst, häufig zu heftigen Debatten kommt. Obgleich er selber in schwierigen wirtschaftlichen Verhältnissen lebt, hilft er großzügig vielen jungen Künstlern. Er nimmt Gauguin auf, bevor dieser sich nach seiner Martinique-Reise in der Bretagne niederläßt, und bringt auch dem unruhigen van Gogh Verständnis entgegen. Für Vincent ist Pissarro so wichtig, daß er ihn bittet, ihre Bilder auf der mit Theos Hilfe organisierten Impressionisten-Ausstellung nebeneinander zu hängen, und in den folgenden Jahren in Arles erkundigt er sich häufig bei Theo, wie Pissarro seine Arbeiten beurteilt.

▶ Camille Pissarro, *Selbstbildnis,* 1888, Paris, Musée d'Orsay. In den achtziger Jahren wandte sich auch Pissarro eine Zeitlang der pointillistischen Malweise zu. Nach diesem Stilwandel verkaufte er noch weniger Bilder als zuvor. Der wichtigste Rückhalt zur Bestreitung des Lebensunterhaltes der vielköpfigen Familie wurde somit der Garten in Pontoise.

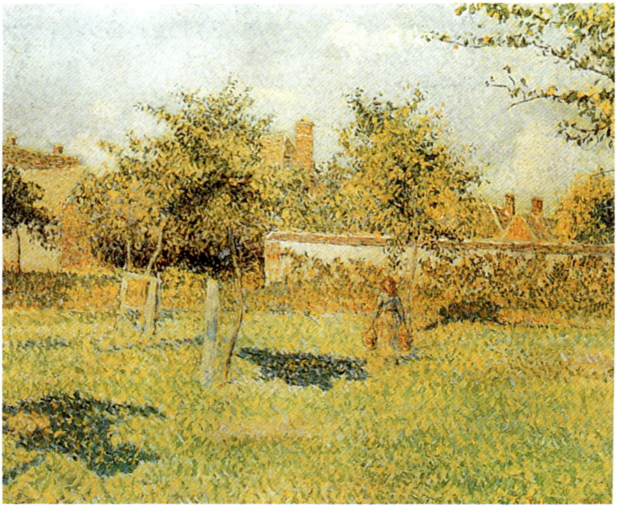

◀ Camille Pissarro, *Frau im Obstgarten – Frühlingssonne in Eragny,* 1887, Paris, Musée d'Orsay. Der Deutsch-Französische Krieg von 1870/71 zwang den überzeugten Republikaner Pissarro, mit seiner Familie nach England zu fliehen. Bei der Rückkehr fand er sein Haus in Pontoise verwüstet vor; zahlreiche Bilder waren zerstört worden. Geduldig, im festen Glauben an die gesellschaftliche Bedeutung der Kunst, machte er sich wieder an die Arbeit.

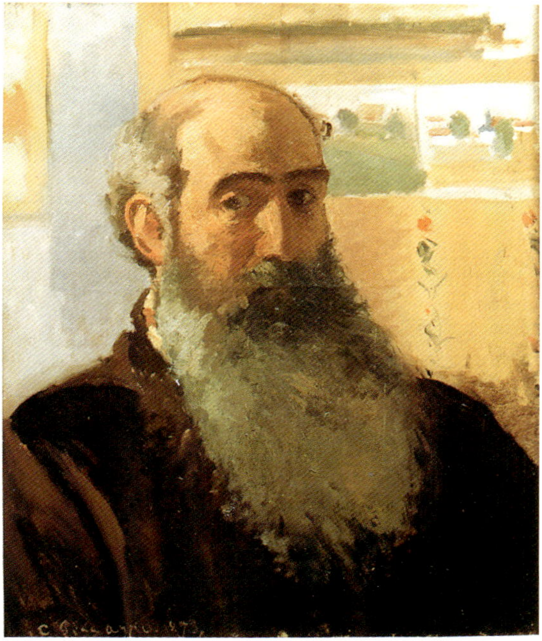

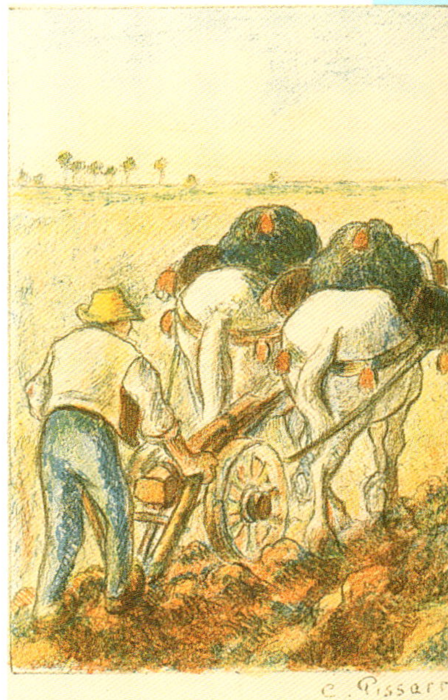

▼ Camille Pissarro, *Der Pflug,* 1898, Moskau, Puschkin-Museum. Die Lithographie gehörte zu Pissarros bevorzugten Techniken. Hier hat er als Motiv einen pflügenden Bauern gewählt. Anders als Millet verklärt Pissarro die Arbeit nicht, noch betont er die körperliche Anstrengung wie Courbet. Gelassen, in schlichter Würde, verrichtet dieser Bauer sein Tagewerk.

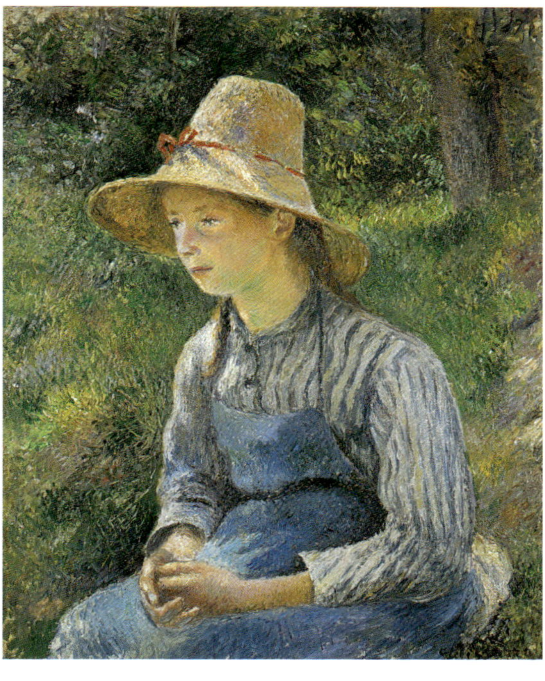

◀ Camille Pissarro, *Bauernmädchen,* 1881, Washington, National Gallery of Art. Die junge Frau hat nichts von der Eleganz der weiblichen Figuren Manets. In sich ruhend, in ihre Betrachtungen versunken, sitzt sie im Gras, eins mit der sie umgebenden Natur.

1886–1887

Montmartre

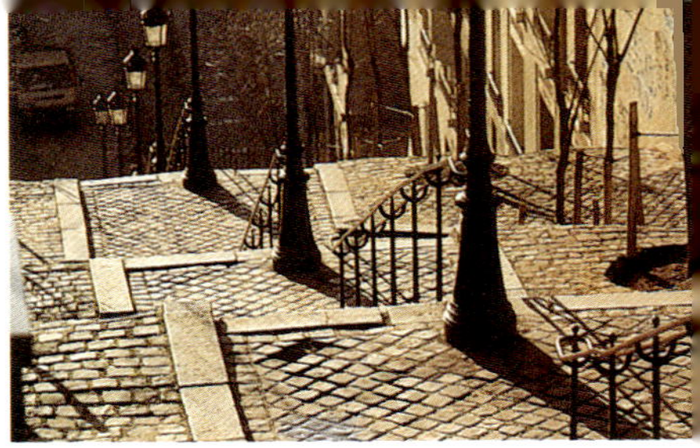

▲ Montmartre. Eines der legendärsten Pflaster der Welt. Der Treppenweg führt zur Place du Tertre, von wo aus Vincent die Dächer von Paris malte.

Von seiner Wohnung in der Rue Lepic kann Vincent in wenigen Minuten das alte, noch ländliche Viertel Montmartre erreichen. Dort malt er die kleinen Gemüsegärten, die Lokale und immer wieder, aus verschiedenen Blickwinkeln, die Mühle Moulin de la Galette. Auf der Suche nach neuen Motiven macht er zu Fuß Ausflüge in die Umgebung von Paris, nach Asnières, Joinville, Suresnes, Château oder, den Spuren Seurats folgend, zur Ile de la Grande Jatte. Am wohlsten fühlte er sich freilich in Montmartre, wo er die kleinen Leuten des Viertels liebevoll porträtiert. Gleichwohl nimmt er auch regen Anteil an den kulturellen Ereignissen in der Stadt. Lebhafte Diskussionen lösen das Erscheinen von Rimbauds *Erleuchtungen*, Zolas Roman *Das Werk* und die verhinderte Aufführung von Wagners *Lohengrin* aus. Zu den interessanten Persönlichkeiten, die Vincent in Montmartre kennenlernt, zählt auch Suzanne Valadon, die Mutter Utrillos, die als Modell begonnen hat und später selbst eine bedeutende Malerin wird.

▼ Van Gogh, *Le Moulin de la Galette,* Herbst 1886, Otterlo, Rijksmuseum Kröller-Müller. Zur Windmühle gehörte damals ein Weinlokal, in dem Vincent möglicherweise häufig mit Toulouse-Lautrec einkehrte.

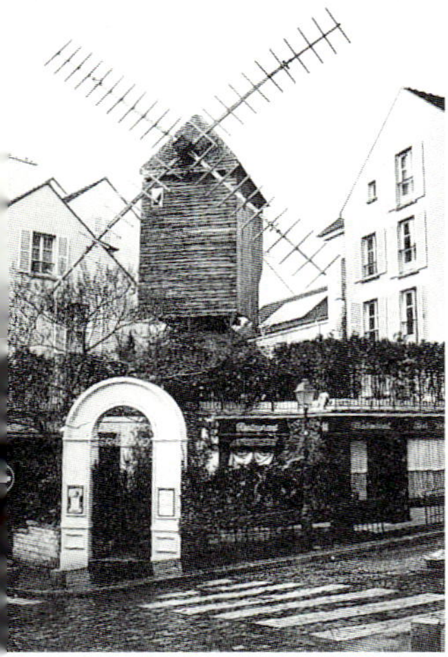

▲ Die Mühle von Radet in der Rue Girardon, im Herzen von Montmartre, war von van Goghs Wohnung aus in wenigen Schritten zu erreichen.

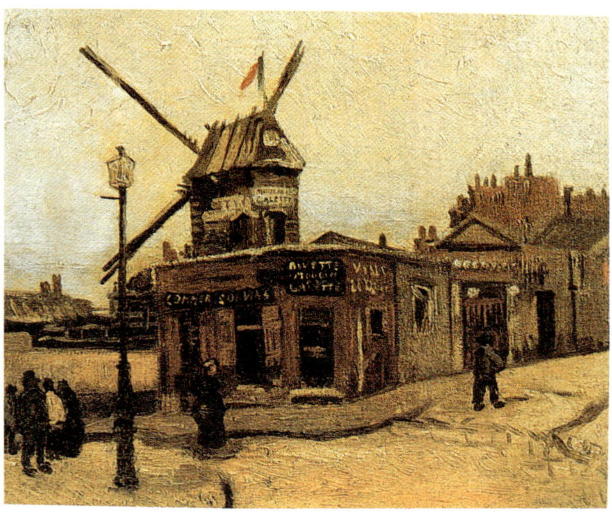

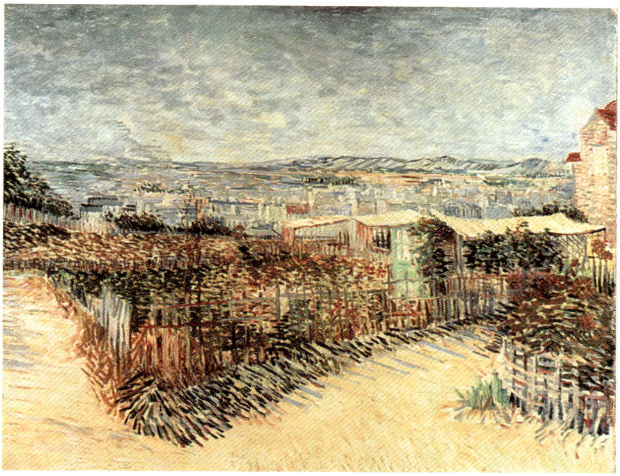

◄ Van Gogh, *Gemüsegärten am Montmartre,* 1887, Amsterdam, Rijksmuseum Vincent van Gogh. Den noch ländlichen Charakter von Montmartre fand Vincent bezaubernd. »Die französische Luft macht den Kopf klar«, schrieb er, »und tut einem auch sonst sehr gut.«

▼ Van Gogh, *Le Moulin de la Galette,* 1886, Pittsburgh, Museum of Art, Carnegie Institute. Während Vincent durch die Landschaft streifte, entdeckte er immer wieder neue Blickwinkel, aus denen er seine Lieblingsmotive malte. Montmartre hatte damals noch einen ländlichen Charakter.

► Das Café Nouvelle-Athènes an der Place Pigalle, am Fuße des Hügels von Montmartre, wurde nach dem Café Guerbois zum Stammlokal der Künstler. Hier malte Edgar Degas sein Bild *Der Absinth* (Seite 45), hier trafen sich die Impressionisten, und hier fanden sie ihre ersten Anhänger.

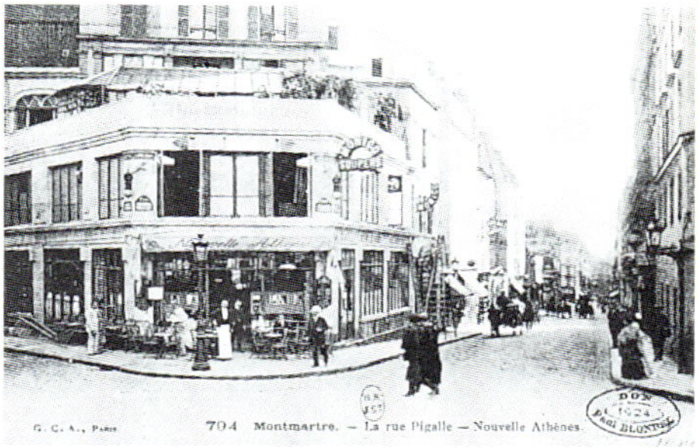

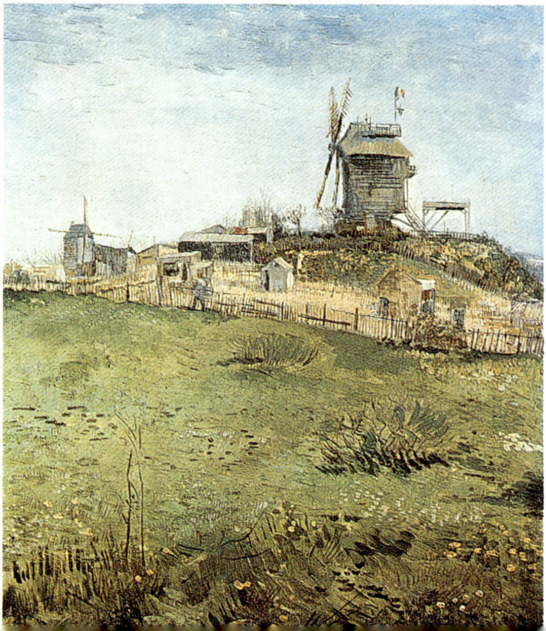

▼ Das Garten- und Tanzlokal Le Moulin de la Galette verdankt seinen Namen den *galettes* – einer Art Crèpes aus dunklem Mehl –, der Spezialität des Hauses. Wie man sich hier sonntags amüsierte, hat Renoir in bezaubernden Bildern festgehalten.

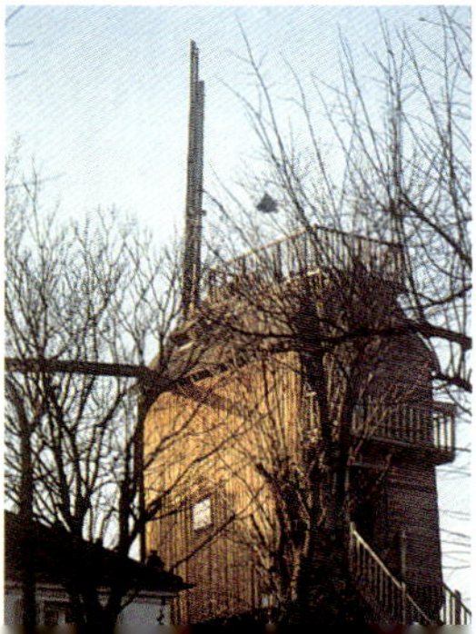

Père Tanguy

In seiner kleinen Farben- und Kunsthandlung versorgte Père Tanguy Impressionisten und junge Avantgardisten wie Pissarro, Cézanne oder Gauguin und stellte ihre Bilder aus. Das Porträt gehört zu einer Privatsammlung.

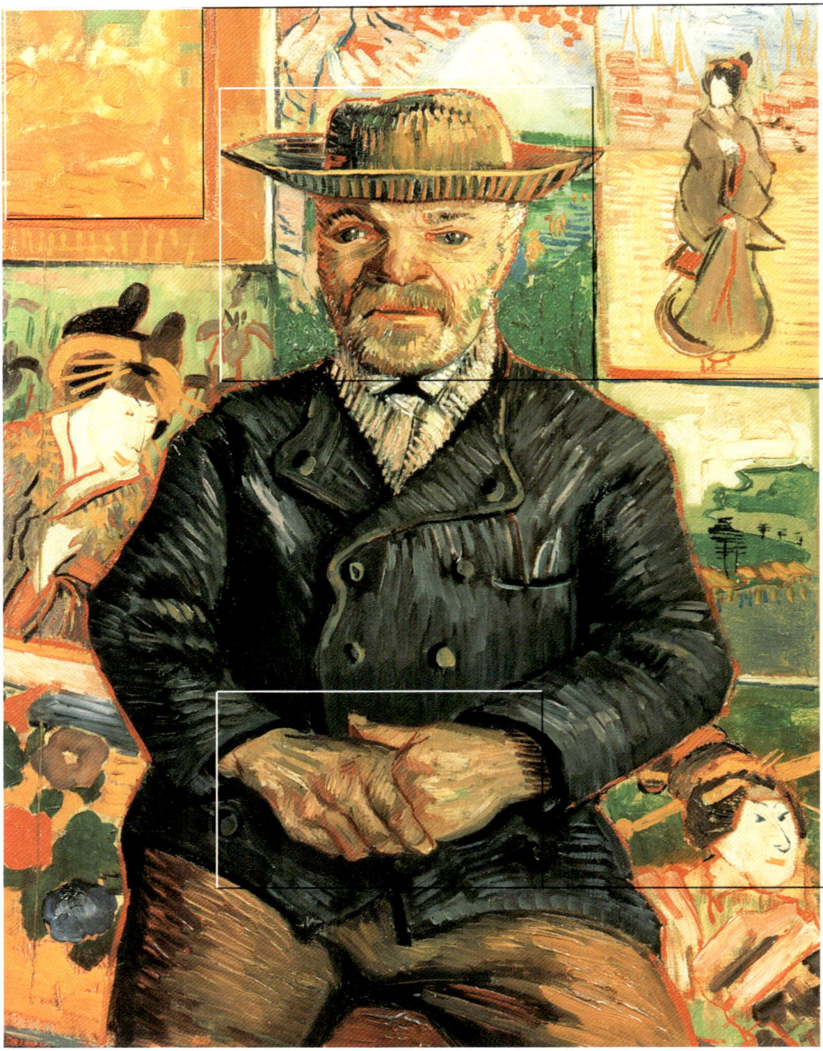

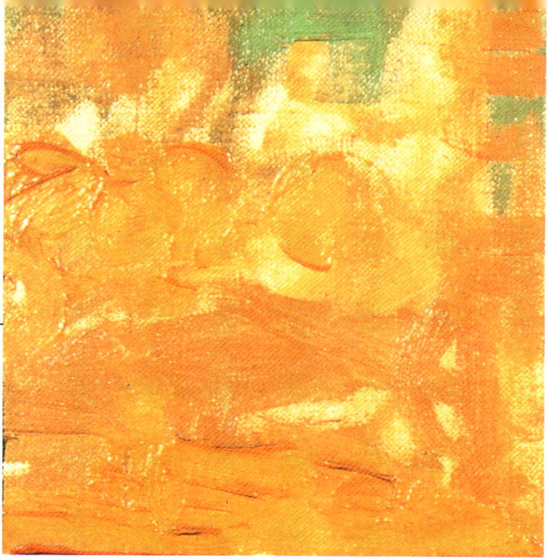

◄ Bildnisse, auf denen der Dargestellte von ihn charakterisierenden Kunstgegenständen umgeben ist, waren damals ein gängiges Motiv: Manet beispielsweise porträtierte Zola, Degas seinen Kollegen Tissot. Van Gogh dokumentiert in diesem Bildnis seine Freundschaft zu Père Tanguy wie auch sein Interesse an japanischer Kunst.

► Die ausdrucksvollen Züge des Bretonen Julien Tanguy, den die Künstler nur »Père Tanguy« nannten, sind klar und kraftvoll wiedergegeben, insbesondere die Augen. Liebevoll erfaßt Vincent das gütige Wesen seines Freundes.

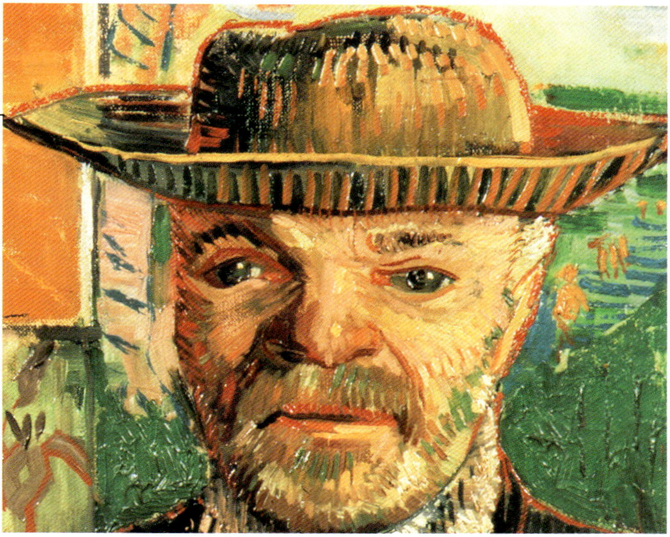

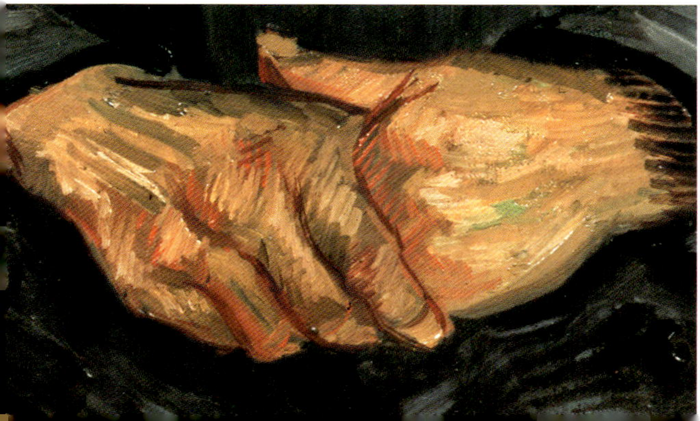

◄ Das Porträt in Frontalansicht erinnert an die Kunst des Mittelalters und zugleich an die Frühzeit der Fotografie. Die grünen und roten Pinselstriche auf Gesicht und Händen verbinden die Figur mit dem Hintergrund. Zupakkend und voller Leben wirken die ineinander gelegten Hände.

Das Licht kommt von Osten

▶ Van Gogh, *Japonaiserie: Brücke im Regen* (nach Hiroshige), 1887, Amsterdam, Rijksmuseum Vincent van Gogh. Vincent teilte die Begeisterung vieler seiner Kollegen für die Kunst Japans.

Ab 1853 öffnet sich Japan allmählich dem internationalen Handel. 1867 werden in Paris erstmals auf einer Weltausstellung Beispiele der Kunst und des Kunsthandwerks aus Japan gezeigt, Objekte, die schnell begeisterte Sammler finden. »Japonismus« nennt der Kritiker Phillipe Burty die begeisterte Annäherung des Westens an die ostasiatische Kunst. Sie reicht von der Übernahme dekorativer fernöstlicher Elemente bis zur Analyse und Einbeziehung der gestalterischen Prinzipien. Claude Monet dekoriert seine Wände mit japanischen Drucken, Edouard Manet entwickelt unter dem Einfluß der japanischen Farbholzschnitte die Flächigkeit der Formen, Henry Rivière fertigt die Druckserie *Sechsunddreißig Ansichten des Eiffelturms*, eine Hommage an Katsushika Hokusai, um nur einige Beispiele zu nennen. Van Gogh übernimmt von den Japanern die minutiöse Beobachtung der Natur. Später wird er in Südfrankreich »sein Japan« erkennen: »Ist das, was die Japaner uns zeigen, nicht beinah eine wahre Revolution, diese einfachen Japaner, die wie Blumen in der Natur leben?« Vincent ersteht an die hundert japanische Drucke, vor allem bei Samuel Bing, dem Herausgeber der Zeitschrift *Le Japon artistique* und Organisator einer Ausstellung japanischer Kunst im Café Le Tambourin.

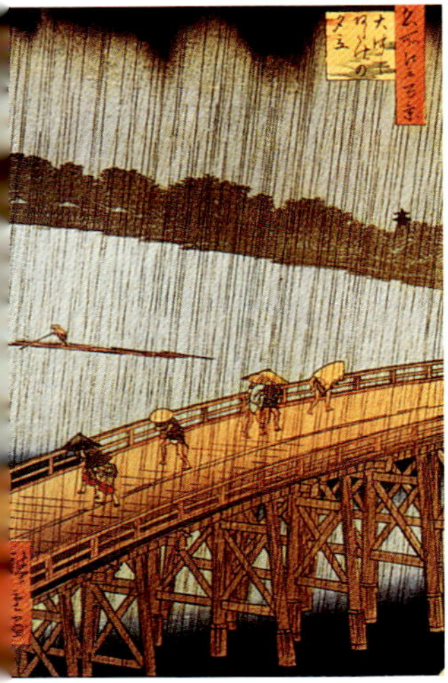

▲ Andô Hiroshige, *Brükke von Ohashi im Regen,* um 1857, Wien, Österreichisches Museum für angewandte Kunst. Die Japaner schenkten auch vermeintlich unspektakulären Naturerscheinungen ihre Aufmerksamkeit.

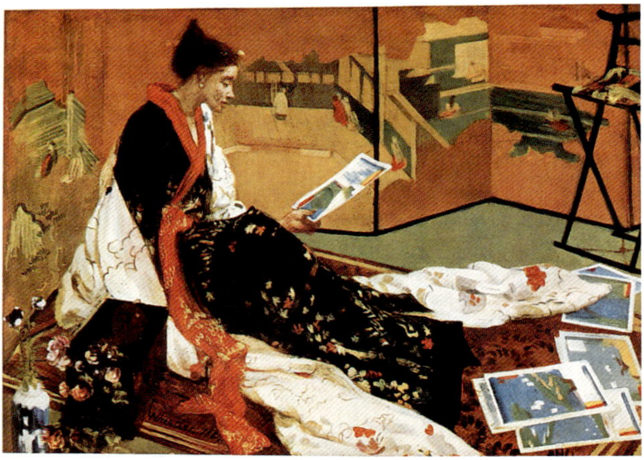

▶ James Abbott McNeill Whistler, *Capriccio in Purpur und Gold Nr. 2,* 1864, Washington, Freer Gallery of Art. Auch Whistler ließ sich von der japanischen Kunst inspirieren.

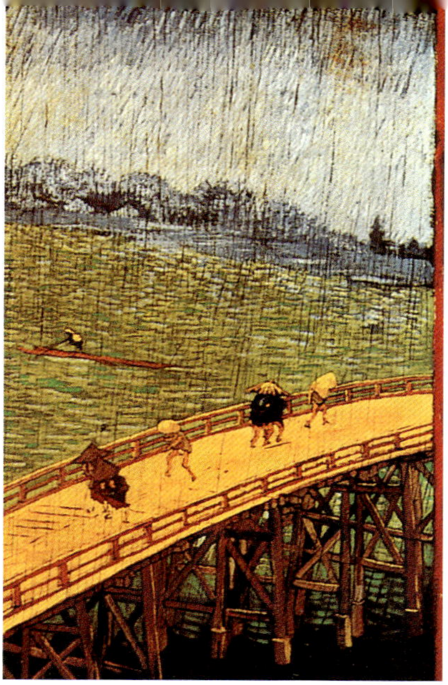

▼ Van Gogh, *Japonaiserie: Oiran* (nach Kesai Eisen), 1887, Amsterdam, Rijksmuseum Vincent van Gogh. Die Nachschöpfung eines Drucks des japanischen Künstlers Eisen, den van Gogh auf der Titelseite des Japan-Sonderheftes von *Paris illustré* fand, herausgegeben von dem Kunsthaus, für das Theo arbeitete. Vincent faszinierte die Diagonal-Komposition, die den Holzschnitten eine frappante Tiefenwirkung gibt.

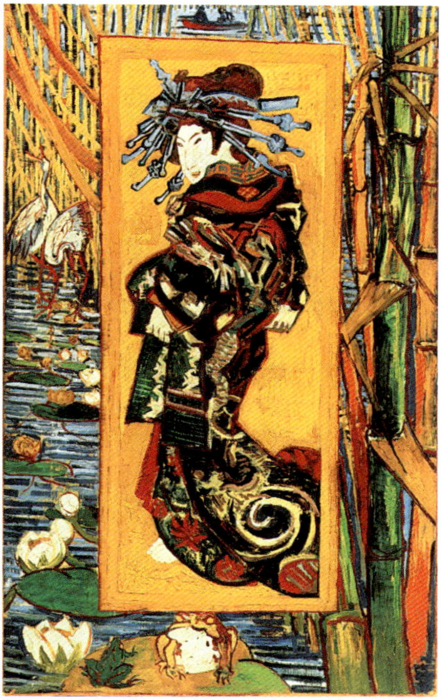

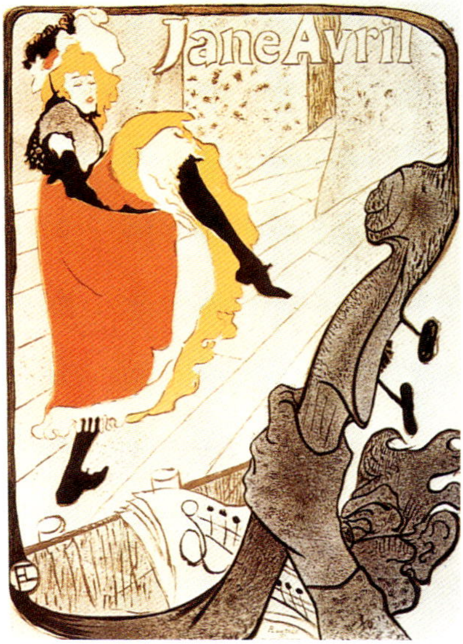

▲ Henri de Toulouse-Lautrec, *Jane Avril,* um 1896, Paris, Bibiliothèque Nationale. Die Eleganz der flächigen Grundierung weist Lautrec als Kenner japanischer Kreppblätter aus.

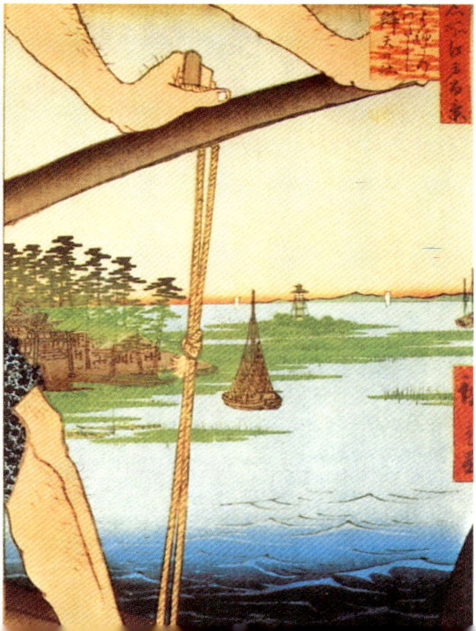

▶ Andô Hiroshige, *Der Opfertempel,* um 1858, Köln, Museum für Ostasiatische Kunst. Van Goghs Darstellung ungewöhnlicher Bildausschnitte geht auf den japanischen Einfluß zurück.

Selbstbildnis vor der Staffelei

In diesem Selbstporträt von 1888 (heute im Rijksmuseum Vincent van Gogh, Amsterdam) beobachtet sich Vincent, als wolle er sich seiner gefährdeten Existenz vergewissern. Die kraftvolle Darstellung erinnert an Cézanne.

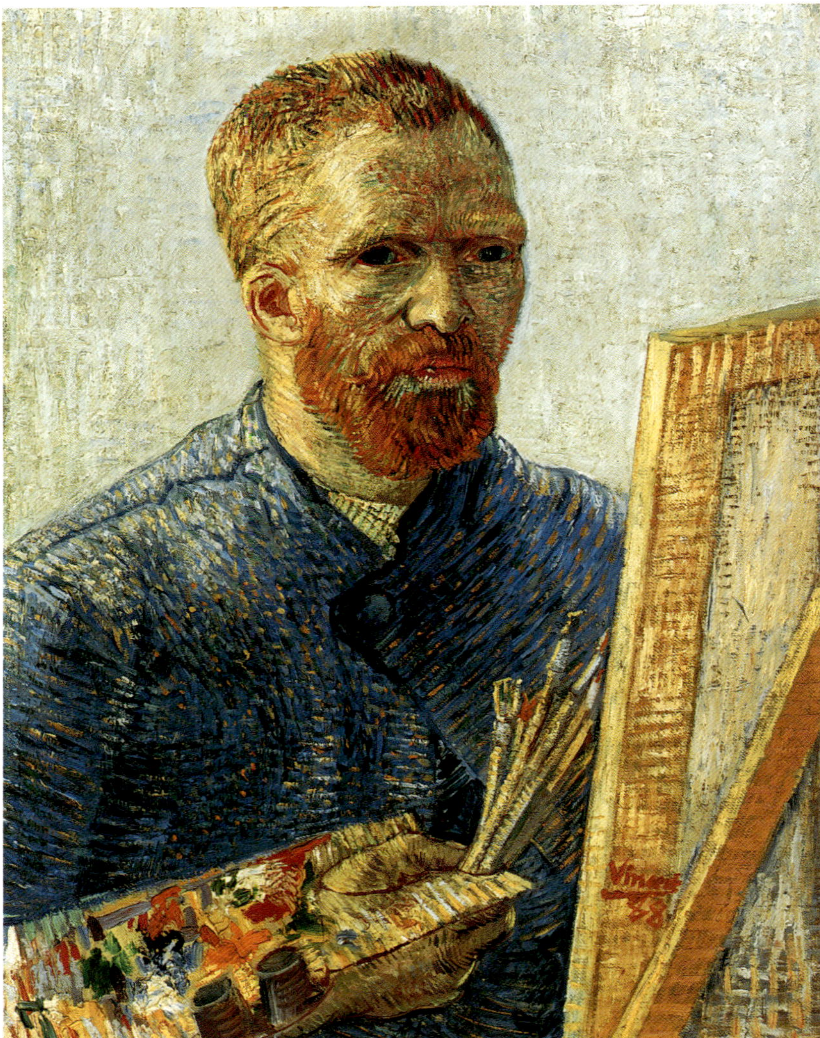

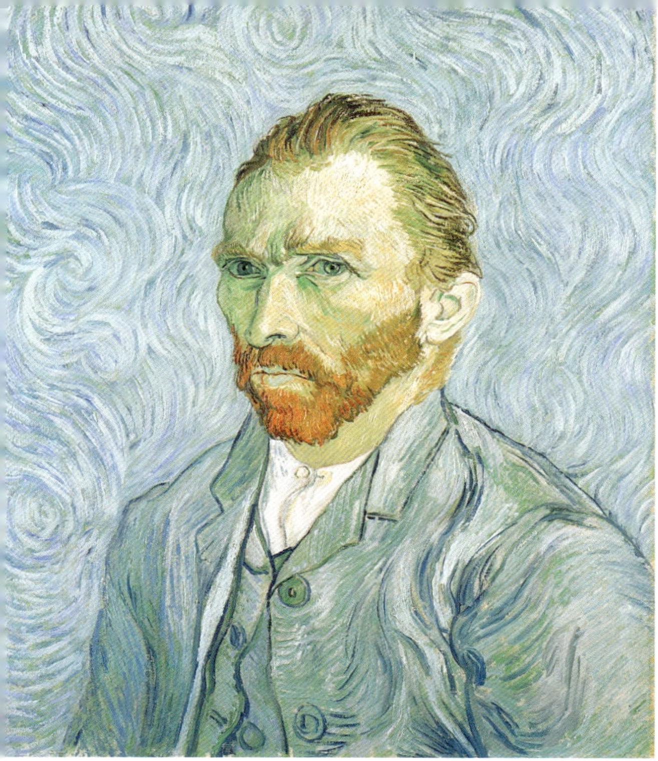

◀ Van Gogh, *Selbstbildnis,* September 1889, Paris, Musée d'Orsay. Vincents tragischer Verfall in seinen letzten Lebensjahren läßt sich an den Selbstporträts nachvollziehen. Dieses Bildnis, auch unter dem Namen *Vincent vor flammendem Hintergrund* bekannt, entstand ein Jahr nach dem *Selbstbildnis vor der Staffelei* und veranschaulicht, welche Anstrengung es den Maler kostet, seine innere Aufgewühltheit zu bändigen. Er malte das Bild in der Nervenheilanstalt von Saint-Rémy.

▶ Van Gogh, *Selbstbildnis mit Palette,* August 1889, New York, Sammlung Whitney. Wie einen Schutzschild gegen etwas zutiefst Bedrohliches hält Vincent die Palette in der Hand. Seine innere Unruhe wie auch seine geistige Energie finden in dem mit kräftigem Pinselstrich gemalten, bewegten Hintergrund ihren Ausdruck. Leuchtend tritt der Kopf aus dem nächtlichen Blau hervor. Die Halbmondform von Bart und Haaransatz erinnert an den Mond in der *Sternennacht* (Seite 106–107).

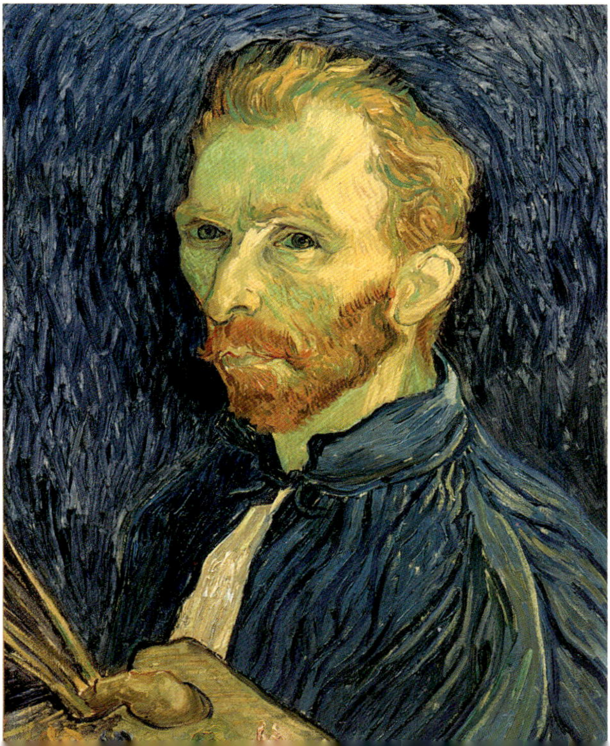

Vincent und die Impressionisten

Als van Gogh 1886 nach Paris kommt, gibt es innerhalb der impressionistischen Bewegung bereits Differenzen. Selbst Pissarro hat sich vorübergehend von der schnellen, intuitiven impressionistischen Malweise abgewandt und geht zur »exakten« divisionistischen Technik der neuen Künstlergeneration über. Auf der achten und letzten Impressionisten-Ausstellung sind neue Namen vertreten: Georges Seurat, Paul Gauguin, Jean-Louis Forain und Federico Zandomeneghi. Claude Monet hat sich nach Giverny zurückgezogen; sein Stil entwickelt sich hin zum Symbolismus der späten Seerosenbilder. Nach einer Italienreise macht sich bei Renoir der Einfluß Raffaels bemerkbar. Eine neue Zeit ist angebrochen. Vincent schätzt zwar die Brillanz der impressionistischen Malweise, hält sie jedoch für ein wenig oberflächlich. Sehr angesprochen fühlt er sich hingegen von den Bildern Adolphe Monticellis. Monticelli, ein romantischer Bohemien, stirbt, einsam und vom Wahnsinn bedroht, am 29. Juni 1886 in Marseille. Vincent schreibt: »Manchmal scheint es mir so, als setzte sich sein Leben in mir fort.«

▼ Claude Monet, *Der Garten des Künstlers in Vétheuil*, 1880, Washington, National Gallery of Art. Im Unterschied zur akademischen Malweise im Atelier bestand der radikal neue Ansatz Monets und anderer Vorkämpfer des Impressionismus darin, den flüchtigen Eindruck eines Augenblicks festzuhalten. Durch rasche, kurze Pinselstriche gelingt es Monet, das Zusammenspiel der Farben sichtbar zu machen.

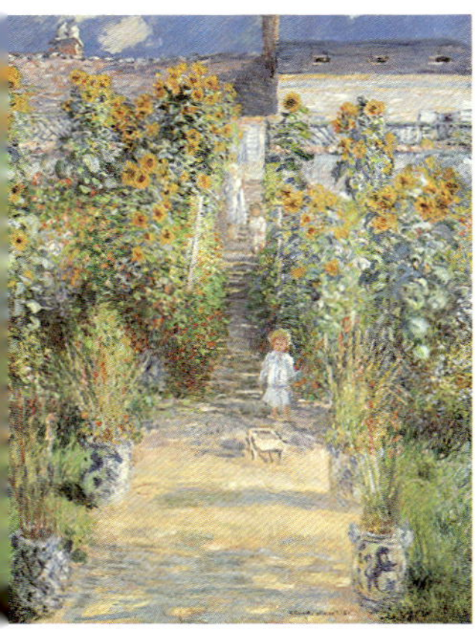

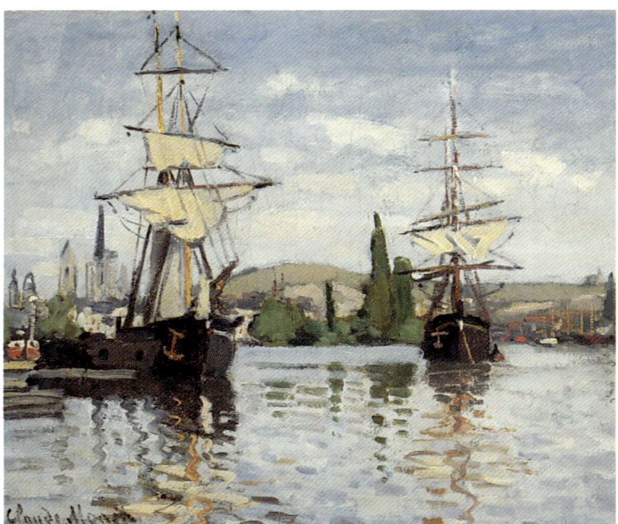

► Claude Monet, *Schiffe auf der Seine*, 1880, Washington, National Gallery of Art.

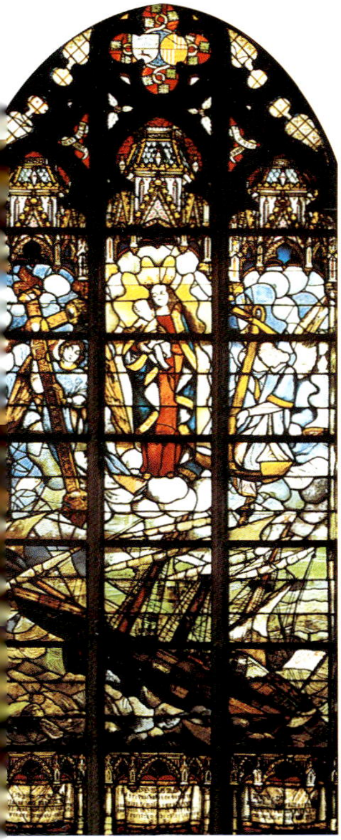

◄ Das Stella-Maris-Fenster, Andrieskerk, Antwerpen, 16. Jahrhundert. Vincent bündelte seine Kenntnisse der impressionistischen Malerei in seinen Betrachtungen über die Farben dieses prächtigen Glasfensters. Auch das Motiv des Fensters sprach ihn an: Maria als Stern des Meeres, als Beschützerin Schiffbrüchiger.

▼ Theo van Gogh hatte wie sein vier Jahre älterer Bruder ein ausgeprägtes Gespür für die Malerei.

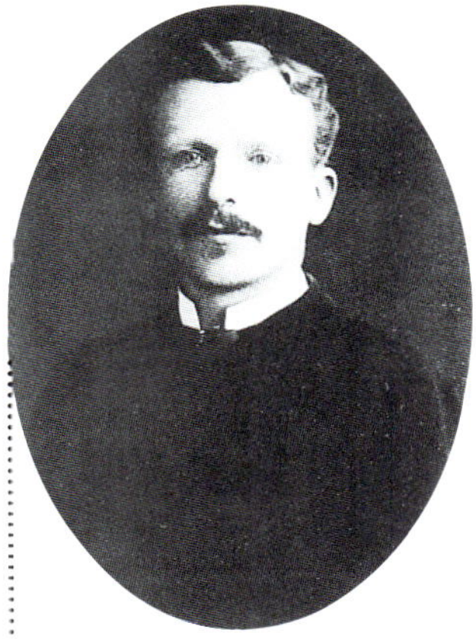

Theo van Gogh

Theo (1857–1891), der in Paris für die Galerie Boussod & Valadon arbeitet, macht Vincent mit den Impressionisten bekannt. Vincent betrachtet Theo als sein Alter ego und läßt ihn in Hunderten von Briefen an seinen Gedanken und Gefühlen teilhaben. Trotz der väterlichen Einwände unterstützt Theo seinen Bruder so gut er kann, vor allem finanziell. In seinen Briefen sonst eher nüchtern und zurückhaltend, schreibt Theo nach Vincents Tod 1890 erschüttert: »Der Gedanke, daß er nicht mehr ist, bricht mir schier das Herz«. Wenige Monate später, am 25. Januar 1891, stirbt er selbst nach schwerer Krankheit.

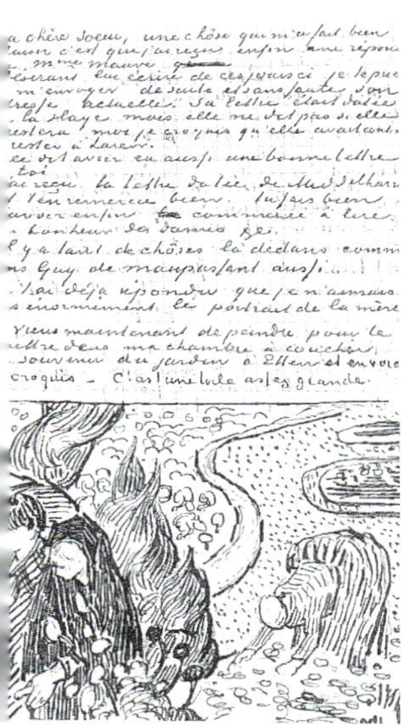

◄ Van Gogh, *Erinnerung an den Garten in Etten,* Skizze in einem Brief an Wil, 1888. Vincent hinterließ etwa 800 Briefe, beredte Zeugnisse seiner Beobachtungs- und Urteilsfähigkeit. Schriftliche und bildliche Ausdrucksformen wechselten sich darin ab und ergänzten sich gegenseitig.

► Wie Hubert und Jan van Eyck, die großen altniederländischen Maler, verband die Kunst auch die Brüder van Gogh. Vincent schrieb an Theo: »In Gedanken bist Du immer bei mir. Ist es da verwunderlich, wenn ich Dir häufig schreibe?«

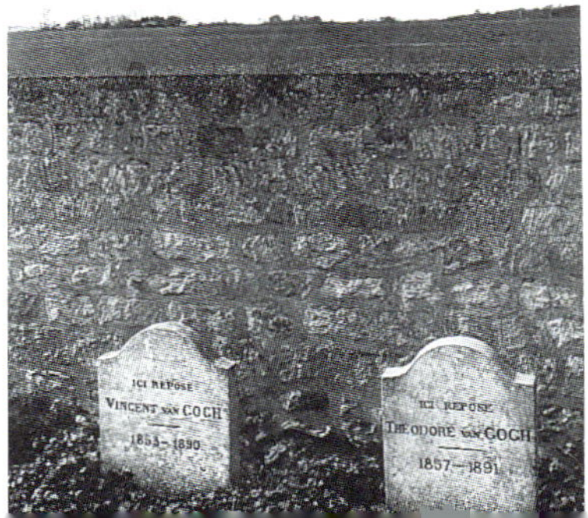
ICI REPOSE
VINCENT VAN GOGH
1853–1890
ICI REPOSE
THEODORE VAN GOGH
1857–1891

1888

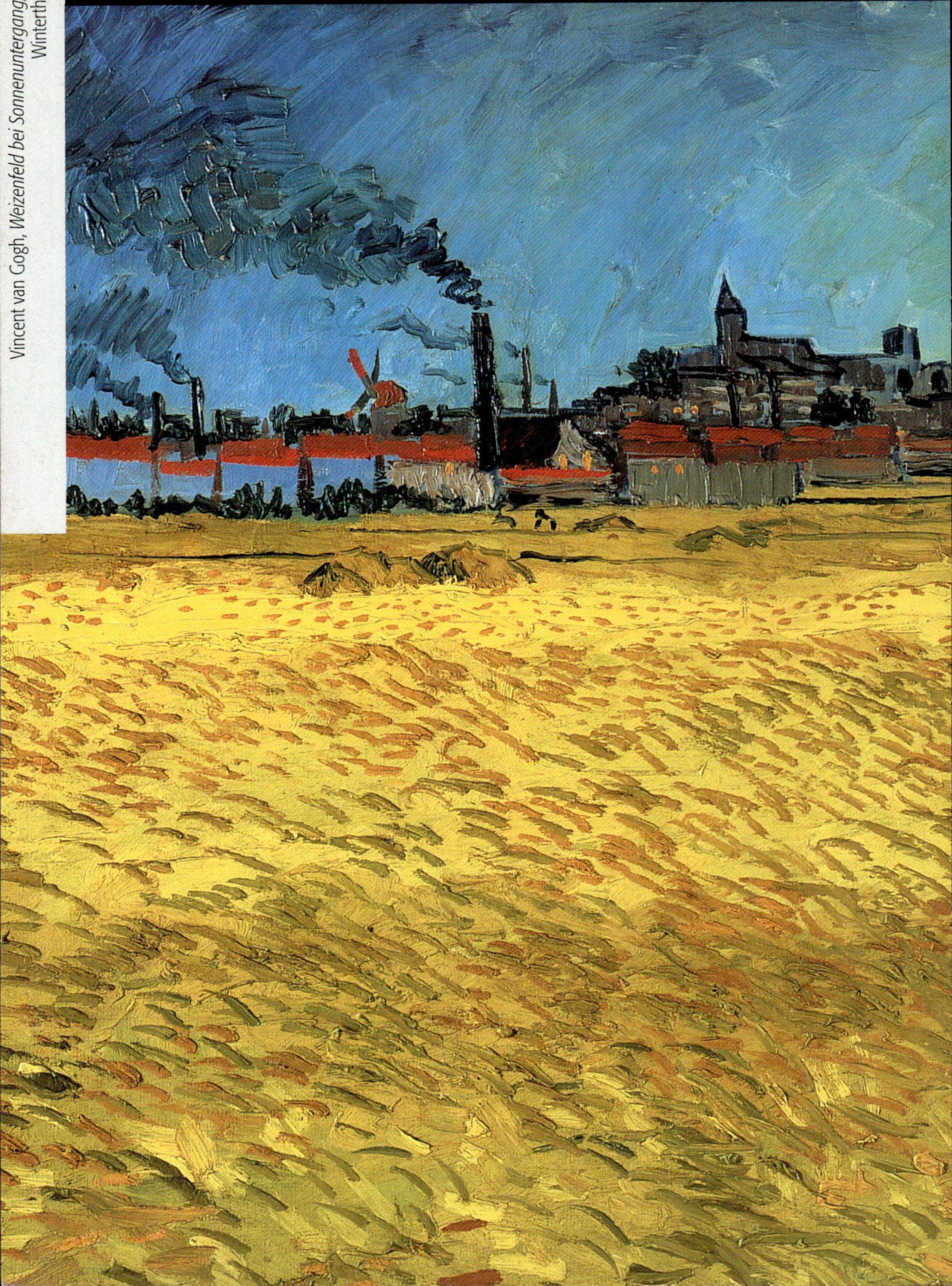

Vincent van Gogh, *Weizenfeld bei Sonnenuntergang*, Ausschnitt, 1888, Winterthur, Kunstmuseum

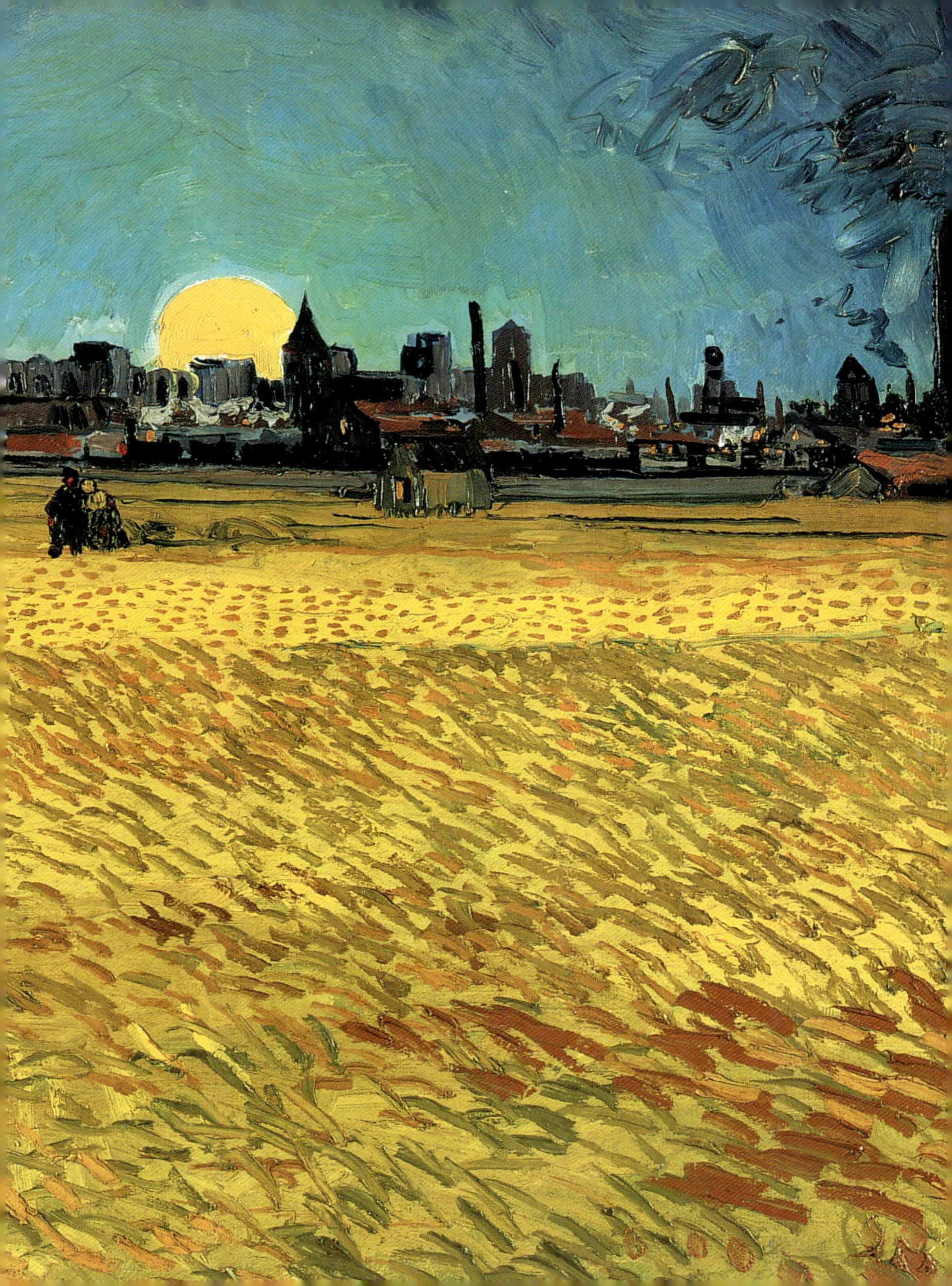

1888

Der Sonne entgegen

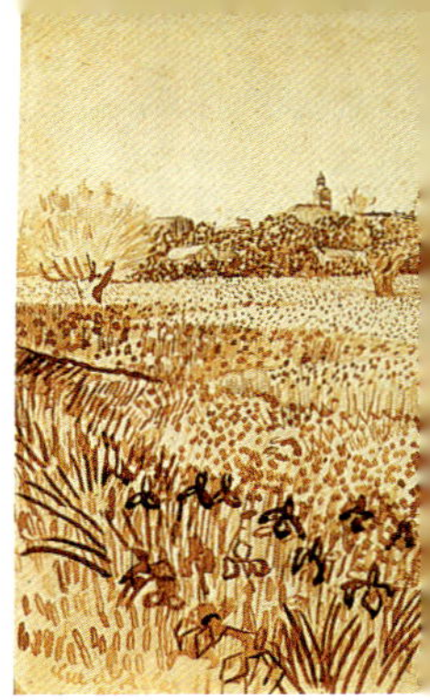

»Mir scheint es fast unmöglich, daß man in Paris arbeiten kann, wenn man nicht einen Zufluchtsort hat, wo man sich erholen und Ruhe und Gleichgewicht wiederfinden kann.« Und so verläßt Vincent Paris, weg von Alkohol, Frauen und den aufreibenden Diskussionen mit Kollegen. Ursprünglich hatte er wohl Marseille ausgewählt, die Stadt Adolphe Monticellis, dem er sich verwandt fühlt, doch dann entscheidet er sich für Arles in der Provence, in der er das Land seiner Sehnsucht, »mein Japan«, erkennt. Im März 1888 schreibt er Emile Bernard: »Die Klarheit der Luft, die lebhaften Farben – diese Landschaft ist so schön wie Japan. Die Wasserläufe funkeln in Farben von smaragdgrün bis tiefblau, genau wie auf japanischen Drucken.« Am 29. Februar 1888 kommt Vincent in Arles an: »Der Süden regt die Sinne an, die Hand wird leichter, das Auge lebendiger, der Kopf klarer...« Er steigt zunächst im Hotel Carrel ab, später mietet er ein Haus an der Place Lamartine Nr. 2, das berühmte »Gelbe Haus«. Wieder einmal träumt er davon, eine Künstlergemeinschaft zu gründen wie die holländischen Maler des 17. Jahrhunderts. Seine Wohnung liegt über dem Café de la Gare von Joseph und Marie Ginoux. Vincent lebt äußerst bescheiden; Theo schickt ihm Geld für die Einrichtung des Hauses.

▲ Van Gogh, *Blick auf Arles mit Iris im Vordergrund,* Mai 1888, Amsterdam, Rijksmuseum Vincent van Gogh. Gegründet von Julius Cäsar, wurde Arles, das »Rom Galliens«, zur Rivalin Marseilles. Spuren römischer Vergangenheit finden sich allenthalben.

▼ Die ehemalige Abtei von Montmajour. Ungefähr fünf Kilometer nordöstlich von Arles beherrscht die im 10. Jahrhundert gegründete Abtei die Ebene La Crau. An den Steilhängen des Montmajour blüht im Winter der Besenginster, eine vermutlich von den Sarazenen nach Frankreich gebrachte Pflanze.

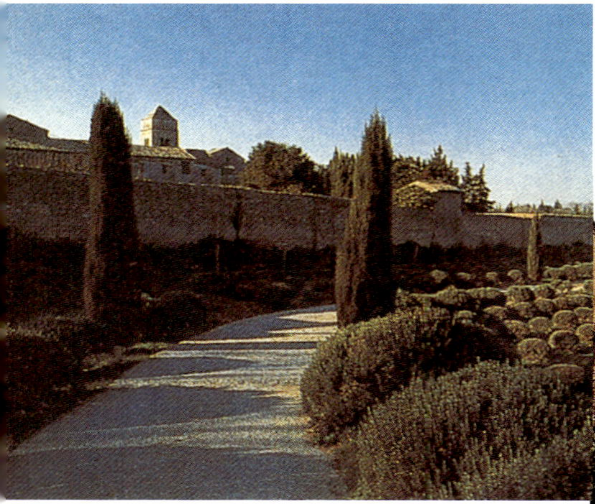

◀ Saint-Rémy. Vincents Spaziergänge führten oft zu diesem nordöstlich von Arles gelegenen Ort.

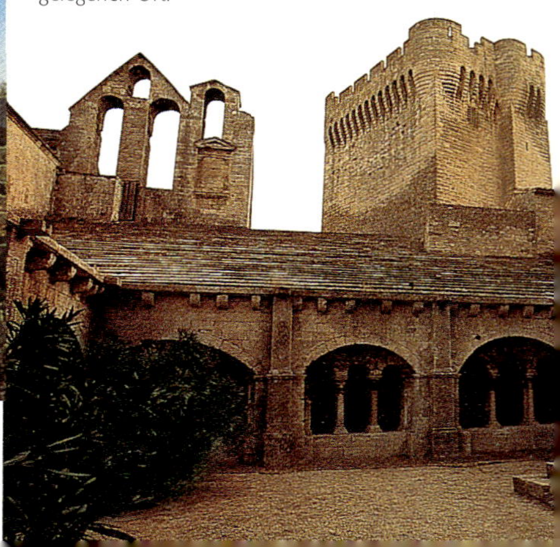

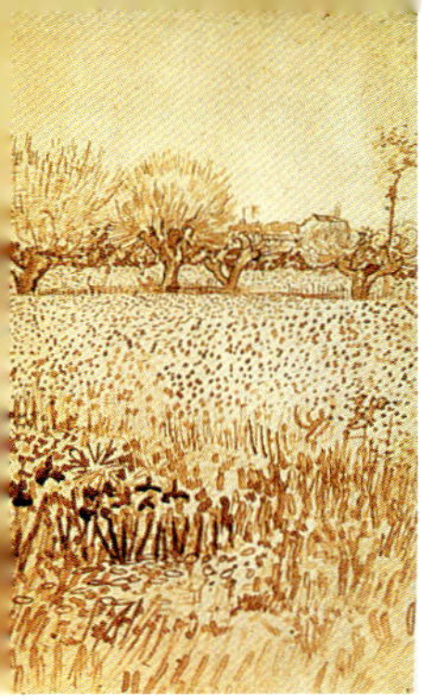

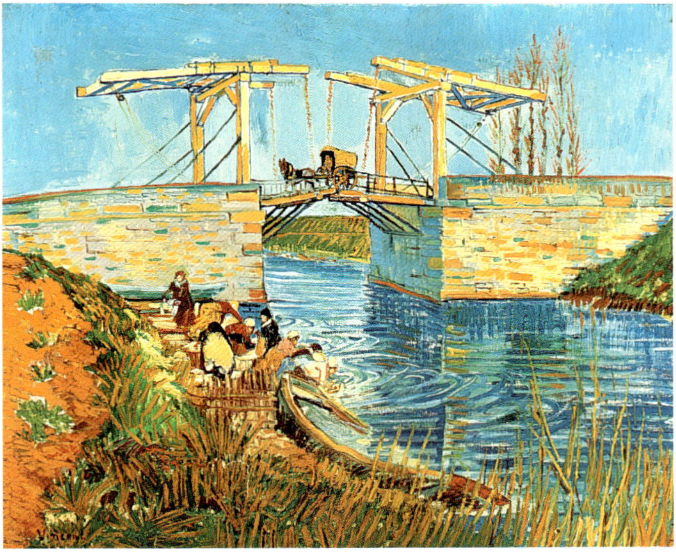

⊵ Van Gogh, *Die Brücke von Langlois in Arles,* 1888, Otterlo, Rijksmuseum Kröller-Müller. Die ursprüngliche Brücke existiert heute nicht mehr, wohl aber ein Nachbau, der für touristische Zwecke an der gleichen Stelle errichtet wurde.

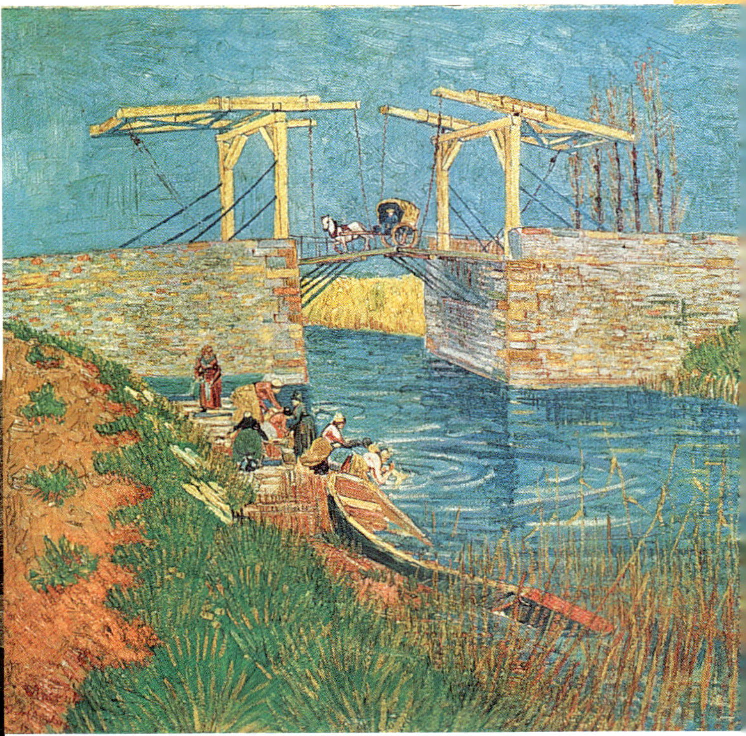

⊵ Van Gogh, *Die Brücke von Langlois in Arles,* 1888, Paris, Privatsammlung. Dieses Bild entstand im April 1888, einen Monat nach der Version von Otterlo. Es ist farblich intensiver, heiterer – eine Verfeinerung gegenüber der früheren Fassung.

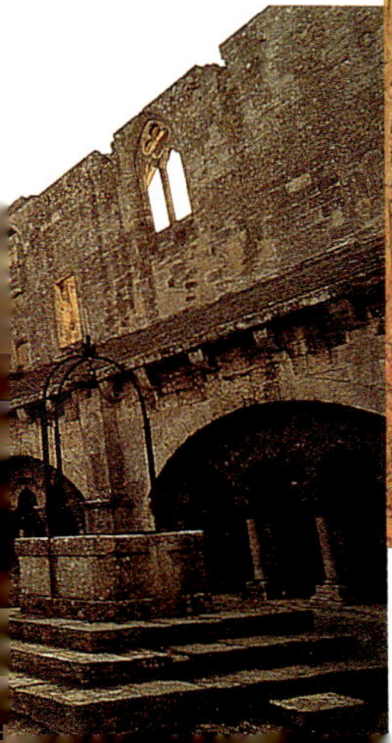

1888

Blühende Obstgärten

Hingerissen vom Zauber der blühenden Obstgärten im provenzalischen Frühling malte Vincent eine ganze Serie ähnlicher Motive. Die hier abgebildeten *Aprikosenbäume* befinden sich in Amsterdam im Rijksmuseum Vincent van Gogh.

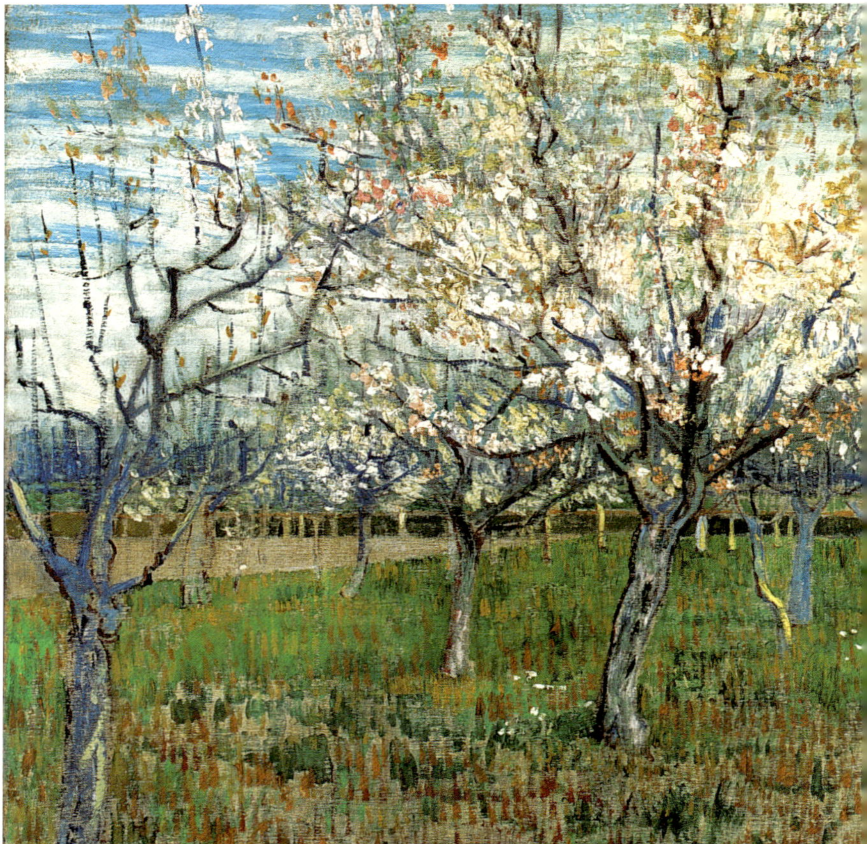

Van Gogh, *Obstgarten mit blühenden Pflaumenbäumen,* April 1888, Amsterdam, Rijksmuseum Vincent van Gogh. »Dicke Farbkleckse, unbedeckte Leinwandstellen, hier und da eine völlig unfertige Ecke, Überma-

▼ Van Gogh, *Blühender Birnbaum,* April 1888, Amsterdam, Rijksmuseum Vincent van Gogh. Ein Bild wie ein japanisches Haiku auf die flüchtige Schönheit des Bäumchens, das seine ganze Kraft in duftigen Blüten verströmt.

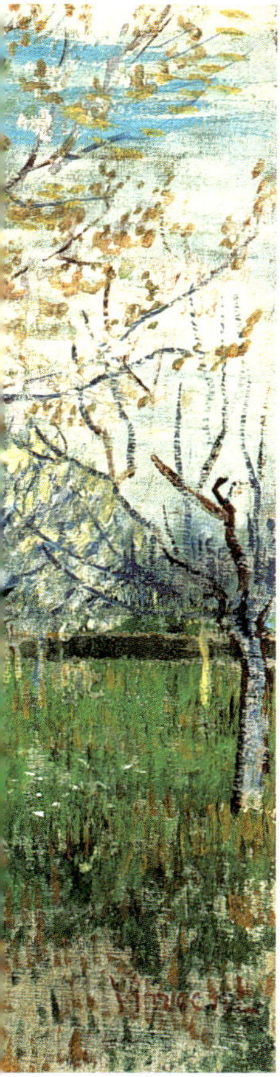

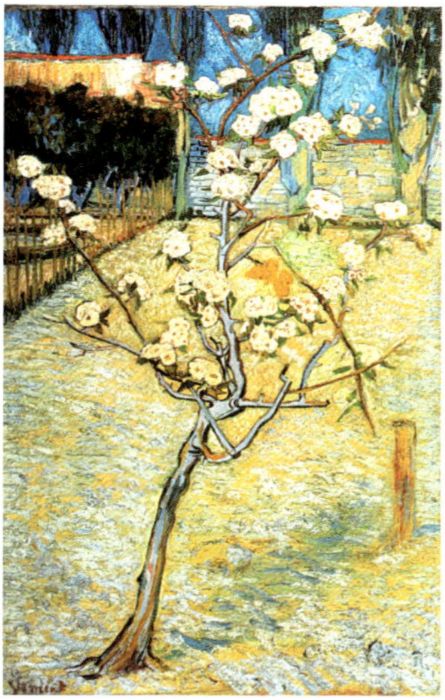

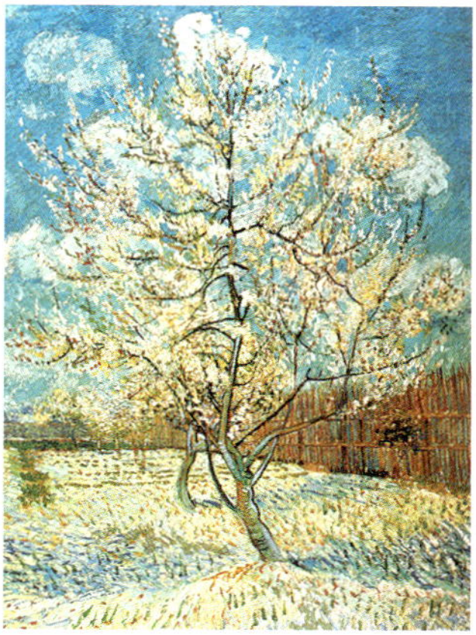

▲ Van Gogh, *Blühender Pfirsichbaum,* April–Mai 1888, Amsterdam, Rijksmuseum Vincent van Gogh. Leicht wie eine Wolke, wirkt das Blütenkleid des Baumes wie mit dem Himmel verwoben. Detailfreudig und äußerst virtuos bedient sich Vincent hier wieder der impressionistischen Malweise.

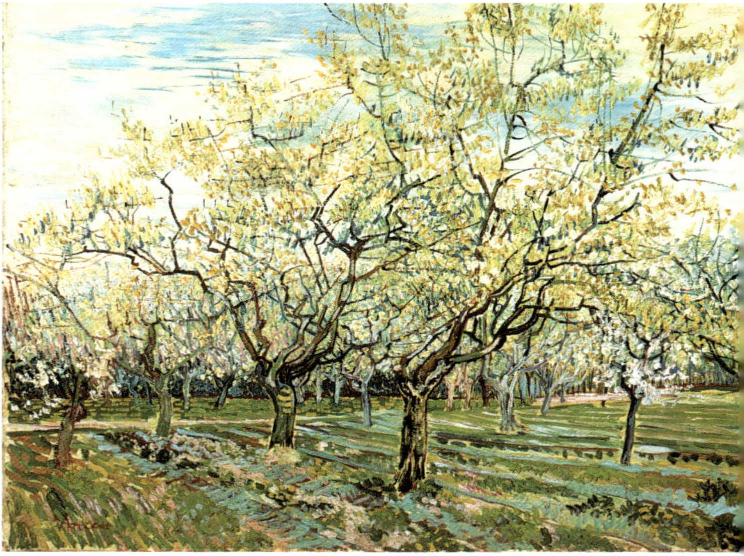

lungen, Rohheiten; kurz, lieber Freund, jedenfalls keine Augentäuscher-Malerei!« schreibt Vincent an Bernard. »Der leuchtende blau-weiße Himmel ist eine Symphonie von Farben.« Das Bild vibriert vom Licht des Südens.

Der Charme einer geschichtsträchtigen Stadt

Arles gehört zu den interessantesten Stätten Europas. Die Legende erzählt von einer Christuserscheinung, als der Heilige Trophimus den noch heidnischen Friedhof weihte. Jahrhundertelang hatten hier zuerst die Kelten, später die Römer ihre Toten bestattet, im Glauben, sie gelangten von dieser Stätte aus eher in die elysischen Gefilde. Die einstige Nekropole, bekannt unter dem Namen *Les Alyscamps* (Elisii Campi), hatte während des ganzen Mittelalters als Friedhof gedient. Die ehemalige Kathedrale Saint-Trophime, heute ein Touristenmagnet, ist zu van Goghs Zeit moosbewachsen und in einem vernachlässigten Zustand. Vincent schreibt: »Es gibt hier einen gotischen Kreuzgang, dessen Schönheit mir allmählich aufgeht, den Kreuzgang von St-Trophime. Aber er ist so grausam, so ungeheuerlich wie ein chinesischer Albdruck, daß selbst dieser schöne Bau in einem so großartigen Stil mir wie aus einer anderen Welt vorkommt, der ich ebensowenig angehören möchte wie der ruhmreichen Welt des römischen Nero.« Eine andere Besonderheit der Stadt, so heißt es, ist die Schönheit der Frauen, die mit ihren dunklen Augen, den schwarzen Locken und ihrer königlichen Haltung zu den schönsten Frauen Südeuropas gezählt werden.

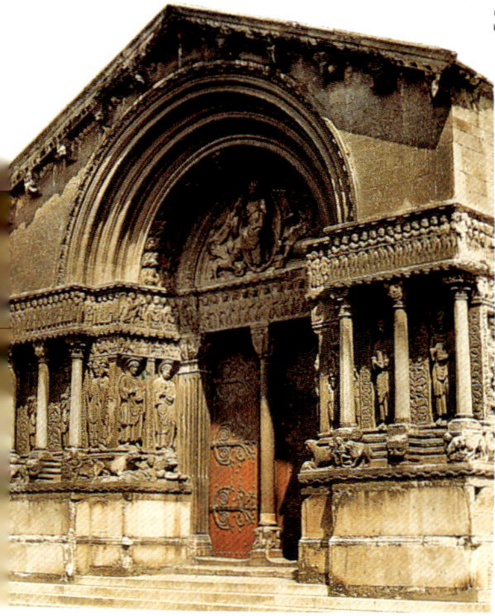

▲ Die Kathedrale Saint-Trophime befindet sich in unmittelbarer Nähe der römischen Arena und des antiken Theaters im Zentrum der Stadt. Das prächtige Portal zeigt deutlich den römischen Einfluß.

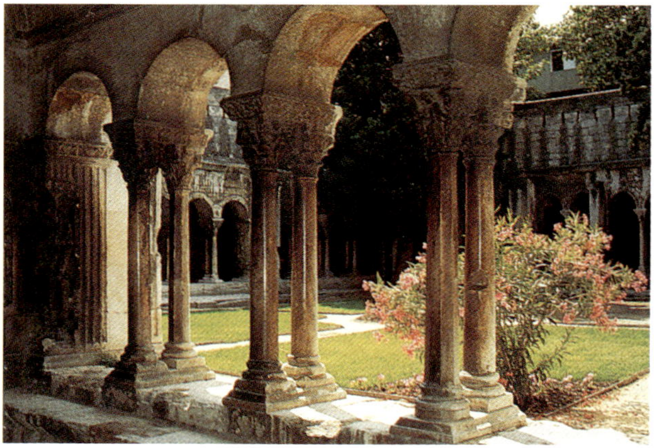

▶ Der reich geschmückte Kreuzgang von Saint-Trophime, der schönste in der Provence. Die Doppelsäulen tragen aufwendig skulptierte Kapitelle.

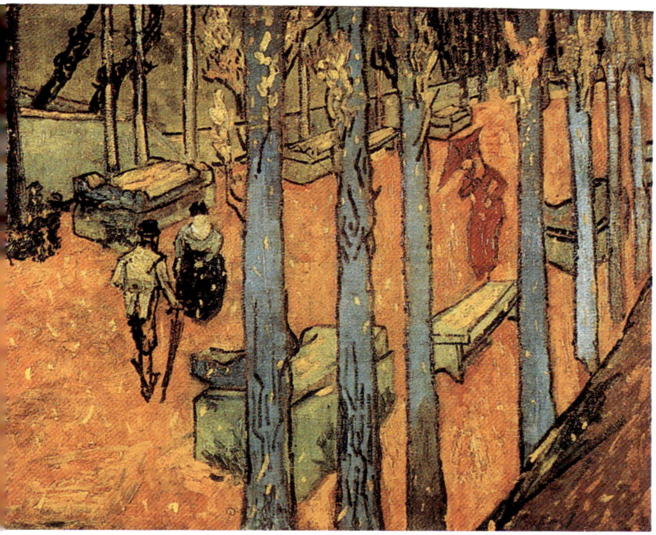

◄ Van Gogh, *Les Alyscamps, fallende Blätter,* November 1888, Otterlo, Rijksmuseum Kröller-Müller. Der Einfluß Gauguins ist unverkennbar. Doch während dessen Bild der Zeit entrückt scheint, stellen die fallenden Blätter bei van Gogh einen direkten Bezug zur Zeit her.

▼ Sarkophage in Kasten- und Hausform aus den verschiedensten Epochen säumen die von Pappeln bestandene Gräberstrasse vor Arles. Christen aus ganz Europa wurden einst an dieser als besonders heilig geltenden Stätte begraben.

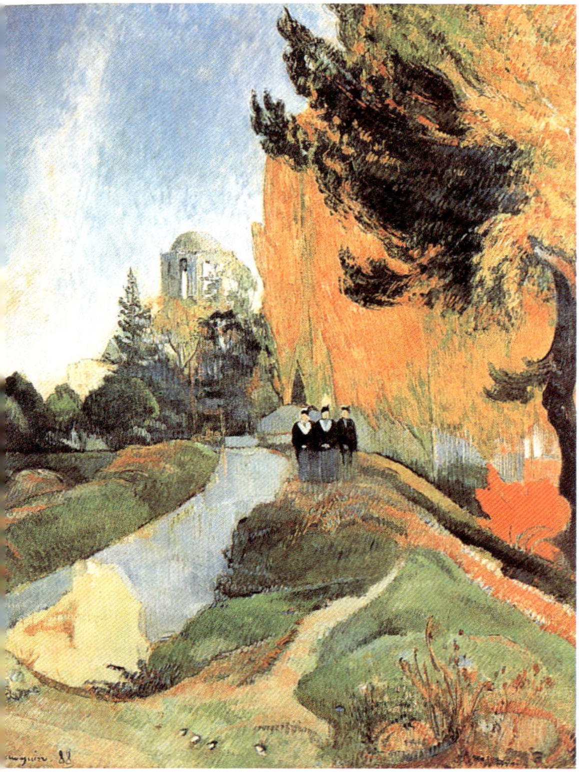

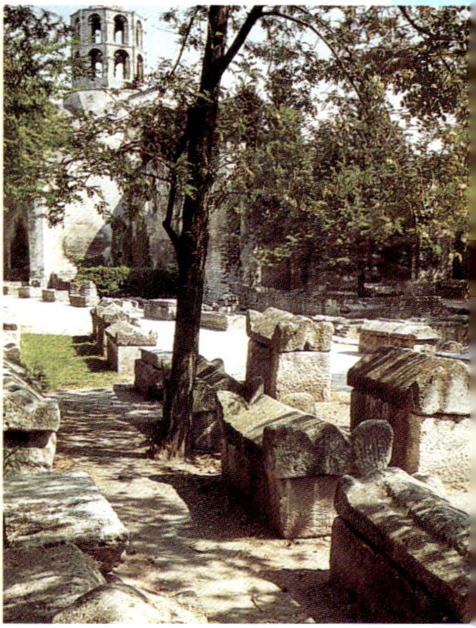

◄ Paul Gauguin, *Les Alyscamps,* 1888, Paris, Musée d'Orsay. Die antike Gräberstraße war das erste gemeinsame Motiv von Vincent und Paul. Die Figuren erinnern an die drei Parzen, ein für Gauguin typisches Symbol.

1888

Bildnis des Dichters Eugène Boch

Vincent beschrieb Boch wie folgt: »Dieser Boch hat ein wenig den Kopf eines flämischen Edelmannes… Daß er gute Dinge macht, wundert mich keineswegs.« Das Porträt befindet sich im Pariser Musée d'Orsay.

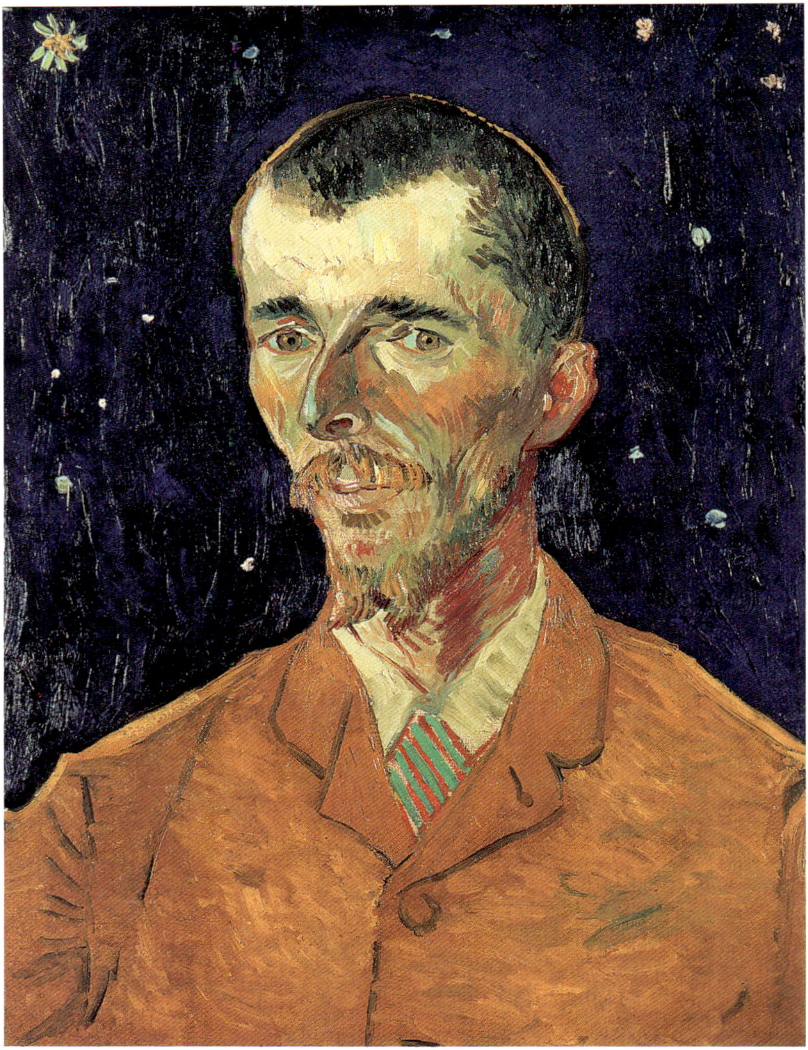

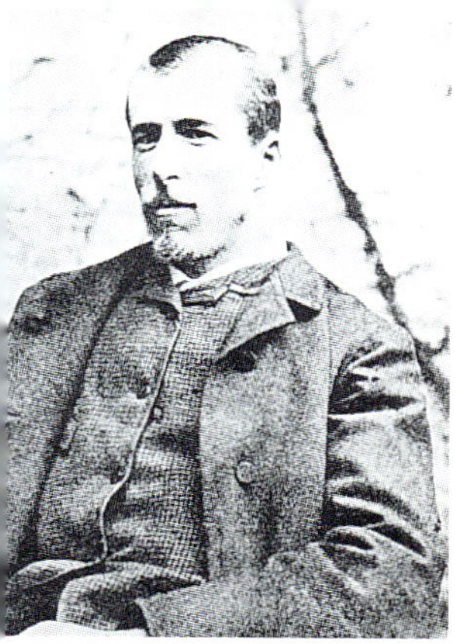

▲ Der im Borinage auch als Maler arbeitende Eugène Boch, Sohn eines belgischen Industriellen, kam 1879 nach Paris. Wenige Wochen vor Vincents Tod kaufte Anna Boch, Eugènes ältere Schwester, van Goghs Bild *Der rote Weinberg,* das sich heute im Puschkin-Museum in Moskau befindet.

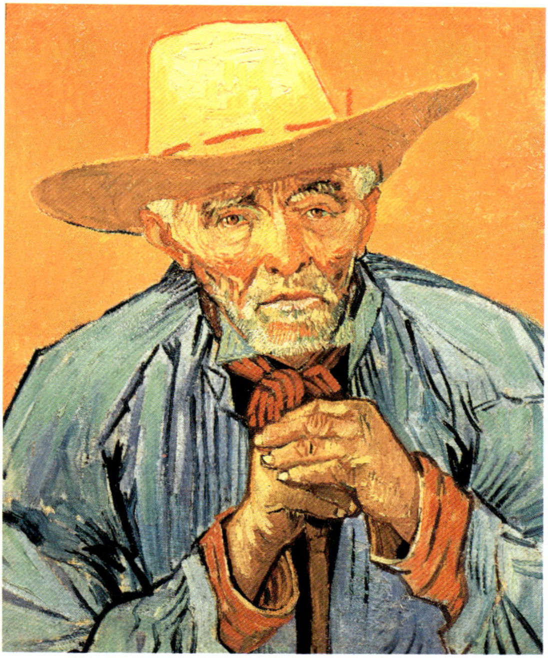

▲ Van Gogh, *Bildnis Patience Escalier,* 1888, Privatbesitz. Diese Studie erinnert wieder an die Bildnisse von Bauern aus Vincents Zeit in Holland. An Theo schrieb er: »Ich merke mehr und mehr, wie alles, was ich in Paris gelernt habe, sich verliert, und ich zu meinen eigenen Gedanken zurückkomme…«

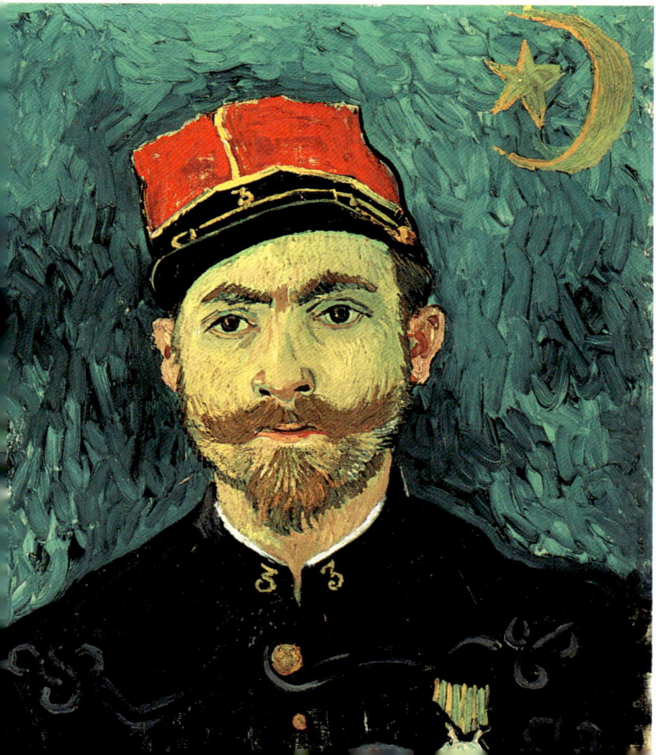

◄ Van Gogh, *Bildnis Paul-Eugène Milliet,* September 1888, Otterlo, Rijksmuseum Kröller-Müller. Mit Milliet, den Stern und Halbmond hier als Mitglied des Korps der Zuaven kennzeichnen, verband Vincent eine kurze Freundschaft. Durch den Aufbruch des Leutnants nach Algerien am 1. November 1888 fand sie ihr Ende.

1888

Van Gogh und Gauguin

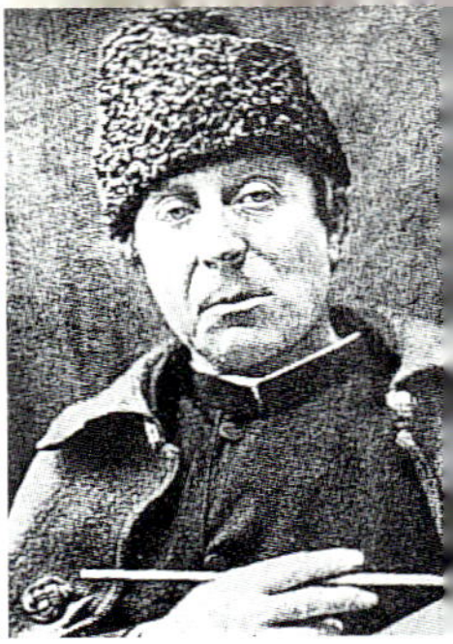

▲ Paul Gauguin (1848–1903) begann als Bankkaufmann in seiner Freizeit zu malen und orientierte sich dabei an Pissarro. Ab 1883 widmete er sich ganz der Kunst. 1891 unternahm er eine Reise nach Tahiti und übersiedelte 1895 für immer auf die polynesische Insel.

Van Gogh lernt Paul Gauguin wohl Anfang 1887 kennen. Im Februar 1888 zieht Gauguin in die Bretagne nach Pont-Aven, wo er gemeinsam mit Emile Bernard und anderen Künstlern arbeitet. Vincent ist inzwischen nach Arles übersiedelt und träumt von einer Künstlergemeinschaft, einem »Atelier des Südens«. Dem in Geldnot geratenen Gauguin schlägt er vor, zu ihm nach Arles zu kommen. Gemeinsam ließe sich das Leben leichter meistern, und künstlerisch würden sie beide von einer Zusammenarbeit profitieren. Ende Oktober zieht Gauguin zu Vincent ins »Gelbe Haus«. Aber die Wohn- und Künstlergemeinschaft besteht nur für zwei Monate. Als führender Maler der Künstlergruppe von Pont-Aven spielt sich Gauguin van Gogh gegenüber als Lehrer auf. Er rät ihm, mehr »aus dem Kopf zu malen« – doch van Gogh braucht das Gegenständliche als Ausgangspunkt. Die Differenzen spitzen sich zu. Am 23. Dezember 1888 bedroht van Gogh Gauguin mit einem Rasiermesser, der darauf die Nacht im Hotel verbringt. Am nächsten Morgen sieht er Polizisten und Schaulustige vor dem »Gelben Haus«: Vincent hat sich einen Teil seines Ohres abgeschnitten und es der Prostituierten Rachel als Geschenk verehrt. Gauguin reist fluchtartig ab.

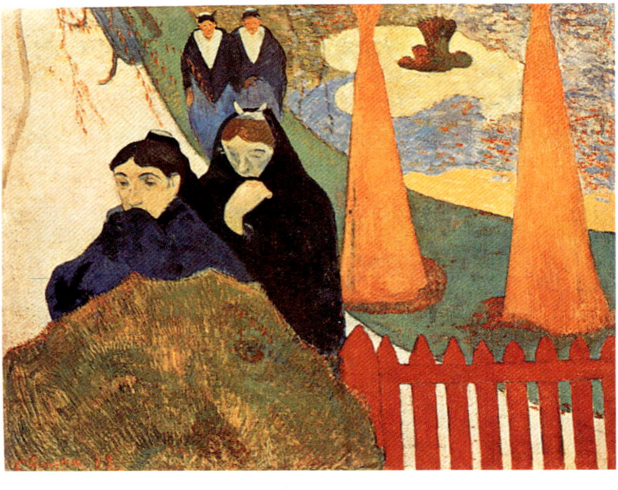

◀ Paul Gauguin, *Alte Frauen im Hospitalgarten von Arles,* 1888, Chicago, The Art Institute. Das Bild veranschaulicht die unterschiedlichen Auffassungen der beiden Künstler: auch Gauguin beobachtete zunächst die Motive, die Frauen, die Umgebung, gab das Gesehene dann jedoch symbolistisch abstrahiert, in ausdrucksstarken, bewußt nicht die Natur nachahmenden Farben wieder.

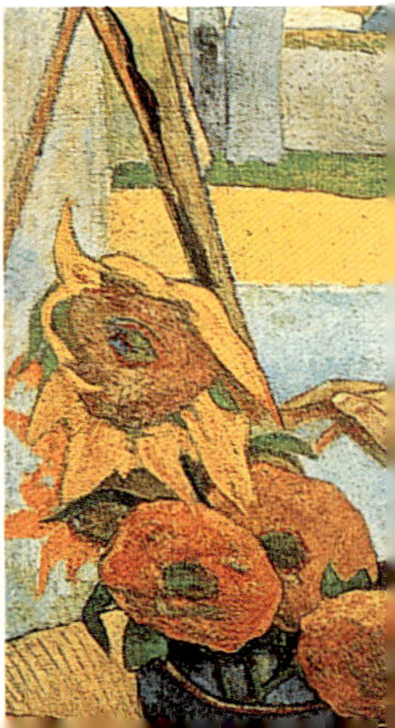

Die Gründe für das Fiasko

Vincent träumt von einer vollkommenen Freundschaft, von der Verschmelzung der Seelen und der Ziele. Paul spürt sehr wohl die existentiellen Qualen van Goghs, unterscheidet sich jedoch charakterlich und künstlerisch grundlegend von ihm und mag Vincents aus Enttäuschung geborene Wutanfälle nicht länger ertragen. Vincent vergleicht den abtrünnigen Freund mit Napoleon, der auf seinem Ägyptenfeldzug »die Armee im Unglück sitzen« ließ.

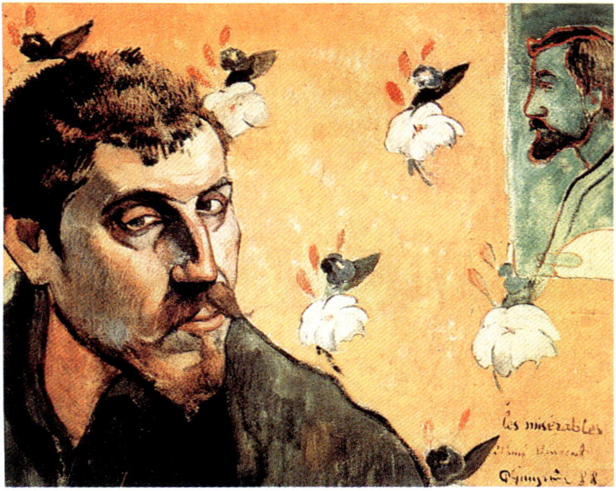

◄ Paul Gauguin, *Selbstbildnis – Les Misérables,* 1888, Amsterdam, Rijksmuseum Vincent van Gogh. Gauguin stellt sich in diesem Vincent gewidmeten Porträt als einen Menschen vom Schlage Jean Valjeans dar, des Helden aus Victor Hugos Roman, der aus sozialer Not zum Verbrecher wird.

▼ Van Gogh, *Selbstbildnis mit verbundenem Ohr,* 1889, London, Courtauld Institute Galleries. Blaß und verstört wirkt Vincent nach seiner Selbstverstümmelung.

▼ Paul Gauguin, *Bildnis Vincent van Gogh,* 1888, Amsterdam, Rijksmuseum Vincent van Gogh. Gauguin glaubte an den symbolischen Wert der Farben und malte van Gogh in denselben Tönen wie dessen Sonnenblumen.

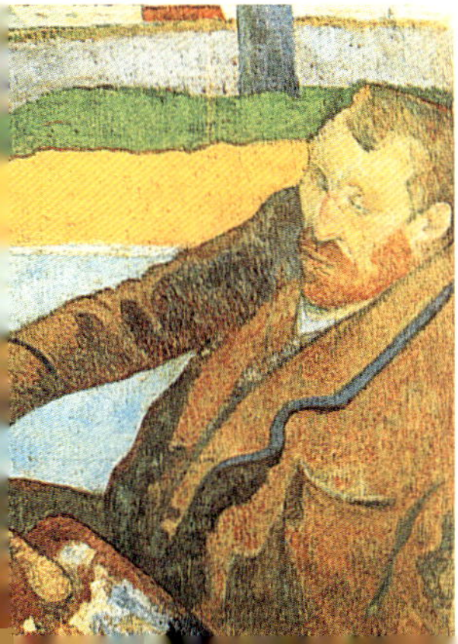

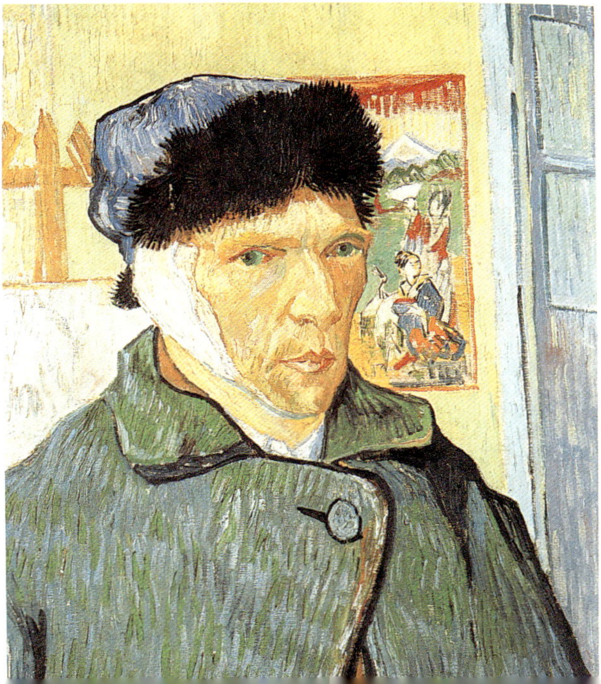

Das Schlafzimmer in Arles

Das Motiv dieses im Oktober 1888 entstandenen Bildes (heute Amsterdam, Van Gogh-Museum) hat van Gogh noch zweimal in der Nervenheilanstalt gemalt. Es versinnbildlicht eine vitale Erfülltheit, die ihm nunmehr verwehrt war.

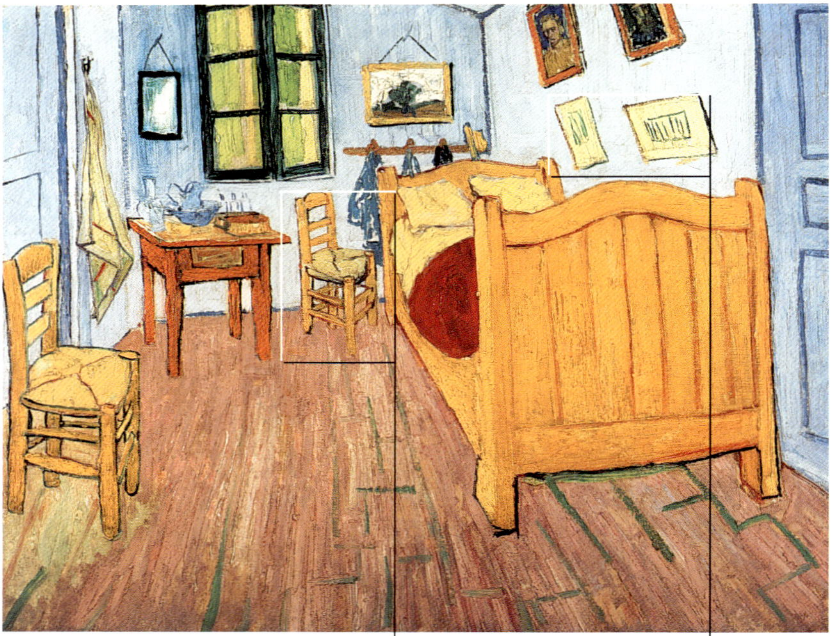

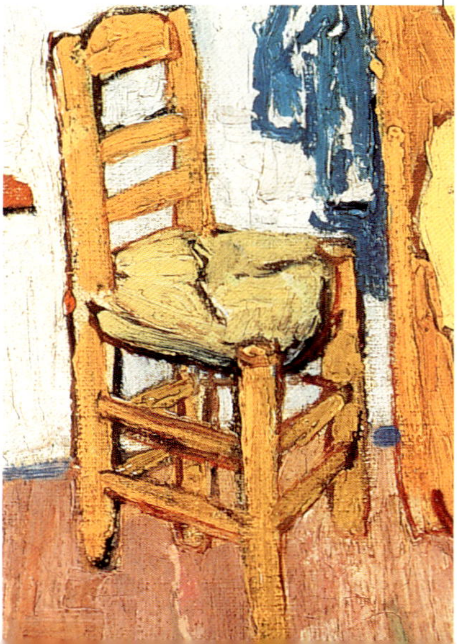

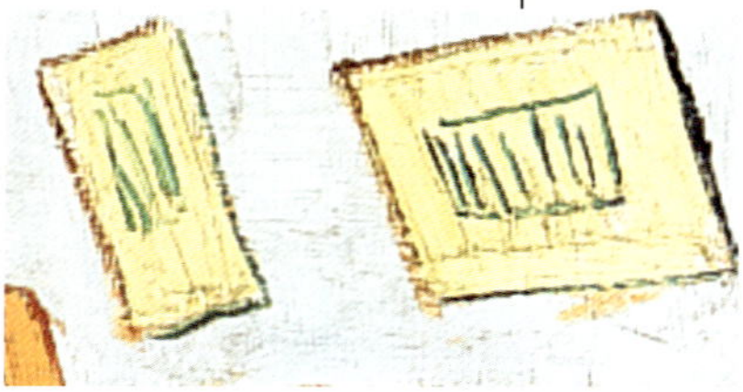

◀ Van Goghs Stuhl war in Wirklichkeit weiß gestrichen. Hier malt Vincent ihn jedoch in Gelb, der Farbe der Sonne, der Wärme, des Glücks.

▲ Die weiße Wand gibt er in bläulich-violettem Ton wieder, der mit dem Grün des Fensters harmoniert. Das Gelb des Bettes bildet einen Komplementärkontrast dazu.

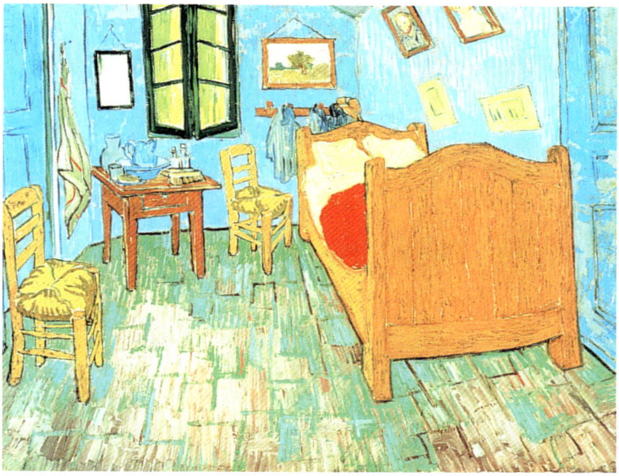

▶ Van Gogh, *Das Schlafzimmer in Arles,* 1889, Chicago, The Art Institute. Immer wieder taucht das Schlafzimmer, ein Ort der Geborgenheit, vor Vincents innerem Auge auf. Das Gefühl der Ruhe, das er in so bewegten Bildern findet, ist auch das Ergebnis eines Spannungsabbaus. Indem er seine Unruhe nach außen projiziert, kommt er innerlich zur Ruhe.

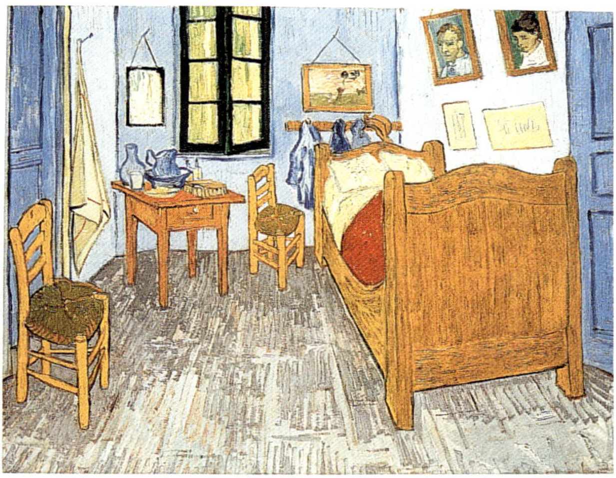

◀ Van Gogh, *Das Schlafzimmer in Arles,* 1889, Paris, Musée d'Orsay. Niemand befindet sich in diesem Zimmer, gleichwohl ist es voller Leben. Vincent verleiht den Dingen eine Seele, er läßt sie sprechen. Die ärmlich wirkenden Alltagsgegenstände scheinen nur darauf zu warten, daß jemand den Raum betritt und sich ihrer bedient.

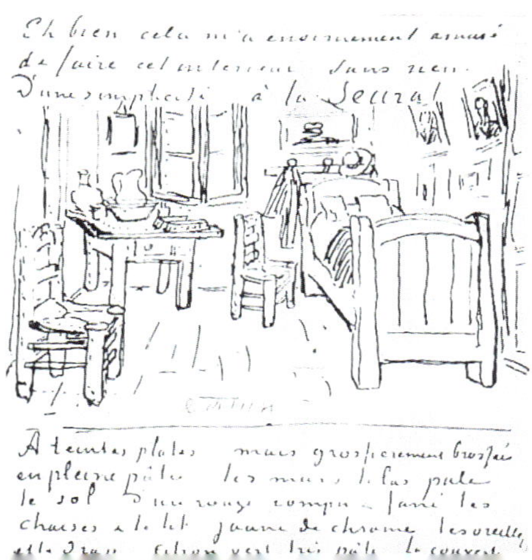

▶ Mit dieser Federzeichnung beschreibt Vincent seinem Bruder stolz die »Physiognomie« seines Zimmers. Seine Leidenschaft überträgt sich auf alles – den Waschtisch, den Stuhl, die Wand zwischen den Bildern – mit einer seelischen Eindringlichkeit, die die Kunst des 20. Jahrhunderts nachhaltig beeinflußt hat.

Die Familie Roulin

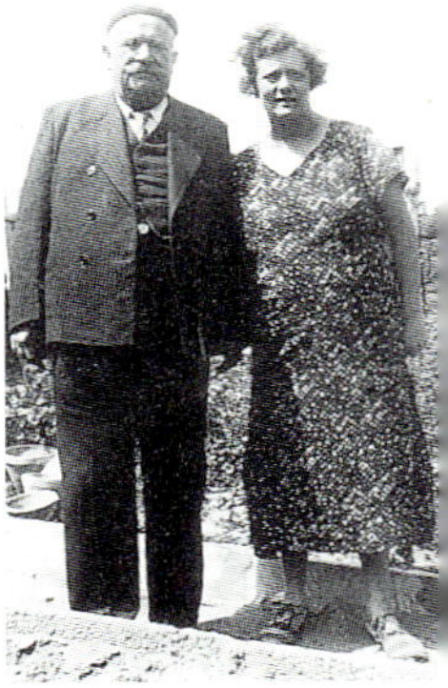

In einem Brief an Theo schreibt Vincent: »Roulin ist noch nicht alt genug, um zu mir wie ein Vater zu sein. Doch besitzt er für mich eine stille Gewichtigkeit und Zärtlichkeit, wie sie vielleicht ein alter Soldat für einen jungen hat.« Van Gogh hat den biederen Postmeister Joseph Roulin vermutlich in einem Bistro kennengelernt. Er wird von den Roulins häufig zum Essen eingeladen und porträtiert dabei nach und nach die ganze Familie. Eine tiefempfundene Freundschaft verbindet den Künstler mit dem Postmeister, in dessen Zügen er den Adel des Herzens erkennt. Äußerlich, findet er, sähe Joseph »ein wenig russisch aus«, vielleicht erinnert er ihn an Tolstoi. Armand, dem Sohn Josephs, verleiht er in einem Porträt das Aussehen eines jungen Romantikers. Roulin wird Vincent stets unverbrüchlich die Treue halten. Für van Gogh bedeuten daher die Versetzung des Postmeisters und sein Wegzug aus Arles 1889 einen großen Verlust. 1895 überredet der Kunsthändler Ambroise Vollard die Roulins zum Verkauf der Bilder van Goghs, die die Wände ihrer Wohnung schmücken. Heute befinden sie sich in den bedeutendsten Museen der Welt.

▲ Der hübsche Armand und die kleine Marcelle Roulin fünfzig Jahre später, im Jahre 1939. In seinem Erscheinungsbild zeigt sich Armand als typischer Provenzale.

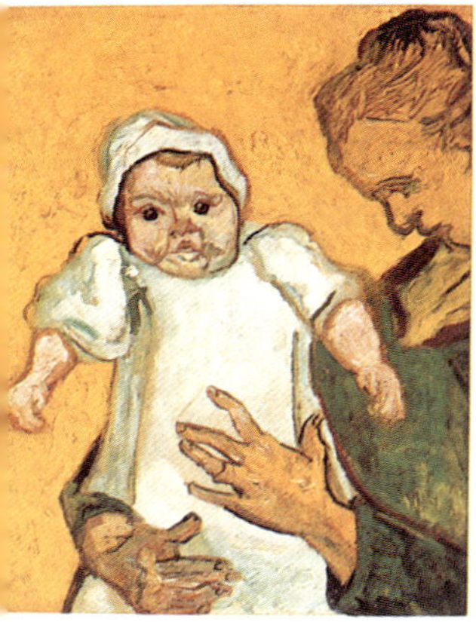

▲ Van Gogh, *Augustine Roulin mit Marcelle,* Dezember 1888, New York, Metropolitan Museum of Art. Große Kinderaugen fixieren den Betrachter. Die Gelbtöne vermitteln Mutterwärme.

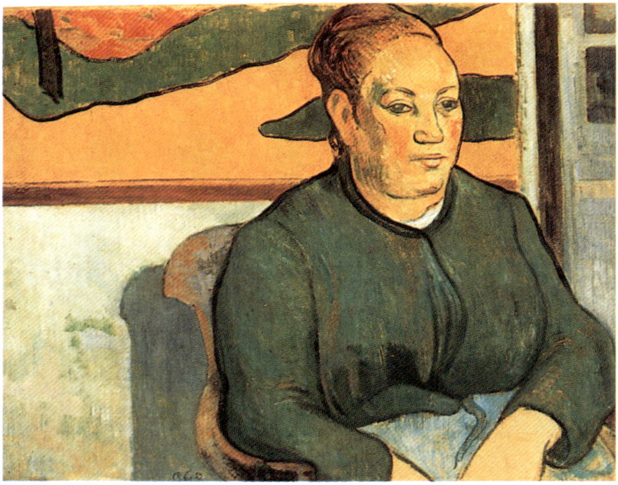

▼ Paul Gauguin, *Bildnis Madame Roulin,* 1888, Saint Louis, The Saint Louis Art Museum. Die exotische Verfremdung der Züge Augustines läßt ihre ruhige Gelassenheit wie Gleichgültigkeit erscheinen.

1888

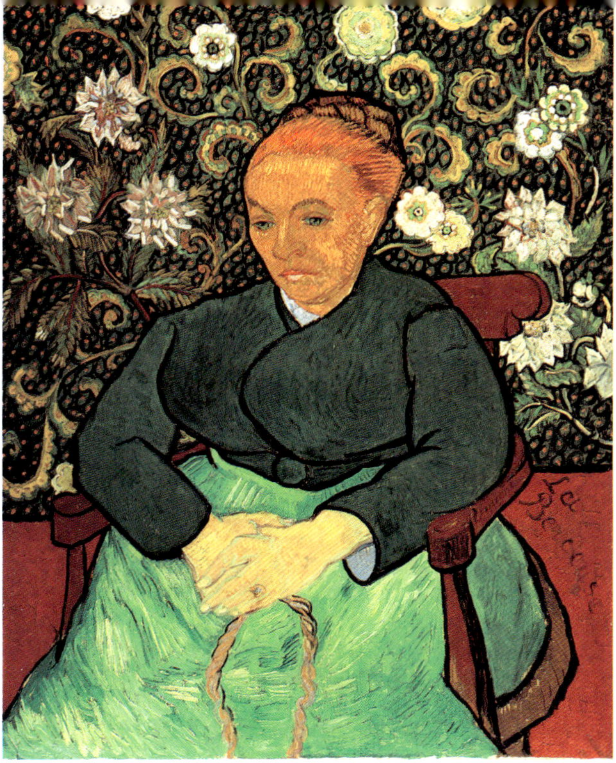

◄ Van Gogh, *La Berceuse (Augustine Roulin),* 1888, Otterlo, Rijksmuseum Kröller-Müller. Mit dem Strick, den sie in der Hand hält, schaukelt Josephs Frau Augustine die – im Bild nicht sichtbare – Wiege mit der kleinen Marcelle.

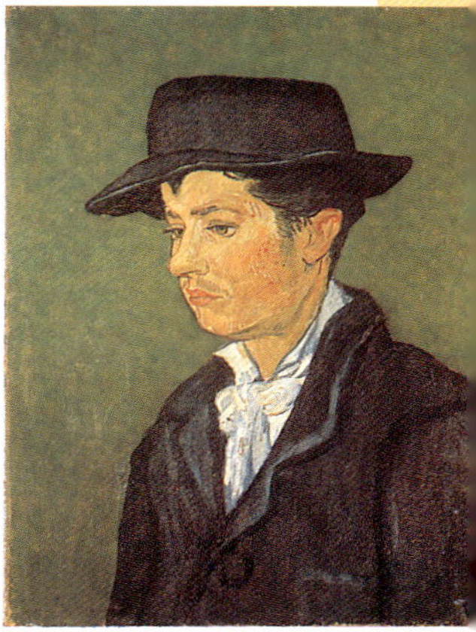

▲ Van Gogh, *Bildnis Armand Roulin,* Dezember 1888, Rotterdam, Museum Boymans-van Beuningen. Ein feines, anrührendes Porträt eines jungen Menschen zwischen Kindheit und Erwachsensein.

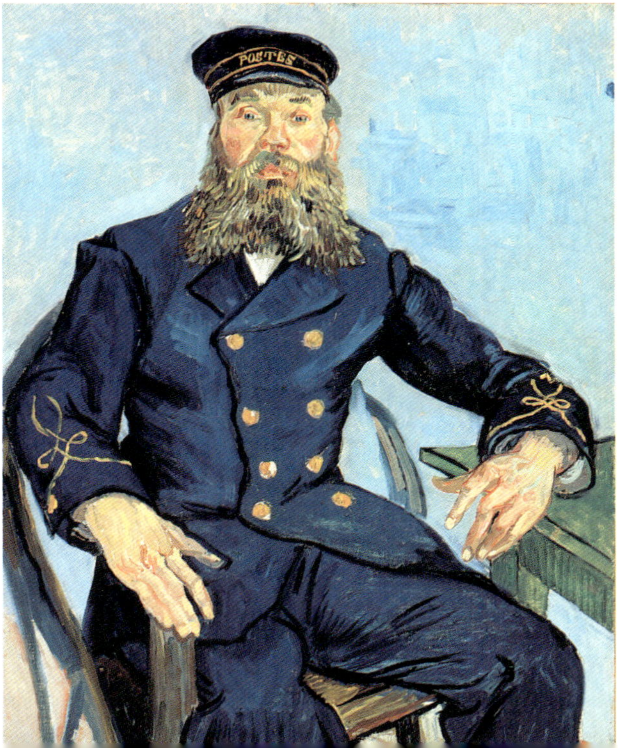

◄ Van Gogh, *Bildnis Joseph Roulin,* 1888, Boston, Museum of Fine Arts. Das Blau der Uniform dominiert das Bild. Die Farbe drückt das gutmütige Wesen Roulins aus – trotz der offiziellen Amtskleidung wird seine Seele offenbar. Leuchtend blau strahlen auch die Augen mit den goldenen Uniformknöpfen um die Wette. Das Gestrüpp des Bartes erinnert an eine urwüchsige Landschaft.

Die Provence in der Literatur

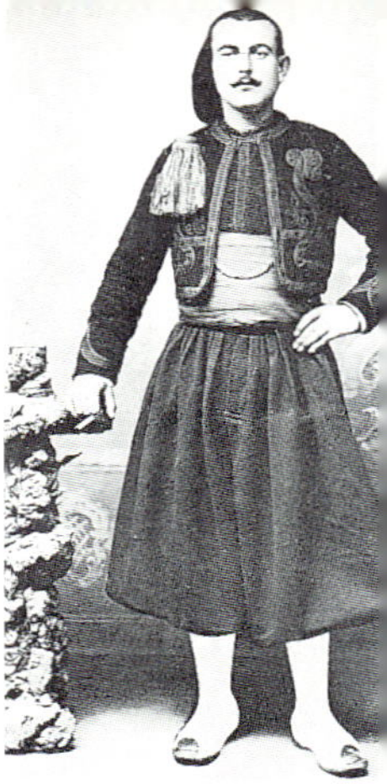

Sicherlich ist van Gogh auch durch die Lektüre provenzalischer Schriftsteller beeinflußt worden, als er sich diese Gegend als Wahlheimat ausgesucht hat. Von Zolas *Erzählungen für Ninon* etwa, einem Hymnus an den Süden Frankreichs und Teil des Romanzyklus *Die Rougon-Macquart*, der größtenteils in Aix spielt. Ganz besonders schätzt van Gogh Alphonse Daudet, in dessen *Tartarin von Tarascon* die Eitelkeit der Südfranzosen auf burleske, augenzwinkernd-liebevolle Weise geschildert wird. Daudets literarischer Ruhm ist von den *Briefen aus meiner Mühle* begründet, eine Mischung aus Phantasie und Realität, durchsetzt von Episoden und Märchenmotiven im Stile Rabelais'. Van Goghs Aufenthalt in Arles fällt in eine Zeit, in der eine Gruppe junger Schriftsteller eine Renaissance der *langue d'oc*, der provenzalischen Sprache anstrebt. Mit Frédéric Mistral in ihrer Mitte bemühen sich die »Félibres«, das in der Region noch viel gesprochene Provenzalisch zu einer Literatursprache zu erheben. In einem Brief an Theo aus dem Jahr 1889 bedauert Vincent, Mistrals in provenzalischer Sprache verfaßtes Versepos *La Mireille* nur bruchstückweise lesen zu können, und verweist auf die gleichnamige Oper von Gounod. »Doch kann ich Dir versichern, die Worte im Urtext gesprochen von einer Arlesierin – das ist Musik!«

▲ Ein Zuave in der malerischen Uniform seiner Einheit, die man in Arles keineswegs grotesk fand. Ähnlich wie später mit der Fremdenlegion verband man mit den Zuaven romantische Klischeevorstellungen. Zu den wenigen Freunden des einsam lebenden Vincent zählte der Zuaven-Leutnant Milliet.

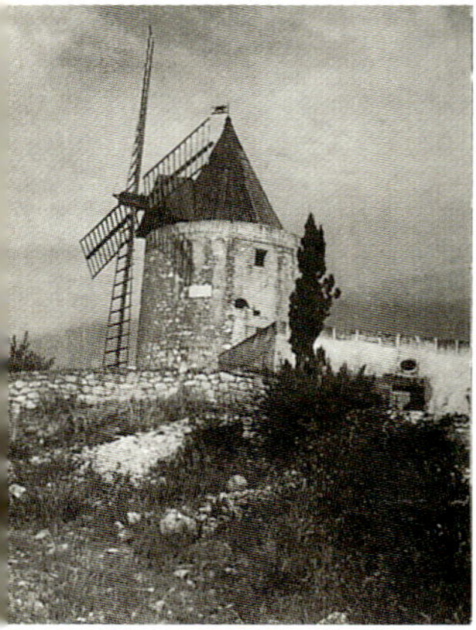

▲ Diese Windmühle ist der fiktive Entstehungsort der *Briefe aus meiner Mühle* von Alphonse Daudet.

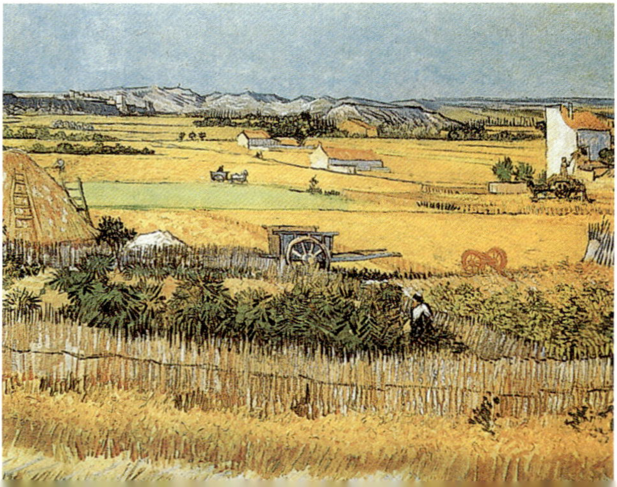

▼ Van Gogh, *Die Ebene »La Crau« mit Montmajour im Hintergrund*, 1888, Amsterdam, Rijksmuseum Vincent van Gogh. Die Gelb-Akkorde zeigen das südliche Licht, das auch Zola in seinen Romanen beschreibt.

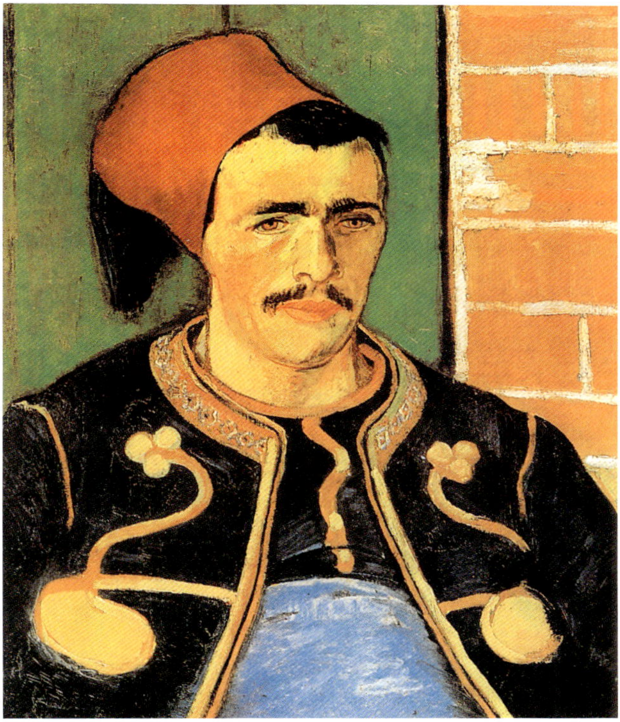

◄ Van Gogh, *Der Zuave,* 1888, Amsterdam, Rijksmuseum Vincent van Gogh. Das dominierende Rot der Mütze unterstreicht die verwegenen und zugleich traurigen Züge des Zuaven. Sich in die Gesellschaft einzufügen fiel diesen Männern nicht immer leicht.

▼ Edouard Manet, *Der Pfeifer,* 1866, Paris, Musée d'Orsay. Wie ein Echo längst vergangener Militärkultur mutet dieses Bild an, das wohl auch Vincent kannte.

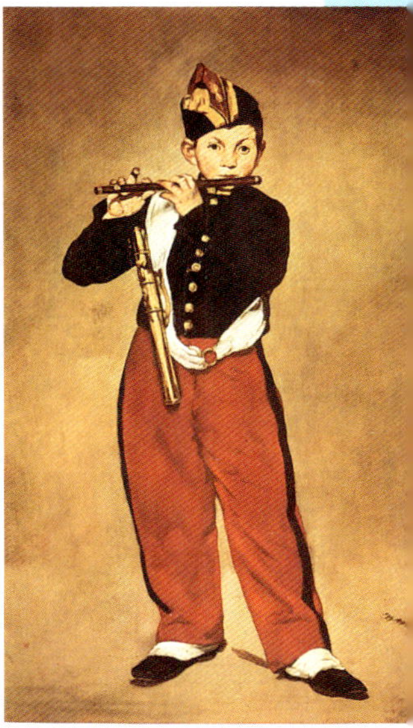

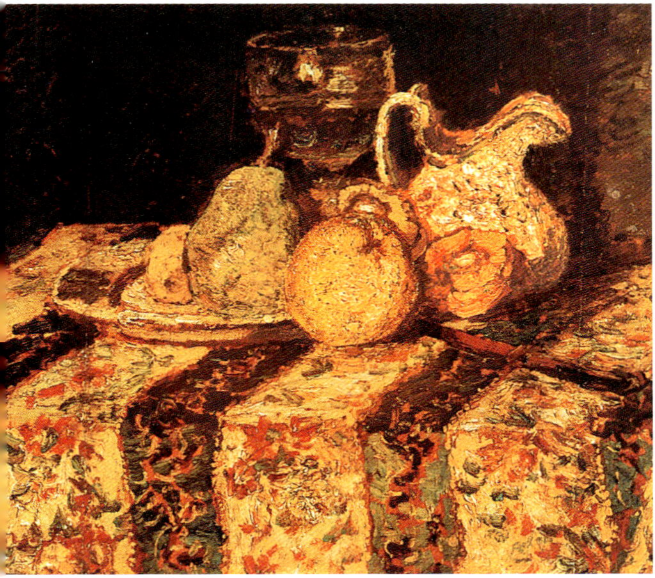

◄ Adolphe Monticelli, *Stilleben mit Tischteppich,* 1878, Lyon, Musée des Beaux-Arts. Ein für den Marseiller Künstler typisches Bild, der im wahrsten Sinne des Wortes »ungeheuer dick aufgetragen« hat.

1888

Das Nachtcafé

Die unheimliche, beklemmende Atmosphäre erinnert in nichts mehr an die heiteren Caféhausszenen der Impressionisten. Das im September 1888 entstandene Bild ist im Besitz der Yale University Art Gallery in New Haven.

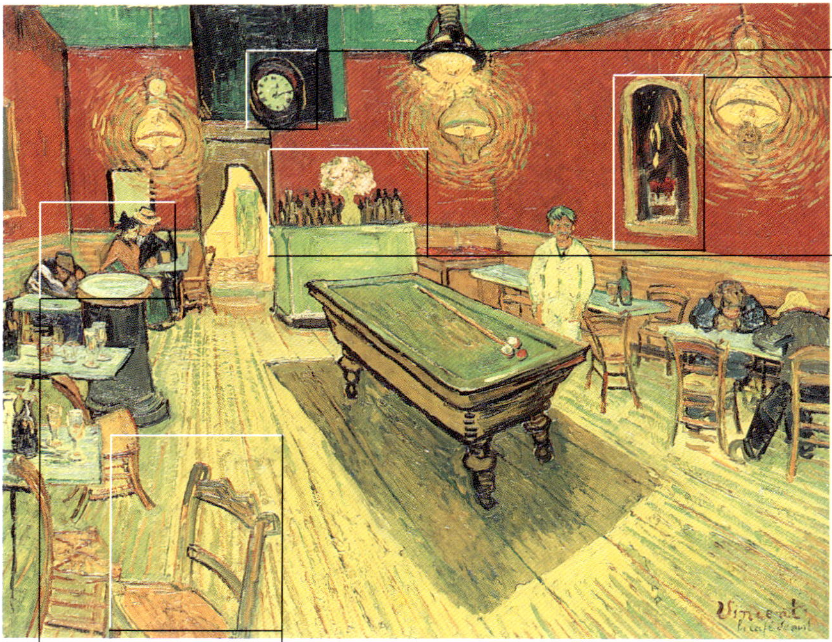

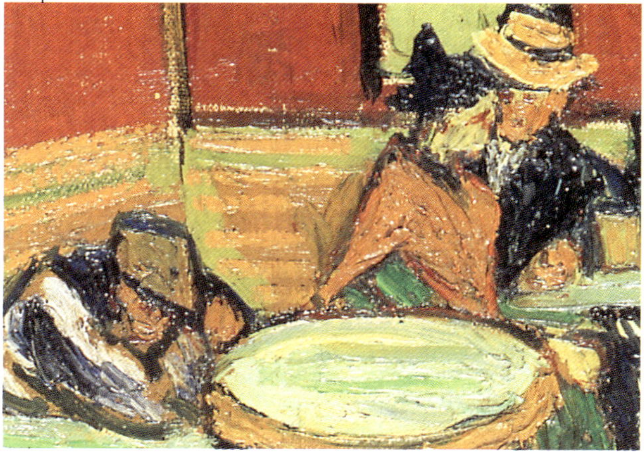

◀ Durch den Tiefensog der Perspektive weit in den Hintergrund gerückt, wirkt dieses Paar beinahe so, als gehöre es zum Inventar. Die Derbheit der Zeichnung, das Interesse an den Gegenständen sowie die moralische Absicht erinnern an van Goghs holländische Periode. Er selbst stellte das Bild den *Kartoffelessern* gleich, an die das Licht der Lampen erinnert. Hier jedoch sind Nachtschwärmer und zwielichtige Gestalten versammelt.

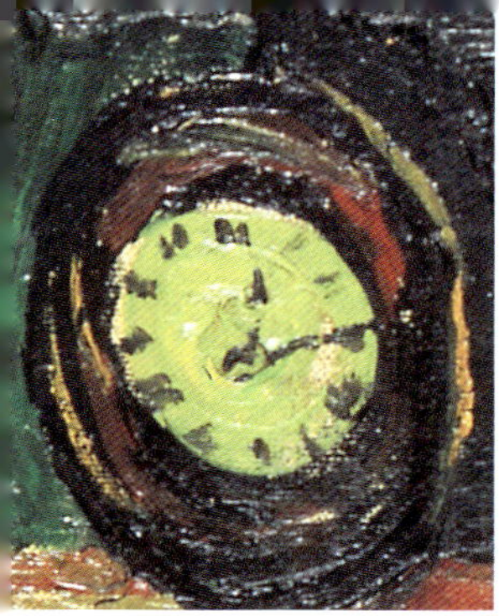

◀ Die Uhr, ein Symbol der ablaufenden Lebenszeit, zeigt die zerrinnenden Stunden dieser einsamen Nacht an. Eine moderne Version des traditionellen Sanduhr-Motivs als Memento mori.

▼ Während Spiegel in den Cafés von Manet einen raffinierten Verdoppelungseffekt bewirken, gibt dieser nur schwarze Leere wieder, durchsetzt von schwefelgelben Reflexen.

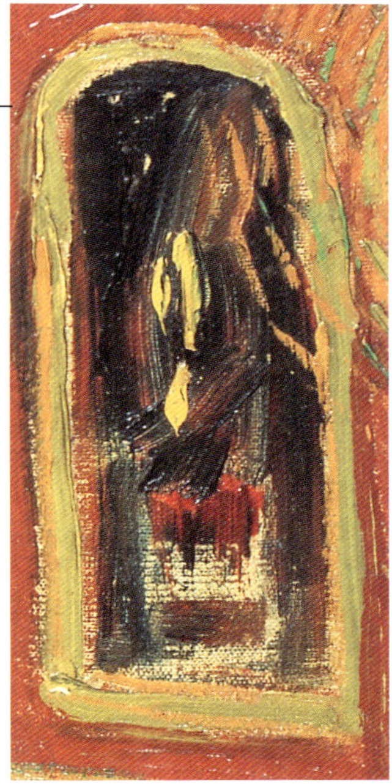

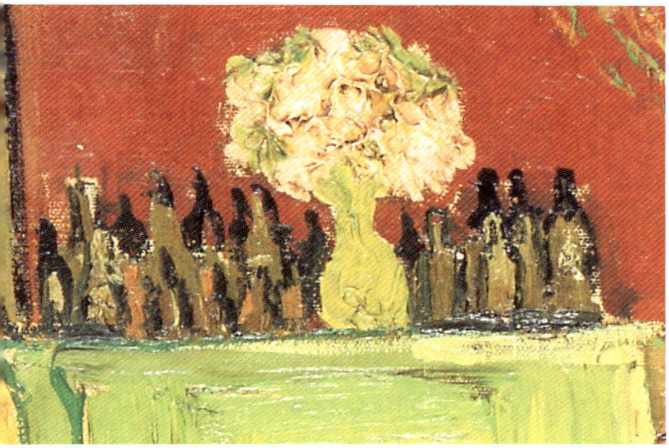

▲ Vor dem blutroten Hintergrund eine grünliche Theke voller Flaschen, die sich aneinanderdrängen. Die Farben symbolisieren »die schrecklichen Leidenschaften der Menschen« in einer Atmosphäre von höllischer Backofenglut.

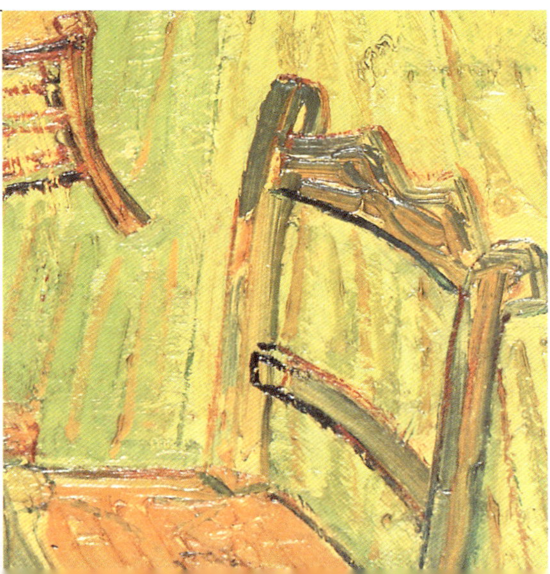

◀ Der Stuhl im Vordergrund droht vom Sog der ungestüm zusammenlaufenden Linien, von Wellen der Angst, erfaßt zu werden. Leere Stühle sind in Vincents Werk ein Symbol für Verlassensein.

»Die Farbe für sich sprechen lassen«

▶ Van Gogh, *Lichtung in einem Park: Der Garten des Dichters I,* September 1888, Chicago, The Art Institute. Nach der Lektüre der Briefe Petrarcas, der ganz in der Nähe von Arles gelebt hatte, malte Vincent diesen Park, angeregt von der Vorstellung, daß der Dichter »die gleichen Zypressen, den gleichen Oleander sah«.

Im Juli 1888 schreibt van Gogh: »Ich habe im Augenblick die Hellsichtigkeit oder die Blindheit eines Verliebten für die Arbeit. Diese Welt voller Farben ist für mich etwas völlig Neues, das mich unglaublich erregt.« Seine Bilder gewinnen zunehmend an Leuchtkraft. »Was die Kunst heute braucht, ist ein Werk von beinahe gewaltsamer Kraft, in glutvollen, strahlenden Farben.« Und: »Die Farben der Impressionisten sind oberflächlich schillernd, ein Grund mehr, um sie kühner einzusetzen, damit sie nicht mit der Zeit süßlich erscheinen.« Vincents Farben sollen die Zeit überdauern, sie sollen in ihrer ganzen Intensität eine allgemeingültige Sprache sprechen. In der Farbe sieht van Gogh das einzige Mittel, sich dem Absoluten zu nähern. Von seiner auf der Farbwirkung basierenden Ausdruckskunst werden entscheidende Impulse auf nachfolgende Stilrichtungen wie den Fauvismus oder den Expressionismus ausgehen.

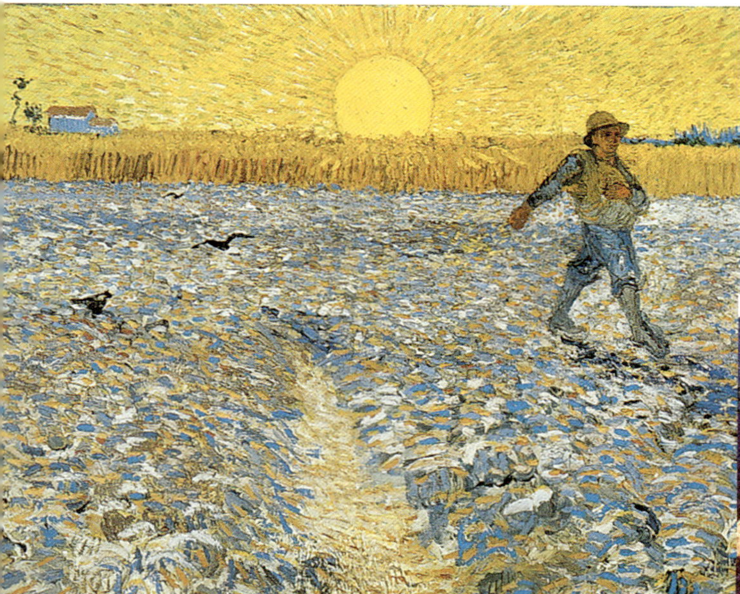

◀ Van Gogh, *Der Sämann,* Juni 1888, Otterlo, Rijksmuseum Kröller-Müller. Der Sämann war ein Motiv, das Vincent in Arles fortwährend beschäftigte. Die lebenspendende Arbeit des Sämanns ist mit dem Symbol der Sonne verbunden, deren Strahlen die Szene verklären.

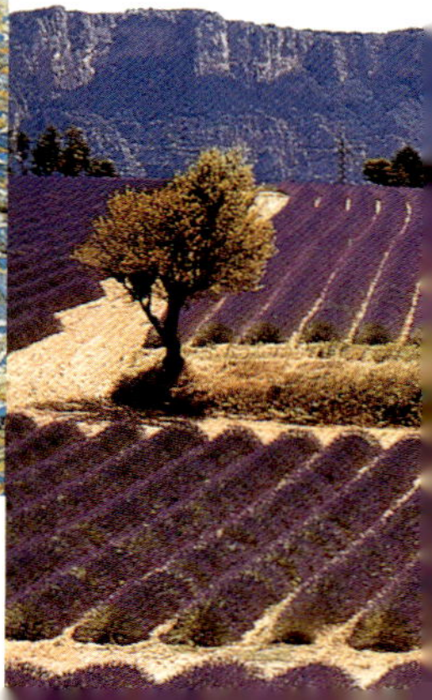

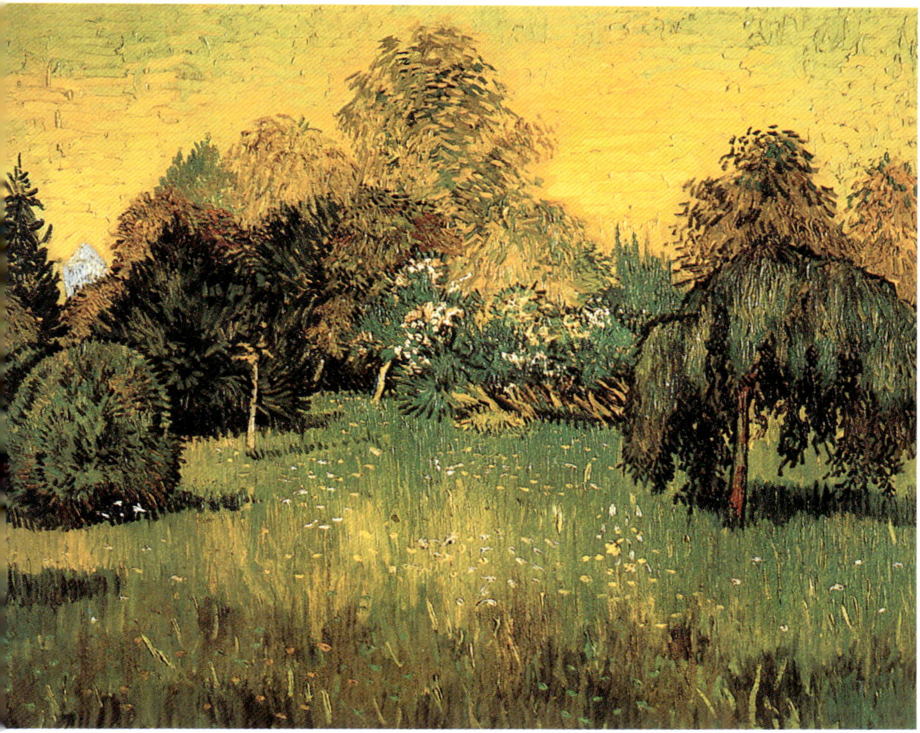

▼ Lavendelfelder, durchsetzt vom Silbergrün der Olivenbäume, prägen mit ihrem Duft und ihrer Farbe die Landschaft der Provence. Sie säumen den Weg in den Süden, von der Abtei Thoronet bis zur Abtei Silvacane.

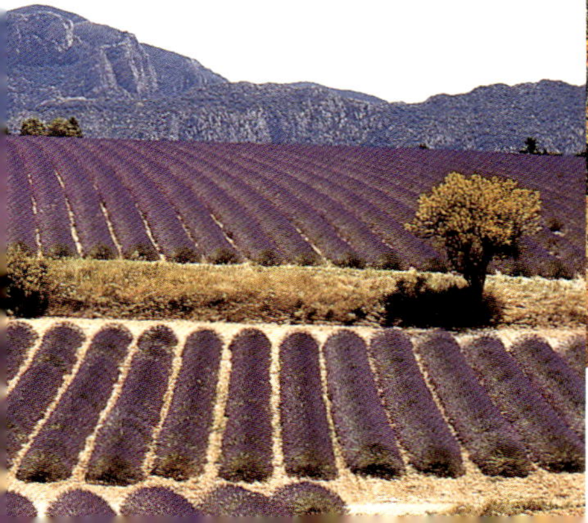

▶ Van Gogh, *Die alte Mühle,* September 1888, Buffalo, Albright-Knox Art Gallery. Die dichte Textur, die pastos mit dem Spachtel aufgetragene Farbe verleihen dem Gemälde eine geradezu gestische Wucht.

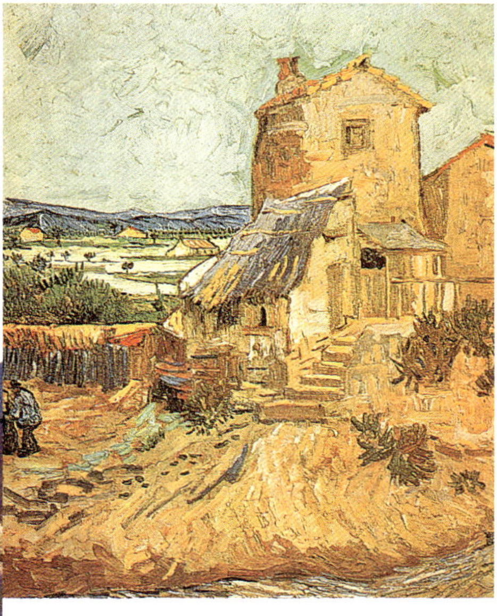

Das Land der Maler

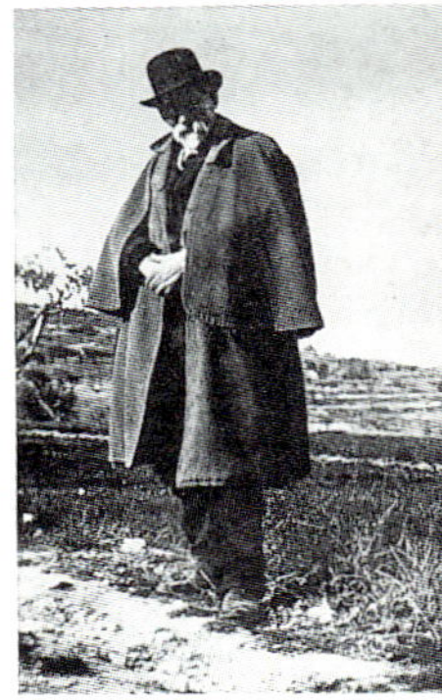

▲ Paul Cézanne, der »große alte Mann« von Aix. »Beim Malen zählen zwei Dinge: das Auge und das Gehirn; beide müssen sich ergänzen«, lautete sein Credo.

Paul Cézanne, 1839 in Aix geboren, beteiligt sich bereits ab 1878 nicht mehr an den Impressionisten-Ausstellungen. Zurückgezogen in der Provence, entwickelt er geduldig und ganz auf sich gestellt seinen eigenen Stil. Seine Freundschaft mit Zola zerbricht, als dessen Roman *L'Œuvre (Das Werk)* erscheint. Cézanne hat sich in der Hauptfigur, einem Maler, der nicht zuletzt an seinen eigenen Neurosen und Hemmungen scheitert, wiedererkannt. Er fühlt sich mißverstanden und zieht sich verbittert von der Außenwelt zurück. Einsam, stets dunkel gekleidet, durchwandert er die Gegend, um seine Landschaftsmotive genau zu ergründen. Wenige Jahre später durchstreift auch van Gogh die Provence. Die beiden großen Einsamen werden zu den Wegbereitern der modernen Kunst. Nicht weit von ihnen entfernt arbeitet Pierre Auguste Renoir (1841–1919). Nach einer intensiven impressionistischen Schaffensperiode entdeckt Renoir auf einer Italienreise die räumliche Bildkomposition der Kunst des 15. Jahrhunderts wieder. Später setzt er das Licht des Südens ein, um einen festeren Bildaufbau zu erzielen. 1903 zieht er für immer nach Cagnes-sur Mer.

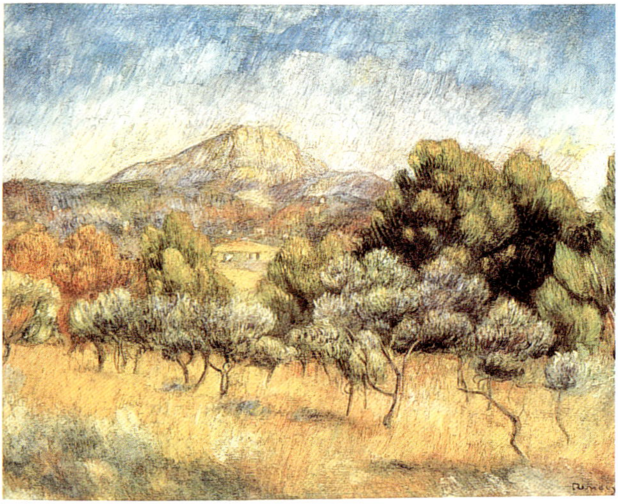

◀ Pierre-Auguste Renoir, *Montagne Sainte-Victoire,* 1889, New Haven, University Art Gallery. Ganz anders als Cézanne gestaltete Renoir das Gebirgsmassiv Sainte-Victoire. Als ehemaliger Porzellanmaler liebte er die Anmut des 18. Jahrhunderts, Pastelltöne und weiche, sinnliche Linien.

Paul Cézanne

Cézanne (1839–1906) ist ein verschlossener Einzelgänger mit einem schwierigen Charakter, der van Goghs Werk wenig Verständnis entgegenbringt. In seinen Bildern sucht er die ursprüngliche Frische des Sinneseindrucks, die *petite sensation*, festzuhalten, wobei er die Farbe in einer streng durchdachten Ordnung aufgehen läßt. Zum Bildaufbau bemerkt er: »Man muß die Natur auf die Grundformen von Zylinder, Kugel und Kegel zurückführen ...«

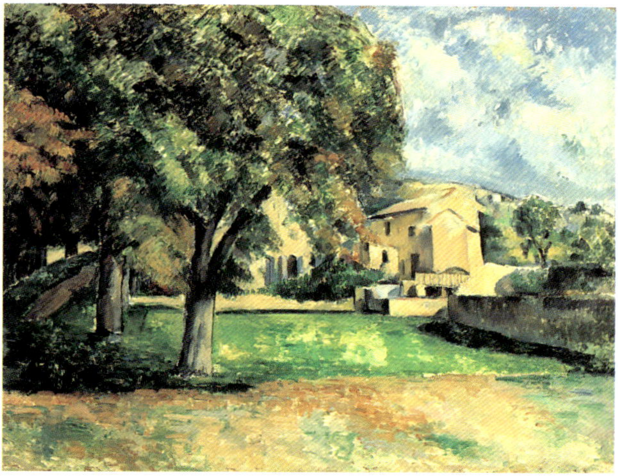

◀ Paul Cézanne, *Kastanien und Landgut Jas de Bouffan,* 1885–87, Moskau, Puschkin-Museum. Auf dem Landsitz Jas de Bouffan (der provenzalische Name bedeutet »Reich der Winde«) lebte der Künstler mit seiner Frau Hortense und Sohn Paul. Die mit kurzen, diagonal verlaufenden Pinselstrichen aufgesetzten Farben bilden ein dichtes Gewebe und erzeugen Volumen und räumliche Wirkung.

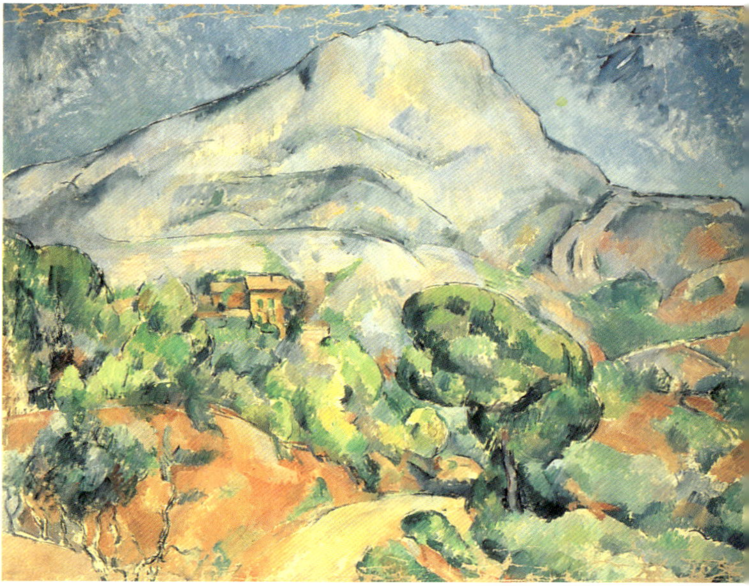

▶ Paul Cézanne, *Montagne Sainte-Victoire,* 1896–98, St. Petersburg, Eremitage. »Nachdem Cézanne die Sainte-Victoire zu seinem ständigen Modell erwählt hatte, leuchteten in der vorgelagerten Ebene mehr Sterne als anderswo«, schrieb Rilke. Der Berg gemahnte Cézanne wohl auch an den Fudschijama, den Hokusai in verschiedenen Ansichten dargestellt hatte. Während der Japaner jedoch in eher dekorativ-stilisierter Form einen flüchtigen Eindruck wiedergab, ging es Cézanne darum, das Wesen des Berges im Wechsel der Jahreszeiten und Stimmungen zu erfassen und festzuhalten.

Caféterrasse an der Place du Forum

Van Gogh malte dieses Boulevardcafé in Arles im September 1888 (heute Otterlo, Kröller-Müller Museum). Im Vergleich zum *Nachtcafé* (Seite 76–77) zeigt dieses Bild eine ausgesprochen friedliche Stimmung.

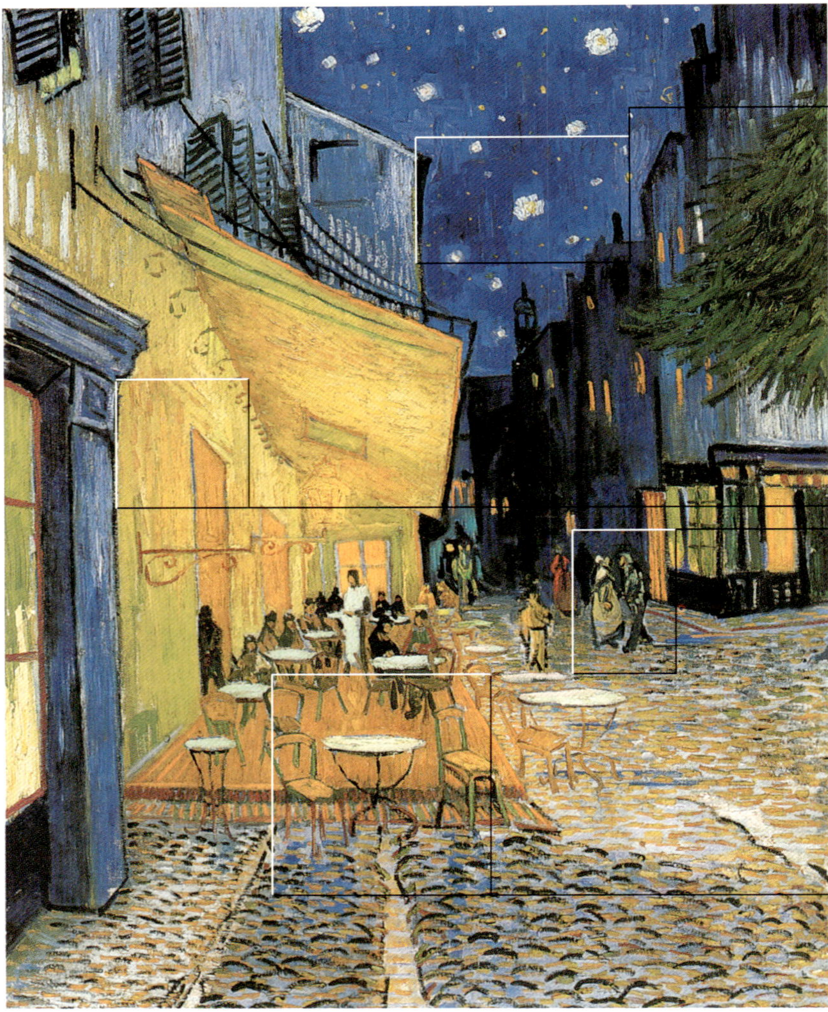

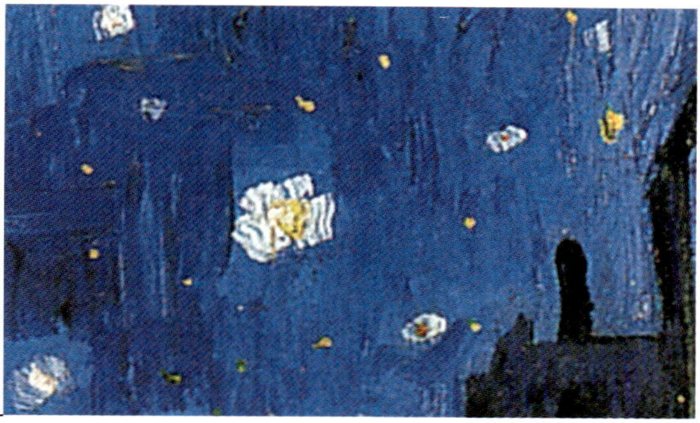

◀ Für Henri Matisse waren Blumen Sterne auf Erden; hier wirken die Sterne wie Blumen aus dem Paradies. »Oft kommt es mir so vor, als sei die Nacht lebendiger und farbiger als der Tag«, schrieb Vincent.

▶ In gelbes Licht getaucht, hebt sich das Café vom schwarz-grünlichen Hintergrund der Straße und der blauvioletten Tür im Vordergrund ab und berührt in der Bildmitte den blauen Nachthimmel. Gekonnt schafft van Gogh auf wenigen Zentimetern den Übergang von den grünlichen Tönen der Umgebung zum Orange der Terrasse.

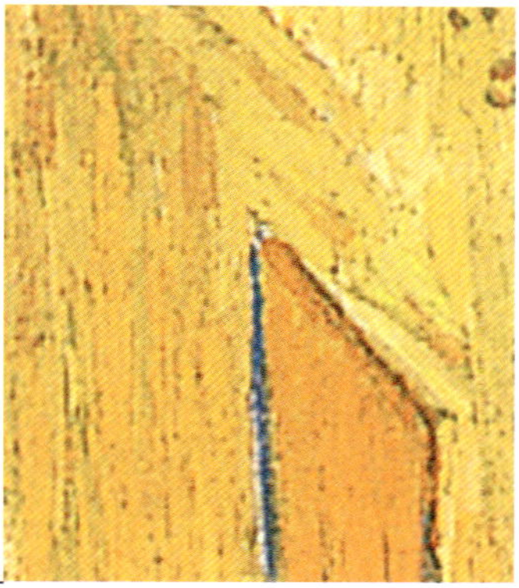

▼ Nachtschwärmer im warmen Lichtkreis des Cafés. Eine junge Frau mit Haube und Schal und ein Mann, die Hände in den Taschen vergraben, begegnen sich, und man kann sicher sein, daß ihre Blicke sich treffen…

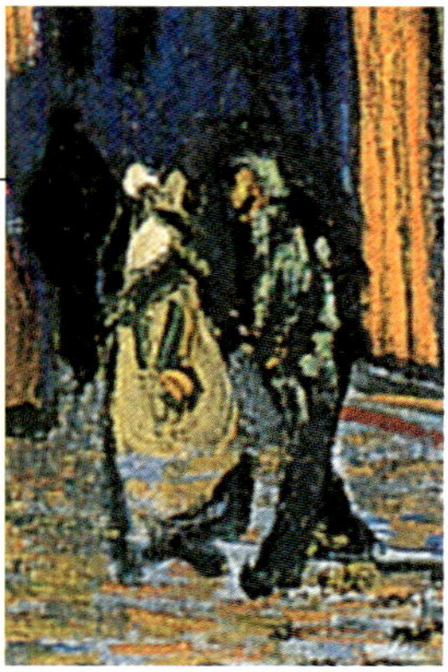

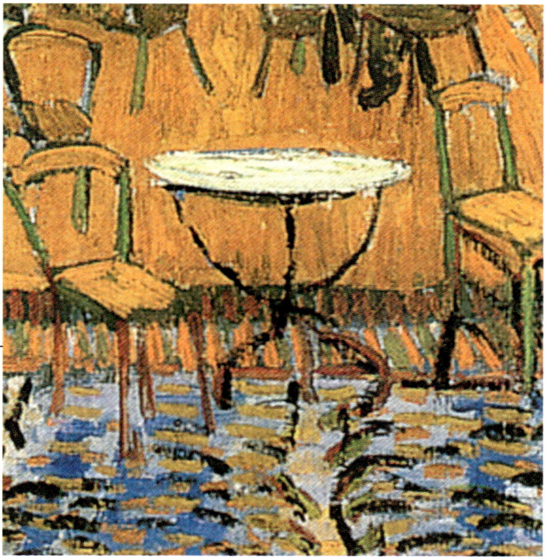

◀ Silbrig glänzenden Talern gleich, verlocken die Tische zum Verweilen. Wie kleine, die Lichter der Nacht reflektierende Vollmonde leuchten sie in der Sommernacht.

»Das Mittelmeer hat eine Farbe wie die Makrelen ...«

Im Mai 1888 plant van Gogh einen Ausflug nach Saintes-Maries-de-la-Mer. »Man fährt mit der Postkutsche, das sind 50 km von hier. Man kommt durch die Camargue – weite Grasebenen mit Herden von Stieren und Scharen weißer Pferde, die halbwild und sehr schön sind.« Als er im Juni sein Vorhaben verwirklicht, erinnert ihn die Camargue an Landschaften von Ruisdael. Auch Saintes-Maries-de-la-Mer, zu dieser Zeit ein kleines Fischerdorf, weckt mit seinem Sandstrand »ohne Klippen und Felsen« Erinnerungen an Holland, und die wechselnde Farbe des Meeres vergleicht Vincent mit dem changierenden Blau von Makrelen. »Man weiß nie, ist es grün oder lila oder blau, denn eine Sekunde später schon hat die wechselnde Spiegelung einen rosa oder grauen Schimmer angenommen.« Der Name des berühmtesten Dorfes der Camargue geht auf eine Legende zurück: Die beiden heiligen Marien, Maria Jacobäa, die Schwester der Jungfrau, und Maria Salome sollen mit ihren Begleitern hier gelandet sein, nachdem man sie in Judäa in einem ruderlosen Kahn ausgesetzt hatte. Ihre sterblichen Überreste wurden angeblich 1448 gefunden. Seither finden am 24. Mai und am 22. Oktober die berühmten Wallfahrten zu den Schutzpatroninnen des Dorfes statt.

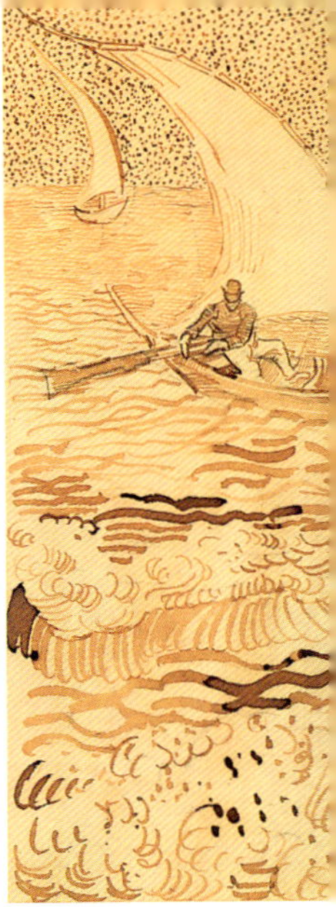

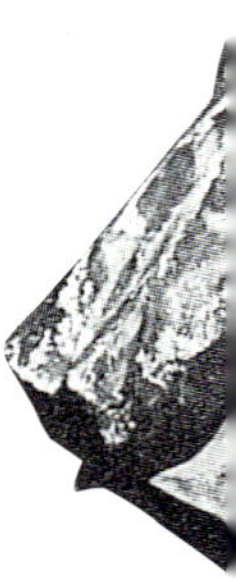

▶ Die Statue der Mireille in Saintes-Maries-de-la-Mer. »Schöne heilige Königin dieses Tränentales, Ihr füllt, wenn es Euch gefällt, unsere Netze mit Fischen« – so endet die Geschichte Mireilles, der Heldin des gleichnamigen Versepos von Frédéric Mistral.

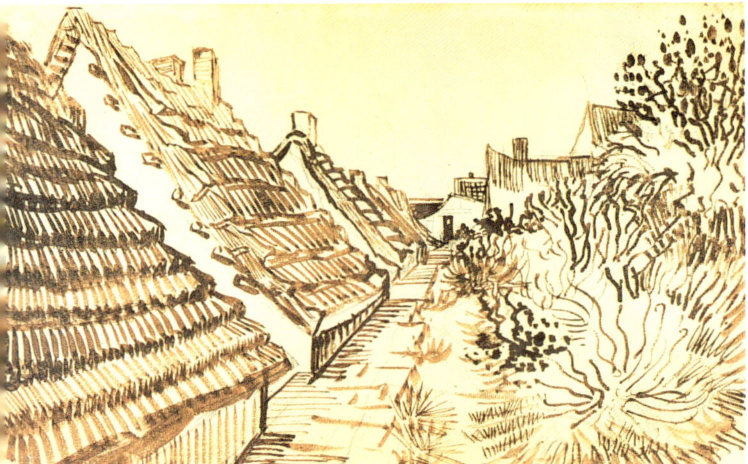

◀ Van Gogh, *Gasse in Saintes-Maries-de-la-Mer*, 1888, Privatsammlung. Die *mas* sind strohgedeckte, einst für die Camargue typische Häuser. Die perspektivische Konstruktion ist etwas gewaltsam ausgefallen, die Linienführung vehement und kantig.

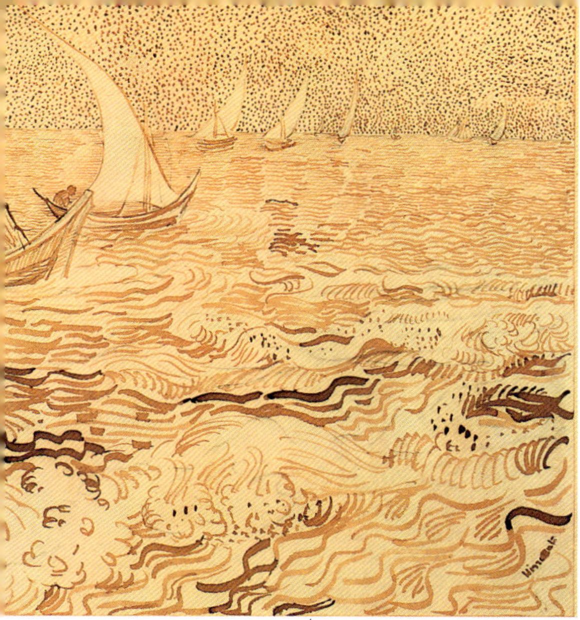

◄ Van Gogh, *Fischerboote bei Saintes-Maries-de-la-Mer,* 1888, Brüssel, Musée d'Art Moderne. Diese Zeichnung schickte Vincent an John Russell. Wie auf allen ihm gewidmeten Zeichnungen ist der Himmel in eine Vielzahl von Punkten aufgelöst.

▼ Van Gogh, *Fischerboote bei Saintes-Maries-de-la-Mer,* 1888, Moskau, Puschkin-Museum. Das kleine Bild, rechts unten signiert, gefiel Vincent selbst recht gut. Über die Boote, die er hier darstellt, schrieb er an Bernard, sie seien »so hübsch, daß man an Blumen denken« müsse.

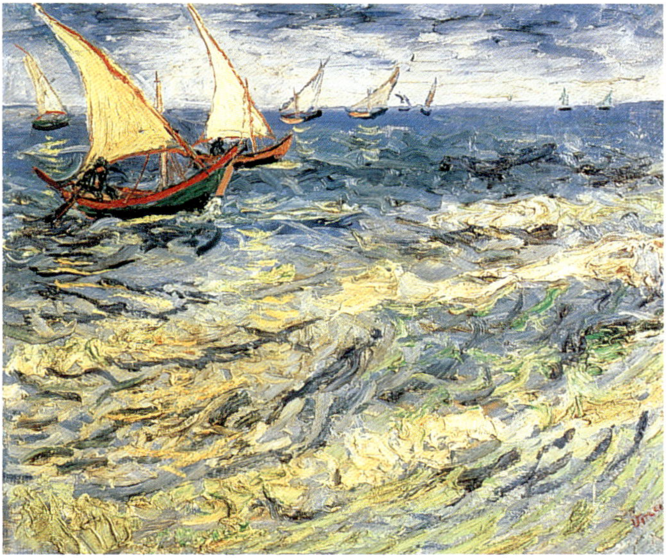

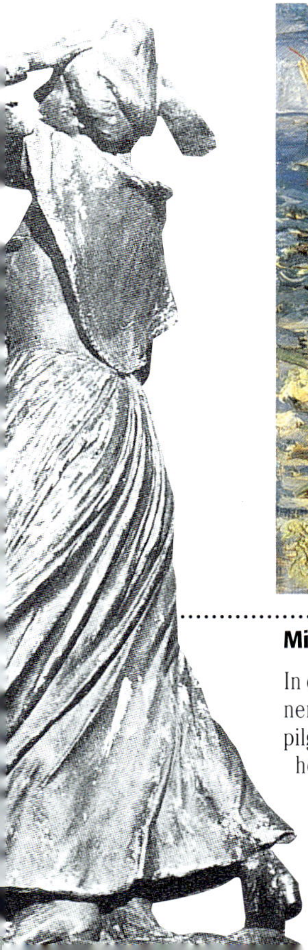

Mireille

In dem tragischen, 1859 erschienenen Versepos von Frédéric Mistral pilgert Mireille allein zum Marienheiligtum, in der Hoffnung, die Muttergottes könne ihr den Geliebten wiederbringen. Doch der Kummer raubt ihr die Kräfte, sie bricht unterwegs zusammen und stirbt. Die 1864 uraufgeführte gleichnamige Oper Gounods enthält Anklänge an den Gesang der provenzalischen Troubadoure.

1888

»Gestalten so schön wie von Goya und Velázquez«

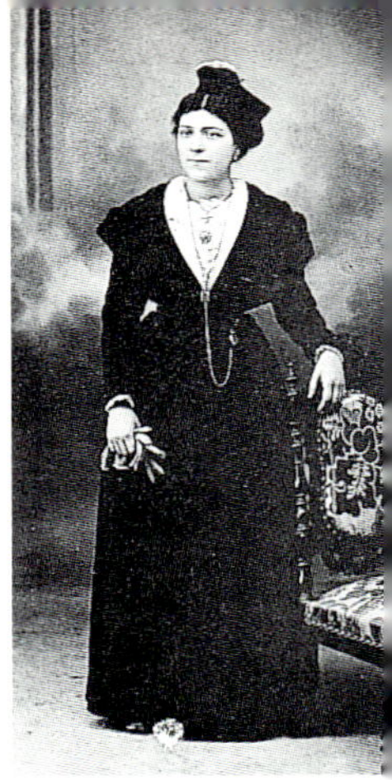

Fotografie einer Arlesierin. »Die Frauen hier sind sehr schön, das ist kein Schwindel…«, schrieb Vincent im Februar 1888. Im Erscheinungsbild der Frauen von Arles entdeckte er die Farben von Velázquez und die elegante Sinnlichkeit bestimmter Bildnisse von Frauen aus dem Volk, wie Goya sie gemalt hat.

»Die bunten Kleider gefallen mir ganz besonders: die Frauen und Mädchen tragen Gewänder aus billigen Stoffen, einfach, aber farbenprächtig, grün, rot, rosa, gelb, havanna, blau, violett, getüpfelt und gestreift. ... Darüber der blaue Himmel und eine schwefelgelbe Sonne.« Nicht nur Vincent befaßt sich mit dem Typus der »Arlésienne«, auch Daudet hat ihr ein Schauspiel gewidmet, zu dem Georges Bizet 1872 die Musik komponiert. Es ist eine Geschichte um Liebe und Tod, deren kompositorische Strenge den Eindruck vermittelt, die eigentliche Hauptrolle komme dem Schicksal zu. Auch einige der von van Gogh dargestellten Arlesierinnen wirken wie Gestalten aus einem antiken Drama. Sein Modell ist Madame Ginoux (1848–1911), deren markante Züge an archaische Skulpturen erinnern. »Figuren sind die Grundlage von allem, beim Figurenzeichnen kann ich das Beste, was in mir steckt, herausholen«, schreibt van Gogh. In einem Brief vom Mai 1889 bemerkt er: »Die Frau in Ganzfigur gefällt mir sehr. Ich traf hier einen Kenner Spaniens und spanischer Kunst, der mir sagte, meine Arlesierin sei so schön wie die Gemälde der großen spanischen Meister.«

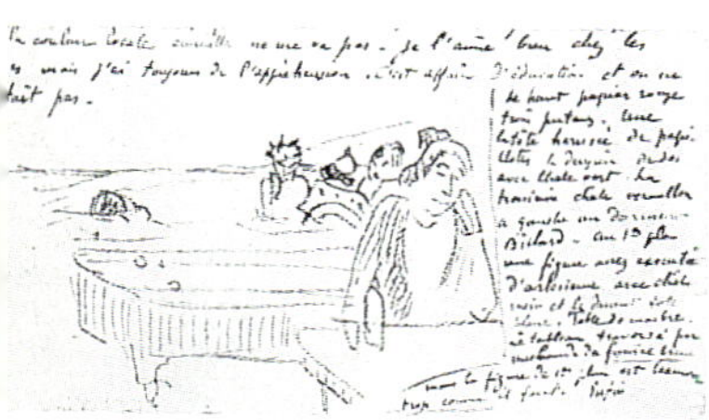

Paul Gauguin, Skizze für das *Nachtcafé in Arles,* 1888. Im Hintergrund des Gemäldes (rechts) erkennt man drei Prostituierte, links einen Zuaven, daneben einen Schlafenden. Die Silhouette der schwarz-weißen Katze unter dem Billardtisch erinnert an einen japanischen Holzschnitt.

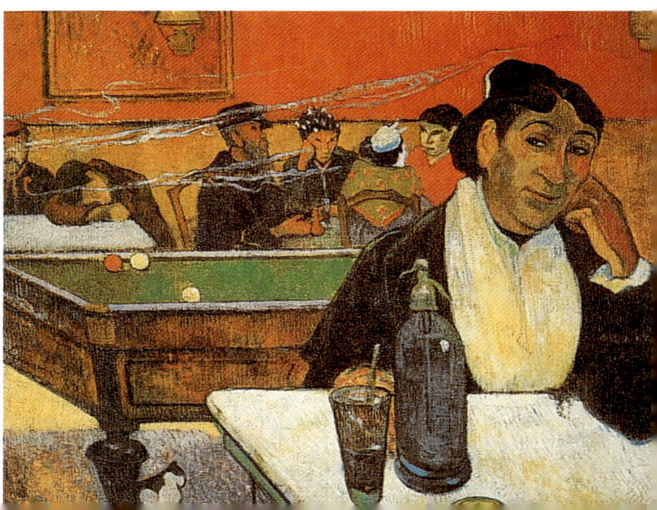

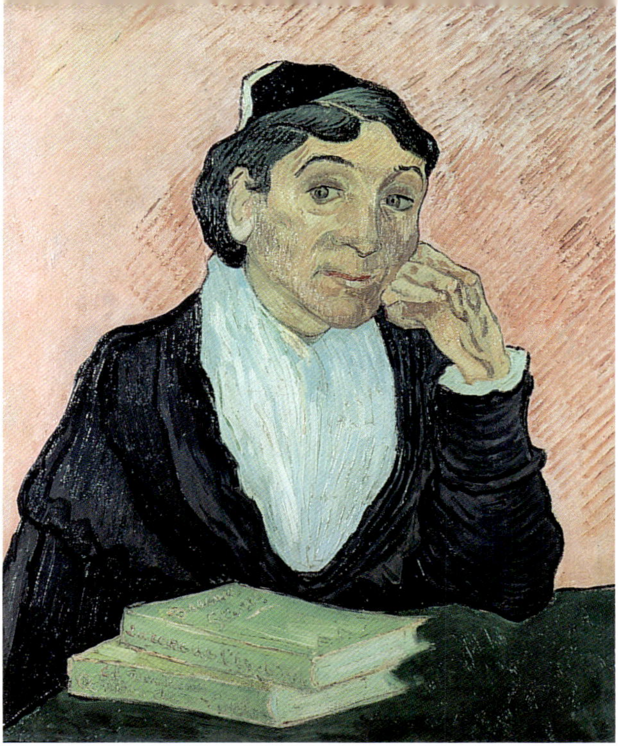

1888

◀ Van Gogh, *L'Arlésienne (Madame Ginoux),* Februar 1890, São Paulo, Museu de Arte. Während seines Aufenthalts in der Nervenheilanstalt in Saint-Rémy malte Vincent noch einmal die Arlesierin nach einer Studie Gauguins und verarbeitete auf diese Weise seine bitteren Erinnerungen an den einstigen Freund.

▶ Van Gogh, *L'Arlésienne: Madame Ginoux mit Büchern,* November 1888, New York, Metropolitan Museum of Art. Marie Ginoux betrieb zusammen mit ihrem Mann das unweit des »Gelben Hauses« gelegene Café de la Gare.

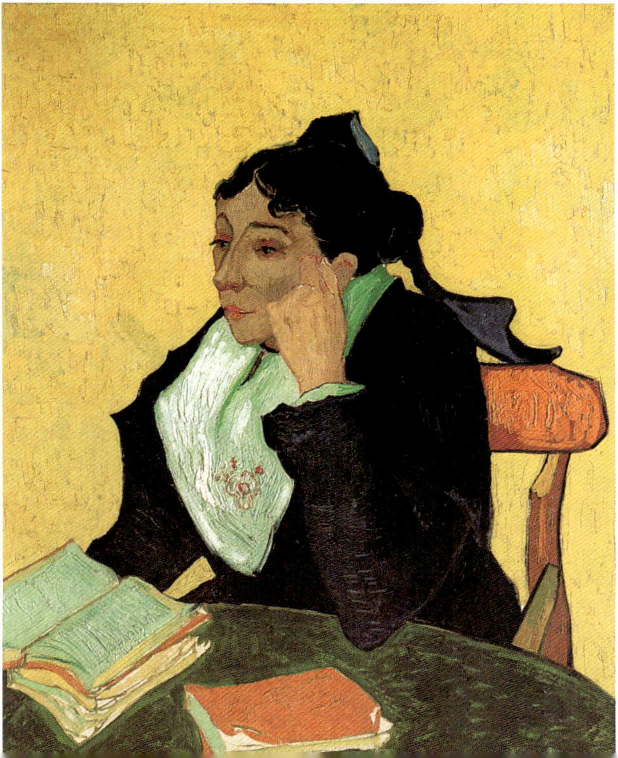

◀ Paul Gauguin, *Das Nachtcafé,* 1888, Moskau, Puschkin-Museum. Gauguin schrieb an Schuffenecker: »Ich habe auch ein Café gemalt, das Vincent sehr, mir jedoch weniger gefällt. Diese Lokalfarben einer Spelunke liegen mir nicht. Es entspricht nicht meiner Linie, und man kann sich nun einmal nicht ändern.«

1889

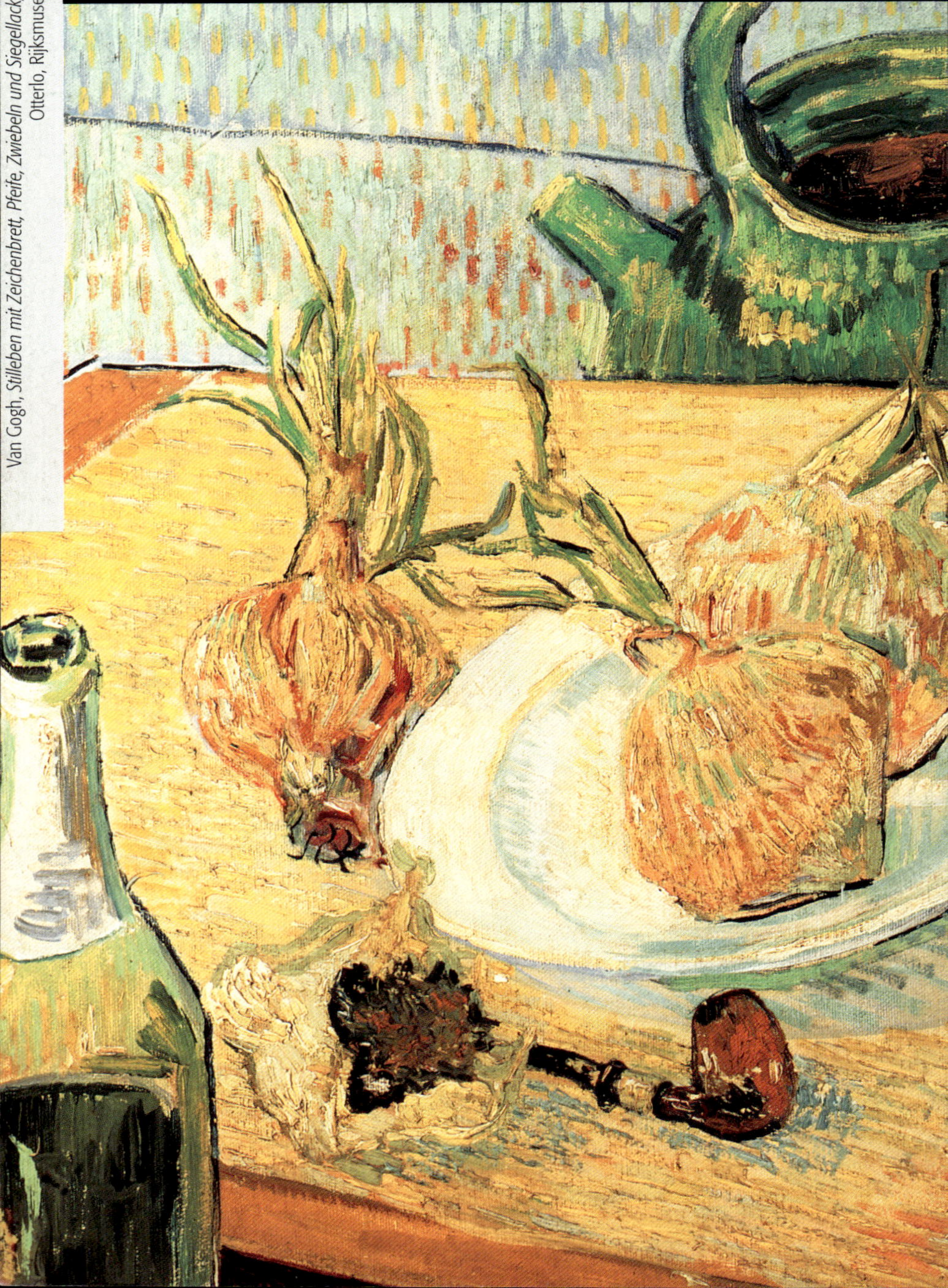

Van Gogh, *Stilleben mit Zeichenbrett, Pfeife, Zwiebeln und Siegellack*, Ausschnitt, 1889, Otterlo, Rijksmuseum Kröller-Müller

Kampf gegen die Verdüsterung

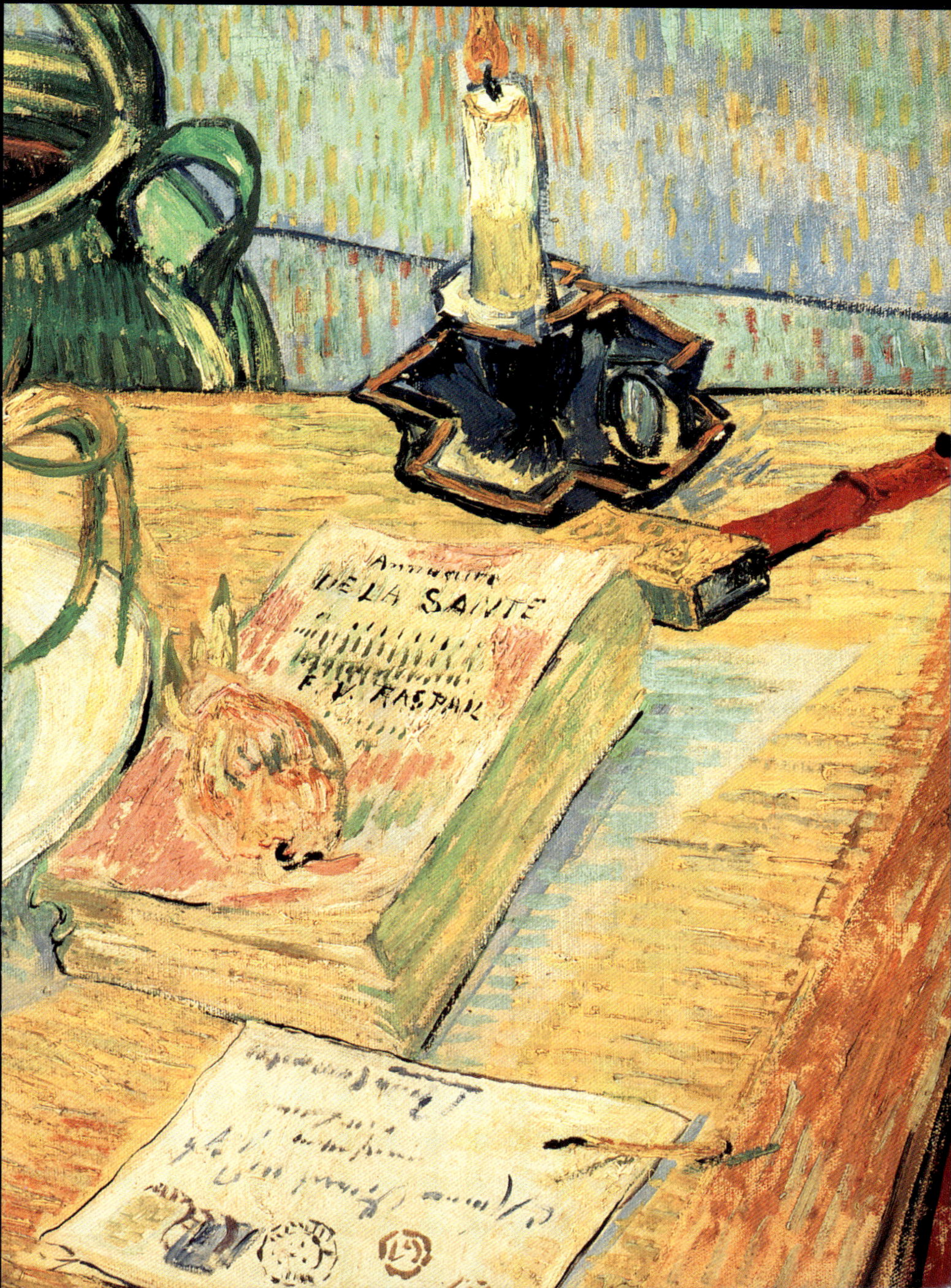

Hinter Schloß und Riegel

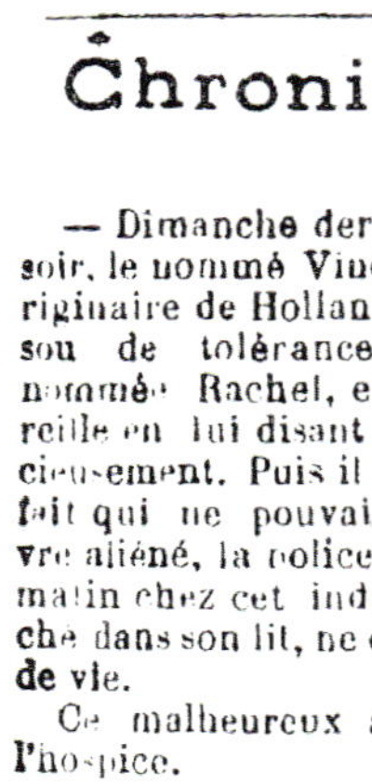
Chroni
— Dimanche der
soir, le nommé Vin
riginaire de Hollan
sou de tolérance
nommée Rachel, e
reille en lui disant
cieusement. Puis il
fait qui ne pouvai
vre aliéné, la police
matin chez cet ind
che dans son lit, ne
de vie.
Ce malheureux
l'hospice.

▲ Bericht der Lokalzeitung von Arles über van Goghs Akt der Selbstverstümmelung.

Arles, letzter Akt. Am 24. Dezember 1888 wird van Gogh in das Hôtel Dieu, das Krankenhaus von Arles, eingeliefert, wo ihn Dr. Félix Rey betreut. Da Theo kurz vor seiner Heirat steht, möchte Vincent ihn nicht benachrichtigen lassen. Dafür besucht ihn der getreue Postmeister Roulin. Pastor Salles holt van Gogh aus der Anstalt und sucht eine neue Wohnung für ihn, da die Polizei das »Gelbe Haus« geschlossen hat. Paul Signac kommt zu Besuch und setzt durch, daß es wieder geöffnet wird. Vincent schenkt dem Freund aus Dankbarkeit ein *Stilleben mit zwei Bücklingen*. Am 17. April 1889 heiratet Theo; Vincent, der erneut unter psychischen Krisen leidet, begibt sich freiwillig in die Obhut der Heilanstalt von Saint-Rémy. Er wird zum »klinischen Fall«. Über die Art seines Leidens gehen die Meinungen auseinander. Handelte es sich um Anfälle von Paranoia oder um eine manisch-depressive Veranlagung? Waren es einfach die Spätfolgen einer Syphilis und exzessiven Alkoholkonsums? Die Psychoanalytiker sehen die Ursache in einem Schuldkomplex wegen des Todes seines älteren Bruders sowie in Vincents ungestillter Sehnsucht nach Liebe. Der Schriftsteller Antonin Artaud hingegen sieht in van Gogh den unverstandenen Künstler, der – wie Beethoven oder Hölderlin – von seiner Umwelt in die Selbstzerstörung getrieben wird.

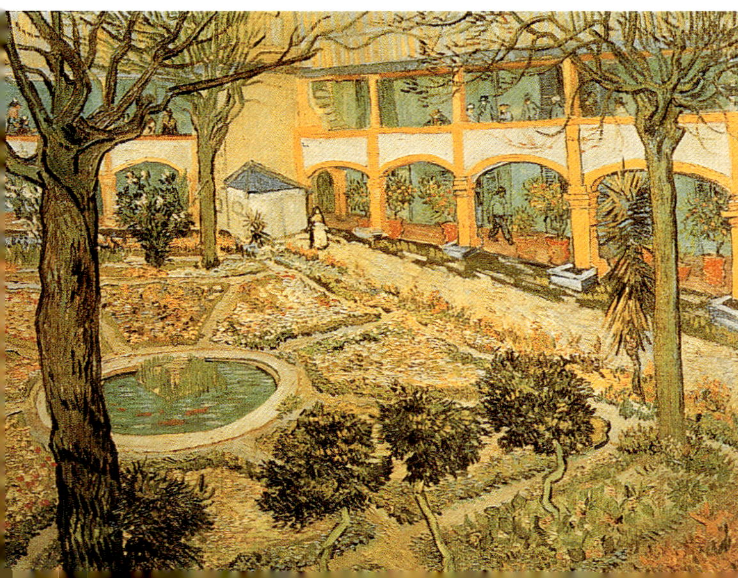

◄ Van Gogh, *Garten des Hospitals in Arles,* 1889, Winterthur, Sammlung Oskar Reinhart. Dr. Rey gestattete van Gogh, in der Anstalt zu malen. Der Garten wurde sein bevorzugtes Motiv.

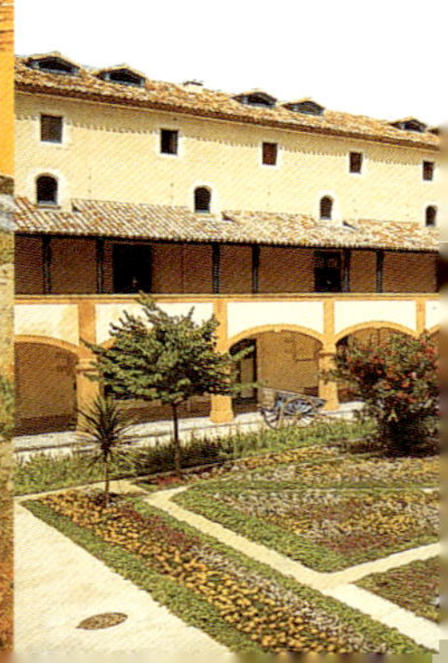

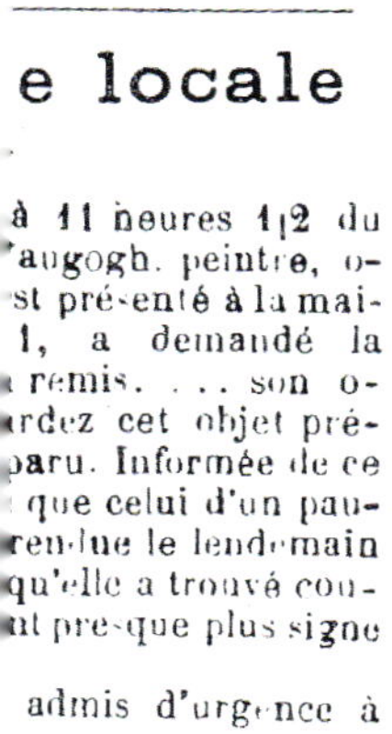
e locale

à 11 heures 1|2 du
'augogh. peintre, o-
st pré-enté à la mai-
1, a demandé la
remis. . . . son o-
rdez cet objet pré-
paru. Informée de ce
que celui d'un pau-
rendue le lendemain
qu'elle a trouvé cou-
nt pre-que plus signe

admis d'urgence à

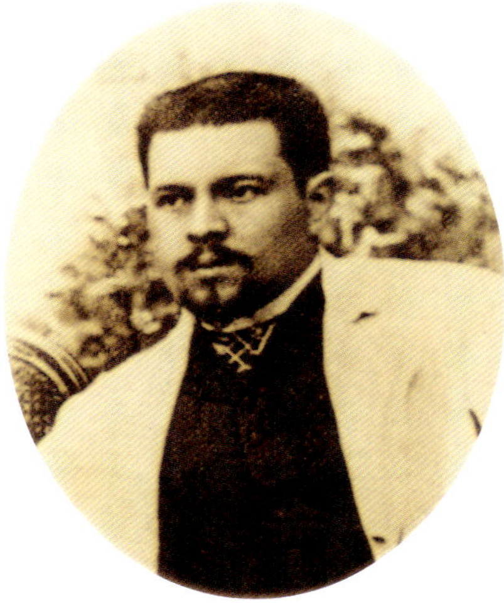

Dr. Félix Rey betreute van Gogh in der Zeit vom 24. Dezember 1888 bis zum 7. Januar 1889. Er diagnostizierte Symptome einer schweren Form von Epilepsie.

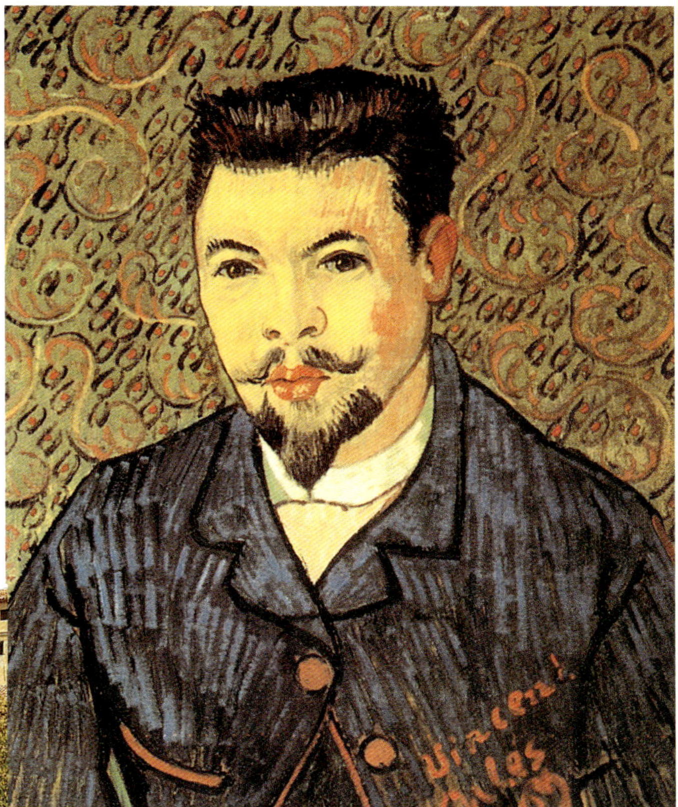

Van Gogh, *Bildnis Doktor Félix Rey,* Januar 1889, Moskau, Puschkin-Museum. Dr. Rey bekam dieses Porträt von van Gogh als Geschenk, verkaufte es aber später an einen Kunsthändler aus Marseille, der vermutlich im Auftrag des berühmten Kunsthändlers Vollard handelte. Von diesem jedenfalls ging das Bild an einen russischen Kunstsammler.

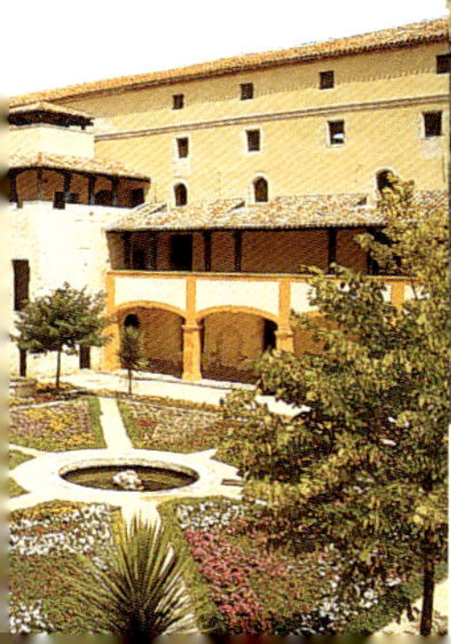

Der Garten des Hospitals in Arles sieht heute noch so aus wie zu van Goghs Zeiten. Das Gebäude beherbergt eine van Gogh gewidmete Ausstellung.

1889

Selbstbildnis mit verbundenem Ohr

Das im Januar 1889 entstandene Porträt ist ein erschütterndes Zeugnis der impulsiven Tat van Goghs, zu der er sich aus Enttäuschung und Wut über Gauguins Verhalten hinreißen ließ. Das Bild befindet sich in Privatbesitz.

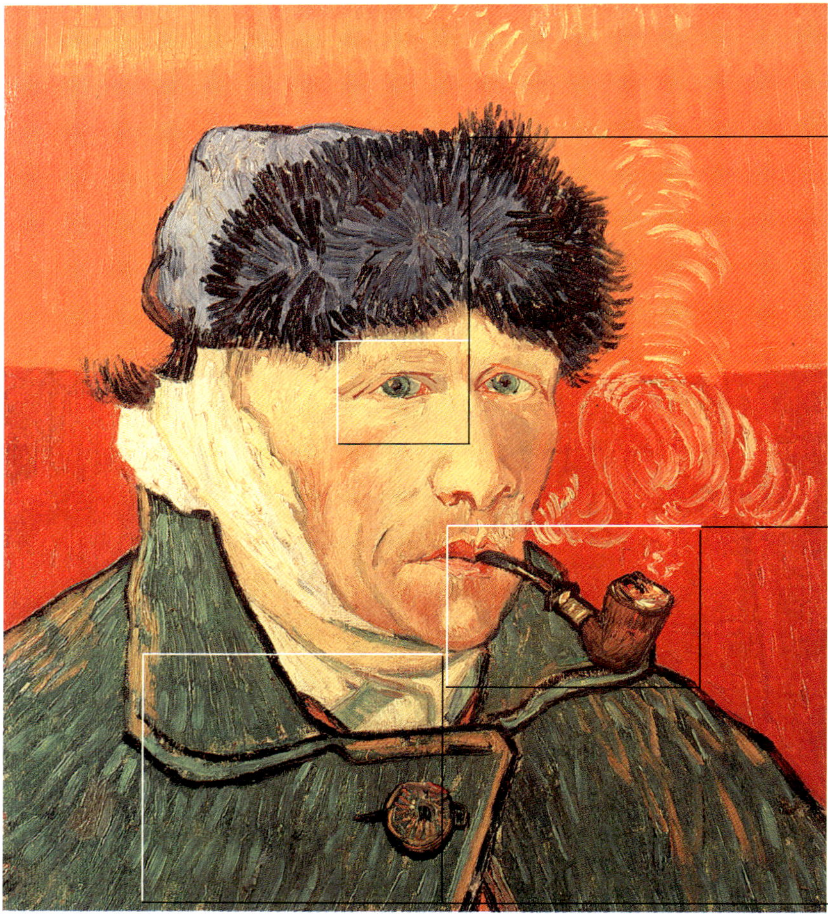

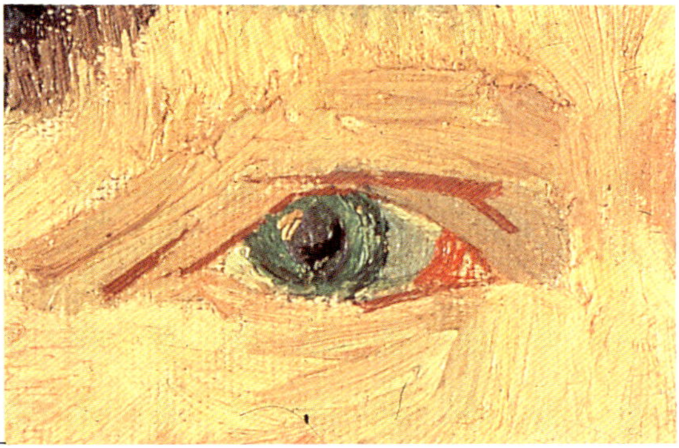

◀ Eindringlich blickt van Gogh den Betrachter aus leicht geröteten Augen an. Auch der rote Hintergrund beschwört die Vorstellung von Blut herauf. Der sprechende Blick läßt an die letzte Zeile der *Anrede an den Leser (Au lecteur)* in Baudelaires *Blumen des Bösen* denken: »Scheinheiliger Leser, – Meinesgleichen, – mein Bruder!«

▶ Vincents geliebte Pfeife: Sie half ihm zeitlebens über Anfälle von Schwermut hinweg und machte ihm die letzten Stunden seines Lebens erträglicher. Hier könnte sie ein Symbol für die wiedergefundene geistige Klarheit sein.

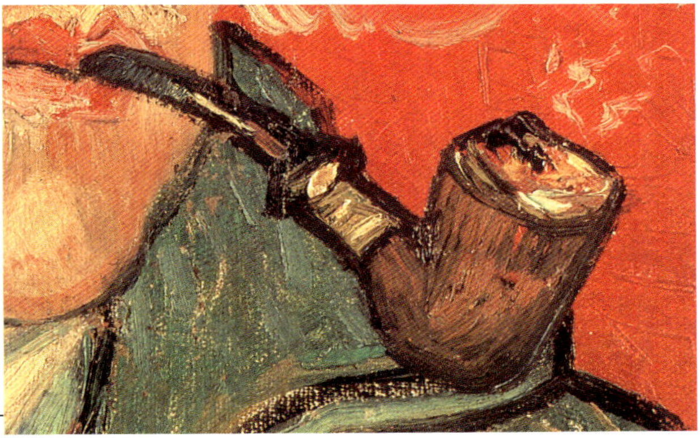

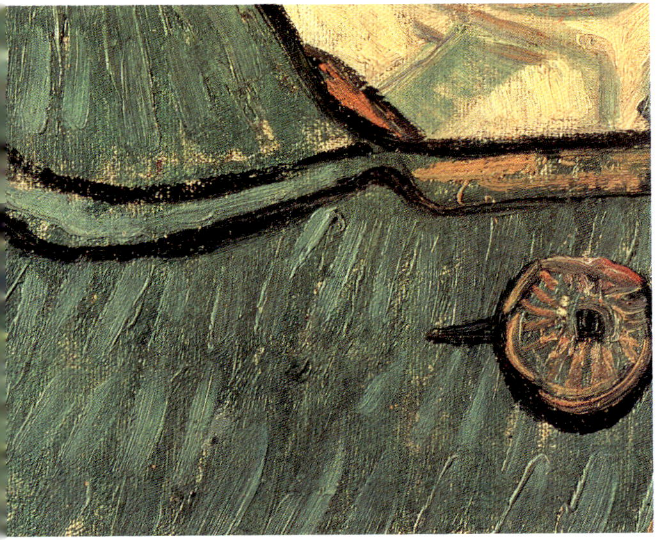

◀ Ein auf den ersten Blick konventioneller Bildaufbau – doch die farbliche Dichte verleiht dem Gemälde eine Dynamik, die auch durch die festen, schwarzen Konturen kaum gemindert wird. Das Dunkelgrün des Mantels mit abgestoßenem Kragen und die asymmetrische, bewußt leicht bucklig verzogene Schulterpartie unterstreichen das Insichgekehrtsein des Künstlers, der sich jenseits von jeder Selbstrechtfertigung und ohne romantische Attitüde darstellt.

1889

Vincents Blumen

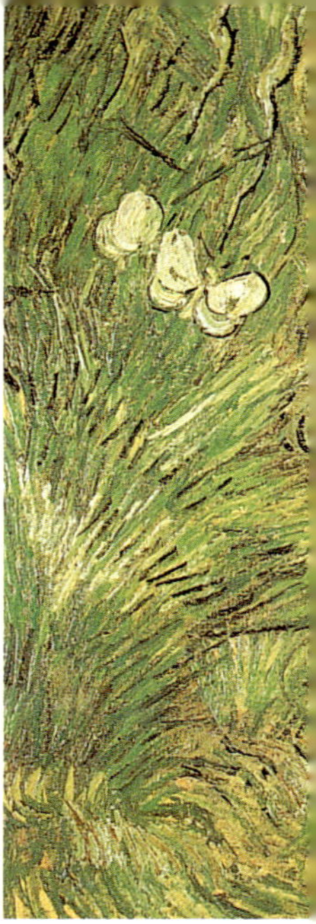

Blumen, Vögel und Schmetterlinge hat Vincent von klein auf geliebt. Schon mit seinen ersten Kinderzeichnungen von Pflanzen und Buschwerk beeindruckt er die Familie. Vogelnester haben es ihm besonders angetan, sie sind ihm ein Inbegriff von Wärme und Geborgenheit. In der Pflanzenwelt liebt er vor allem unscheinbare Wildpflanzen, die ohne Zutun des Menschen gedeihen. »Wenn man eine Kopfweide zeichnet, als sei sie ein lebendes Wesen – und das ist sie ja auch –, ergibt sich alles weitere von selbst. Man muß sich ganz auf diesen einen Baum konzentrieren, bis man ihn mit Leben erfüllt hat. Anfangs leistet die Natur dem Zeichner Widerstand, wer es aber wirklich ernst meint, der läßt sich dadurch nicht entmutigen«, schreibt er dem Bruder. Und an Bernard: »Ich denke daran, mein Atelier mit einem halben Dutzend Bildern von Sonnenblumen auszuschmükken – gemalt in reinem, unvermischtem Chromgelb in Verbindung mit gebrochenen Tönen, das vor unterschiedlichen Hintergründen auflodert – blau von blassestem Himmelblau bis zu Preußischblau, gerahmt in schmale, rot-orange gestrichene Leisten. Eine Wirkung, wie sie von gotischen Kirchenfenstern ausgeht.«

Van Gogh, *Zwei weiße Schmetterlinge,* 1889, Amsterdam, Rijksmuseum Vincent van Gogh. Yoshimaros *Neues Insektenbuch* regte Vincent dazu an, den Mikrokosmos auf den Feldern mit noch mehr Hingabe zu studieren.

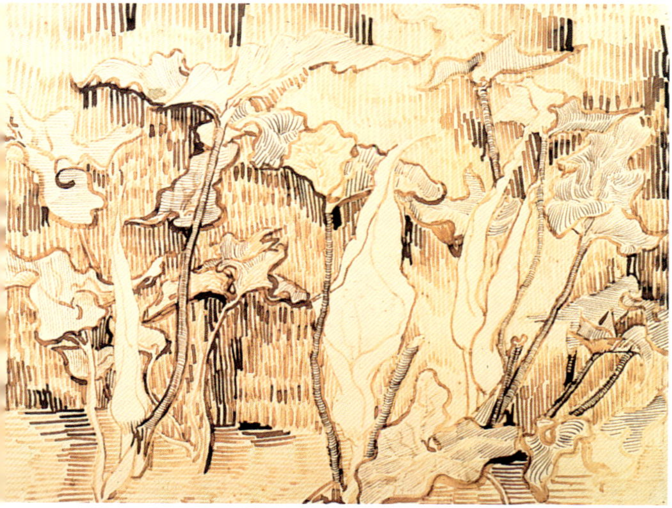

Van Gogh, *Studie mit Aronstab,* Amsterdam, Rijksmuseum Vincent van Gogh. Van Gogh suchte die Eigenheit jedes Lebewesens zu ergründen und festzuhalten. Die einzeln stehenden Kolben des Aronstabs übten wohl eine besondere Anziehungskraft auf ihn aus.

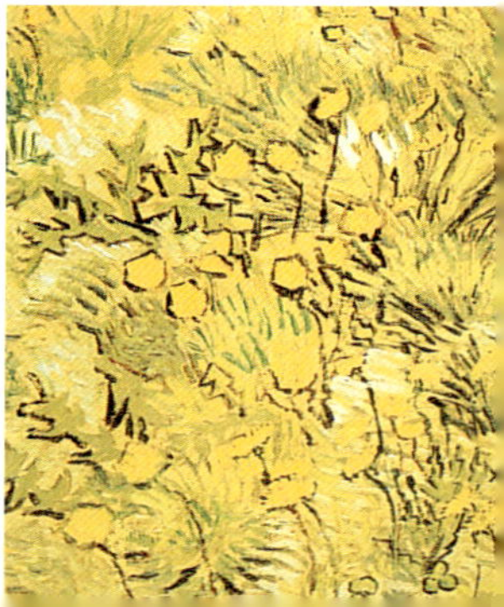

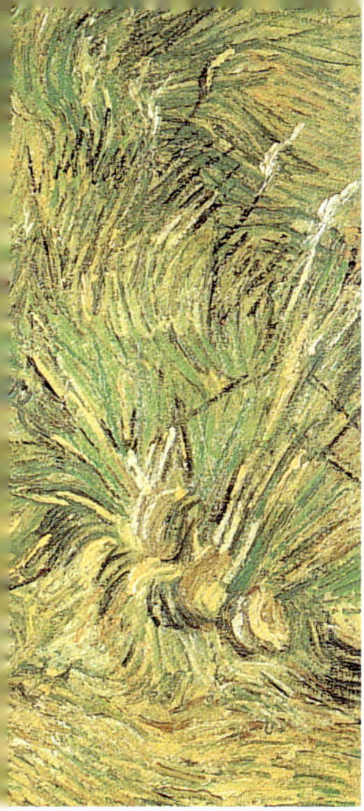

☑ Van Gogh, *Grasbüschel,* April 1889, Japan, Privatbesitz. Wie ein japanischer Künstler näherte sich van Gogh dem unendlich Kleinen und lauschte den pulsierenden Kräften des Kosmos. Stundenlang lag er oftmals im Gras und sog den Duft der Pflanzen ein.

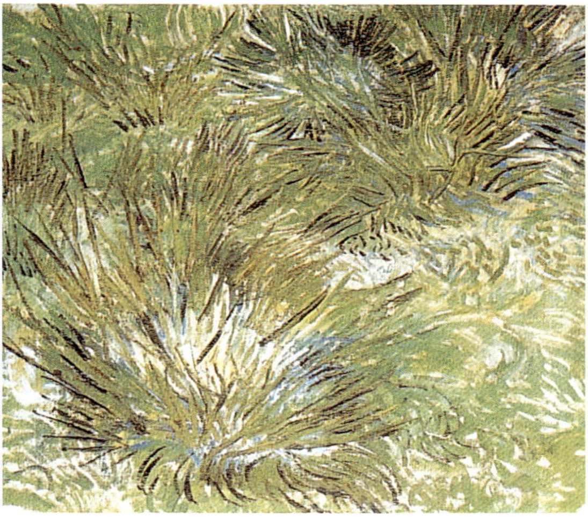

▶ Van Gogh, *Fünfzehn Sonnenblumen in einer Vase,* 1889, Amsterdam, Rijksmuseum Vincent van Gogh. »Du weißt, Jeannin hat die Pfingstrosen, Quost die Heckenrosen, ich eben die Sonnenblumen«, schrieb Vincent 1889 an Theo.

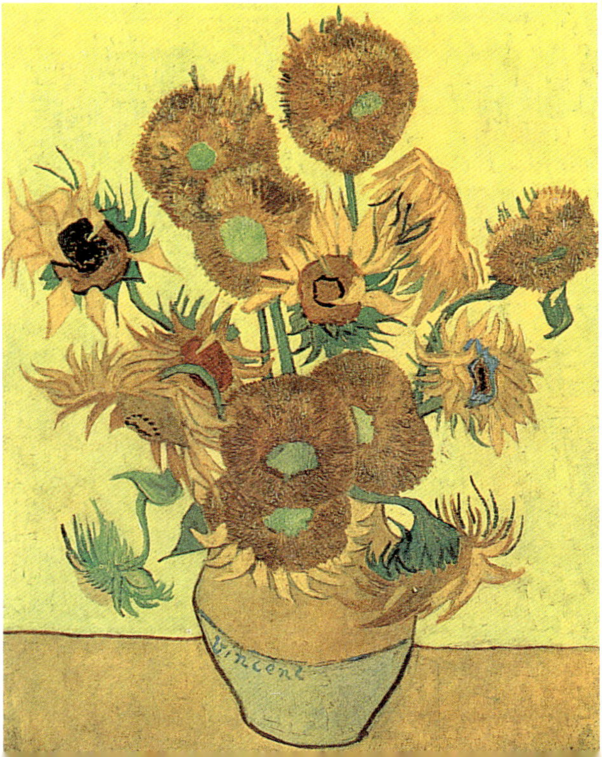

☑ Van Gogh, *Wiese mit gelben Blumen,* 1889, Winterthur, Kunstmuseum. Eine überwältigende Symphonie aus Gelb mit ein paar grünlichen Tönen, die durch die Verbindung von Blau und Gelb entstehen.

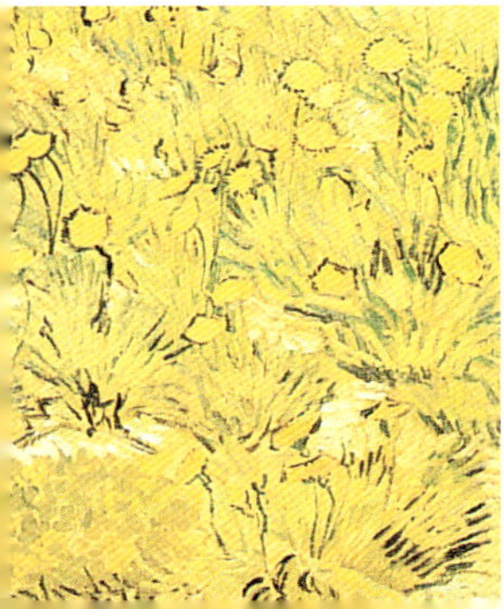

»Mein lieber Bernard ...«

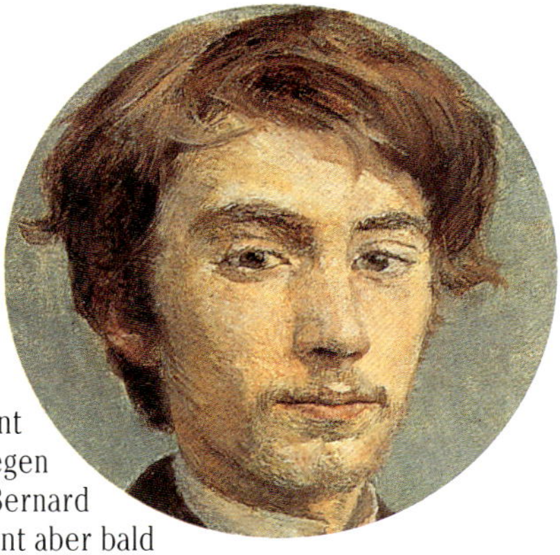

Mit Emile Bernard, den er im Atelier Cormon kennengelernt hat, führt van Gogh bis zu seinem Tod einen regen Briefwechsel. Der 1868 in Lille geborene Bernard steht zunächst dem Pointillismus nahe, erkennt aber bald die Grenzen dieses Stils. Er entwickelt zusammen mit Gauguin in Pont-Aven die Technik des *Cloisonnismus*, bei der die Farbflächen mit schwarzen Linien eingefaßt werden. Durch die Konturierung kommt, ähnlich wie bei gotischen Glasfenstern, der jeweilige Farbton besonders zur Geltung. In der 1911 von Vollard herausgegebenen Ausgabe der Briefe van Goghs schreibt Bernard im Vorwort über den Freund: »Als Zeichner gibt er sich unendliche Mühe, die Finger einer Hand wiederzugeben, ohne daß sie wie Greifwerkzeuge wirken, die sie von Natur aus ja nun einmal sind. Als Kolorist findet er nicht das Gleichgewicht der Töne. Doch da sind immer die Gegenstände, materiell, dauerhaft und fest, die er mit all seiner Leidenschaft formt und bearbeitet, um sie mit Leben zu erfüllen.« Bernard stirbt 1941 in Paris.

▲ Henri de Toulouse-Lautrec, *Bildnis Emile Bernard,* 1886, London, Tate Gallery. Van Gogh folgte Bernard in seiner Hinwendung zu einer elegant abstrahierenden Malweise nicht, was der Freundschaft jedoch keinen Abbruch tat. Vincent war dem jungen Kollegen ein väterlicher Freund; Emile veröffentlichte später seine Briefe im »Mercure de France«.

▶ Emile Bernard, *Stillleben,* 1887, Paris, Musée d'Orsay. Das Bild folgt den von Gauguin formulierten Prinzipien in der Freiheit der Farbgebung, der flächigen Malweise und der Vereinfachung der Form. Dadurch bringt es die Schlichtheit der Bauern und ihr althergebrachtes religiöses Empfinden symbolisch zum Ausdruck. Die flächige Farbkontrastierung wirkt äußerst dekorativ und erinnert an japanische Farbholzschnitte wie auch an gotische Glasfenster.

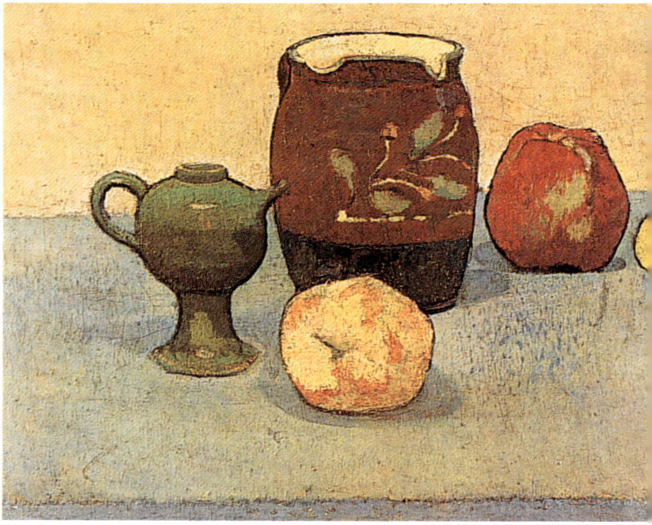

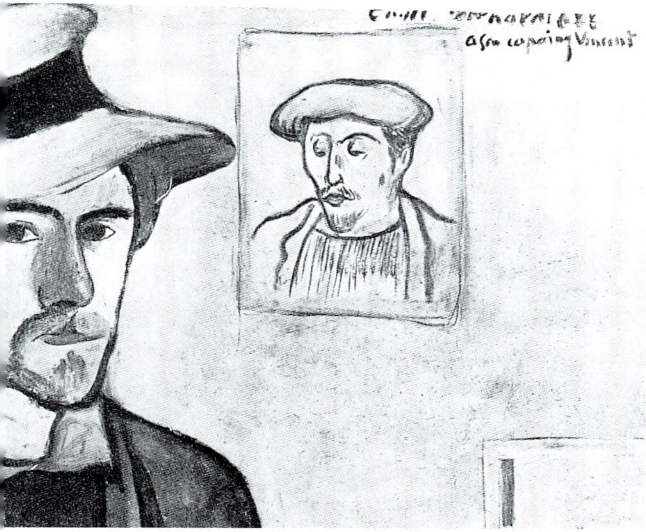

◀ Emile Bernard, *Selbstbildnis mit Widmung an van Gogh,* 1888, Amsterdam, Rijksmuseum Vincent van Gogh. »Soeben erhielt ich das Selbstporträt Gauguins und das Selbstporträt Bernards mit dem Kopf Gauguins im Hintergrund und vice versa. Gauguins Bild ist bemerkenswert, aber das von Bernard gefällt mir besser.«

▶ Van Gogh, *Bretoninnen* (nach Emile Bernard), 1888, Mailand, Galleria d'arte moderna, Sammlung Grassi. Gauguin hatte Bernards Bild nach Arles gebracht. Es beeindruckte van Gogh sehr und regte ihn zu dieser Nachschöpfung an. In seiner Version freilich sah Vincent vom religiösen Hintergrund ab – ihn beeindruckte an Bernards Szene einer volkstümlichen bretonischen Wallfahrt vor allem die gelungene Komposition sowie die schlichte und doch noble Farbgebung.

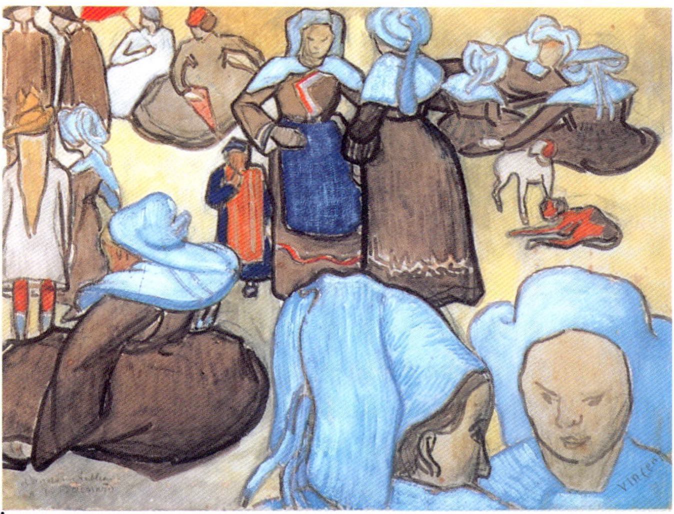

Die Schule von Pont-Aven

Unter dieser Bezeichnung wird die Künstlergruppe um Bernard und Gauguin bekannt, die sich in den 1880er Jahren in Pont-Aven, nahe der bretonischen Küste, im Gasthaus von Madame Marie-Jeanne Gloannec zusammenfindet. Gauguin kommt als erster nach Pont-Aven, Paul Sérusier und Charles Laval folgen ihm bald nach. Mit ihrer vereinfachten, eine Synthese aus Form und Farbe anstrebenden Malweise lassen sie den Impressionismus hinter sich. Die Farbwirkung ihrer Bilder ist der gotischer Glasfenster vergleichbar.

1889

Zypresse unter dem Sternenhimmel

Die Entdeckung der Zypresse als Motiv im Juni 1889 war für Vincent besonders bedeutsam. Die Zypresse sei »in den Linien und den Verhältnissen schön wie ein ägyptischer Obelisk«. Das Bild hängt im Kröller-Müller-Museum in Otterlo.

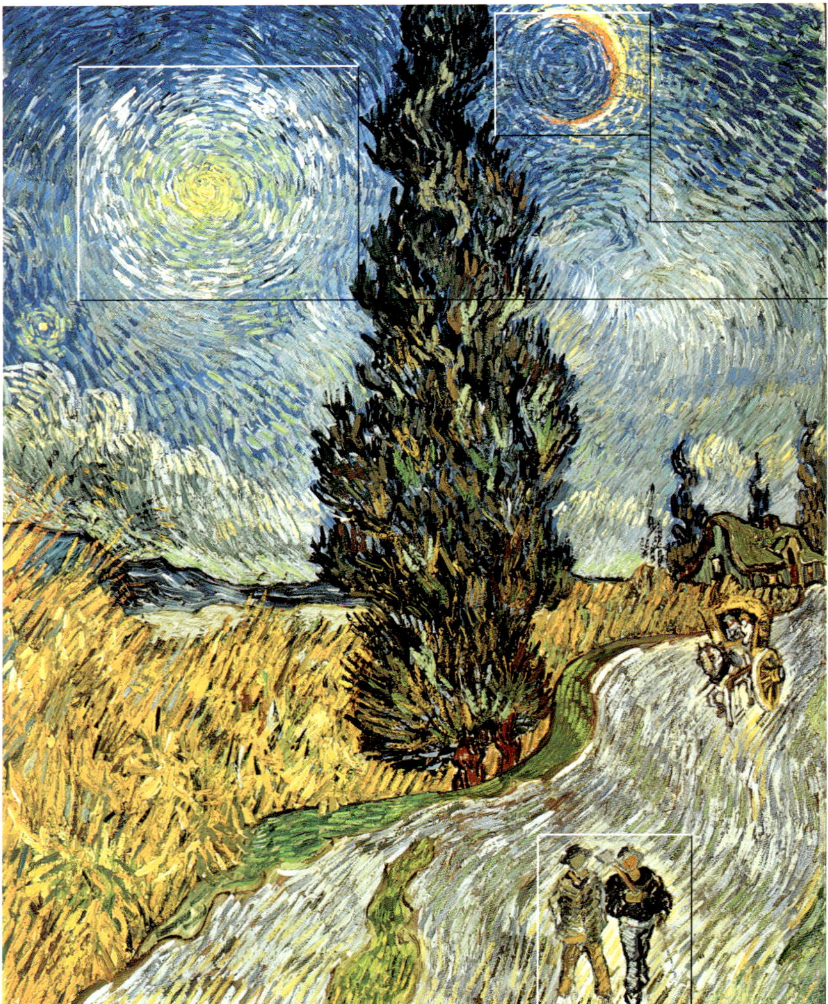

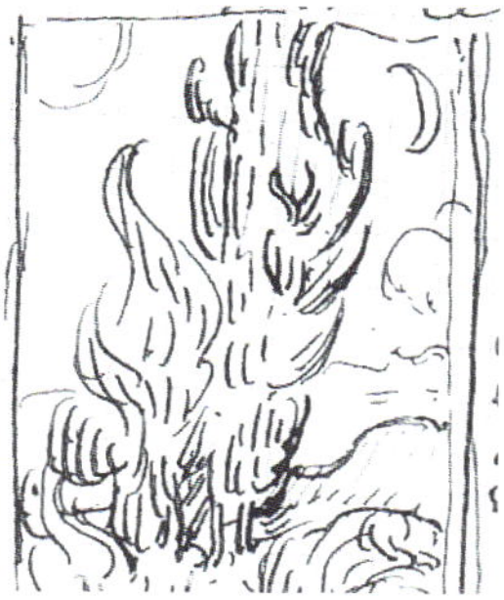

▲ Die Skizze dieser Zypresse in einem Brief lodert zum Himmel wie ein inbrünstiges Gebet.

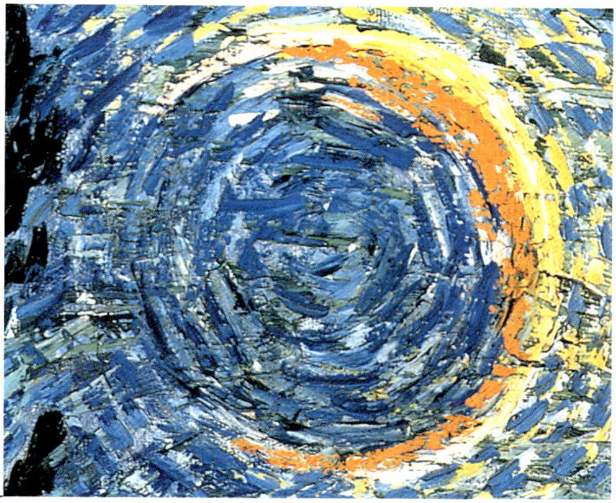

▲ Ein Gefühl von Anspannung und Bedrängnis vermittelt selbst der Himmel. Die Komposition breitet sich in fließenden Linien vom zentralen Motiv der Zypresse in alle Richtungen aus. Jedes Element greift auf seine unmittelbare Umgebung über. In der Darstellung des Mondes erahnt man den nicht sichtbaren Teil.

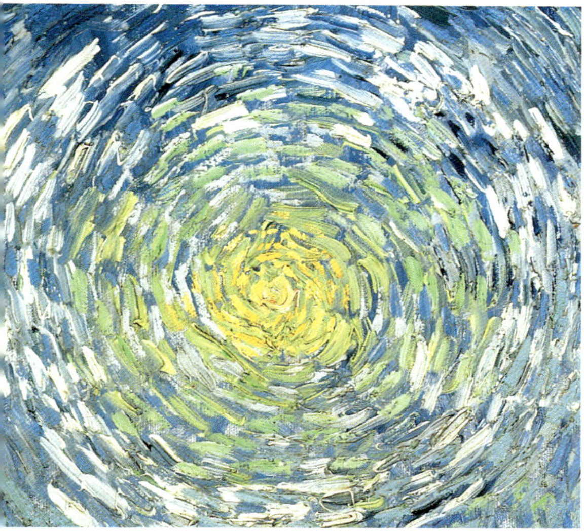

▲ Van Gogh malt die Sterne als einen Strahlenkranz aus gelben, grünen und weißen Farbtupfen vor dem Hintergrund eines sich verdüsternden Himmels.

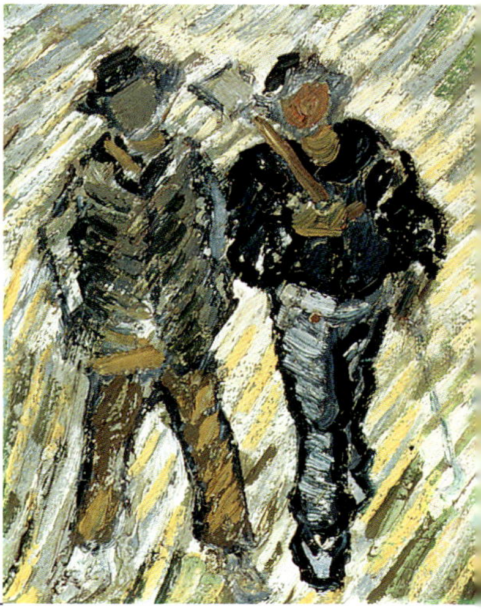

▶ Die beiden Gestalten und die nahende Kutsche wirken verschwindend klein neben der Zypresse und wie verloren in dem sie umgebenden kosmischen Geschehen.

1889

Saint-Rémy

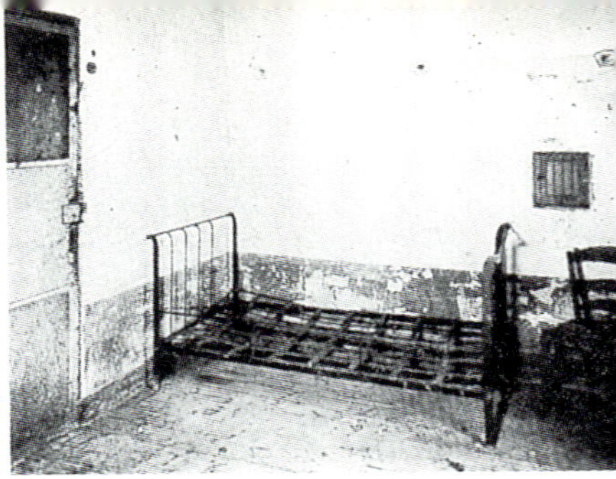

▲ Van Goghs Zelle in der Nervenheilanstalt von Saint-Rémy. Hier erfuhr er, daß Theo und seine Frau ein Kind erwarteten, dessen Pate er werden sollte. Vincent wollte aber damit bis zu seiner völligen Genesung warten. Er schlug Theo vor, das Kind auf den Namen »unseres Vaters«, Theodorus, zu taufen.

Im März 1889 erwirken dreißig Bürger von Arles durch eine Petition van Goghs Zwangseinweisung. »Vincent sah ich zum letzten Mal in Arles im Frühjahr 1889, als er bereits ins Hospital der Stadt eingewiesen worden war. Wir sprachen den ganzen Tag über Malerei, Literatur und Sozialismus«, schreibt Paul Signac, der van Gogh als letzter der Künstlerfreunde in Arles besucht. Nach seiner baldigen Entlassung geht van Gogh im Mai 1889 jedoch freiwillig in die von Doktor Peyrou geleitete Nervenheilanstalt von Saint-Paul-de-Mausole, die zu Beginn des Jahrhunderts von Doktor Mercurier in dem ehemaligen Kloster bei Saint-Rémy gegründet worden war. Zu van Goghs Zeiten ist die Anlage allerdings schon im Niedergang begriffen und Teile des Gebäudes werden nicht mehr benutzt. Der eigentliche Grund für Vincents Rückzug in die Anstalt ist wohl, daß er sich psychisch noch nicht geheilt fühlt und vermeiden möchte, seinem frisch vermählten Bruder zur Last zu fallen. Da genügend Räume zur Verfügung stehen, erhält van Gogh zwei Zimmer, von denen er eines als Atelier einrichtet. Durch das vergitterte Fenster blickt Vincent »auf ein umfriedetes Kornfeld, ein Ausblick à la van Goyen«. Die sommerliche Landschaft löst eine regelrechte Arbeitswut aus. Bereits um sechs Uhr früh steht Vincent auf und zieht, begleitet von einer Aufsichtsperson, mit der Staffelei in die Natur hinaus, wo er Gemäuer, Büsche, Berge und den Himmel in seinen wechselnden Stimmungen malt.

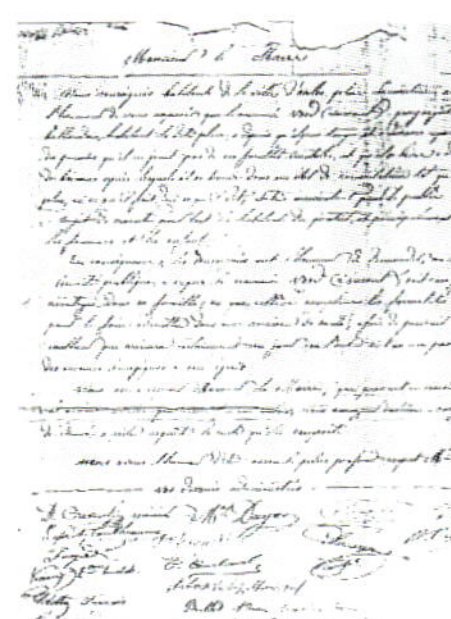

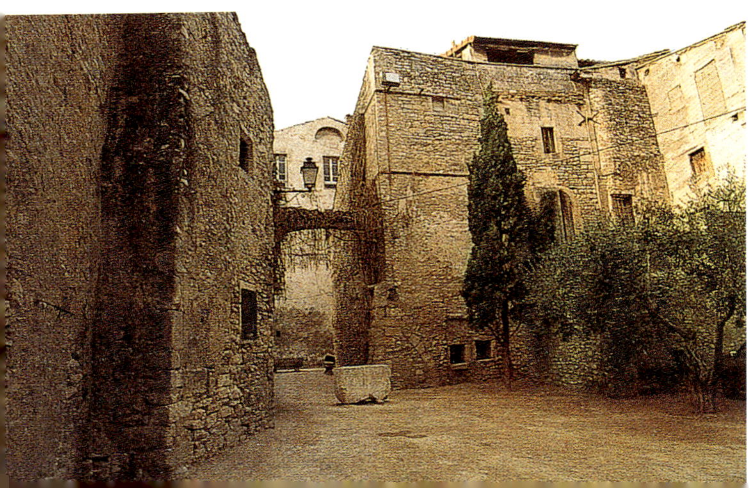

◀ Am Fuße der Bergkette der Alpilles liegt Saint-Rémy, in der Nähe der antiken Ruinen von Glanum, berühmt durch das Juliermonument, das vermutlich zu Ehren der verstorbenen Enkel des Augustus errichtet wurde. Es ist das am besten erhaltene römische Denkmal der Provence.

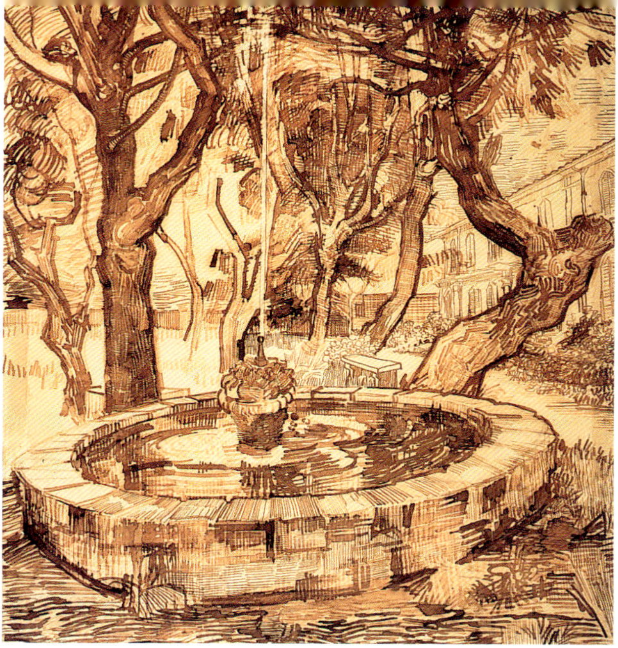

Van Gogh, *Brunnen im Garten des Hospitals Saint-Paul,* 1889, Amsterdam, Rijksmuseum Vincent van Gogh. Der menschenleere Garten im Innenhof der Anstalt wurde für van Gogh zum Mikrokosmos, den er aus jedem Blickwinkel in faszinierenden Bildern festhielt; eine Arbeit, bei der sich sein Gemüt wieder aufhellte. Die Zeichnung spricht für eine genaue Kenntnis der von Cézanne angewandten malerischen Prinzipien.

»Es scheint hier bei den Leuten ein Ammenmärchen zu geben, das ihnen Angst vorm Malen macht, und davon ist offenbar in der Stadt geredet worden«, berichtete van Gogh. In der Petition gegen Vincent wurde er als »verrückter Landschaftsmaler« bezeichnet.

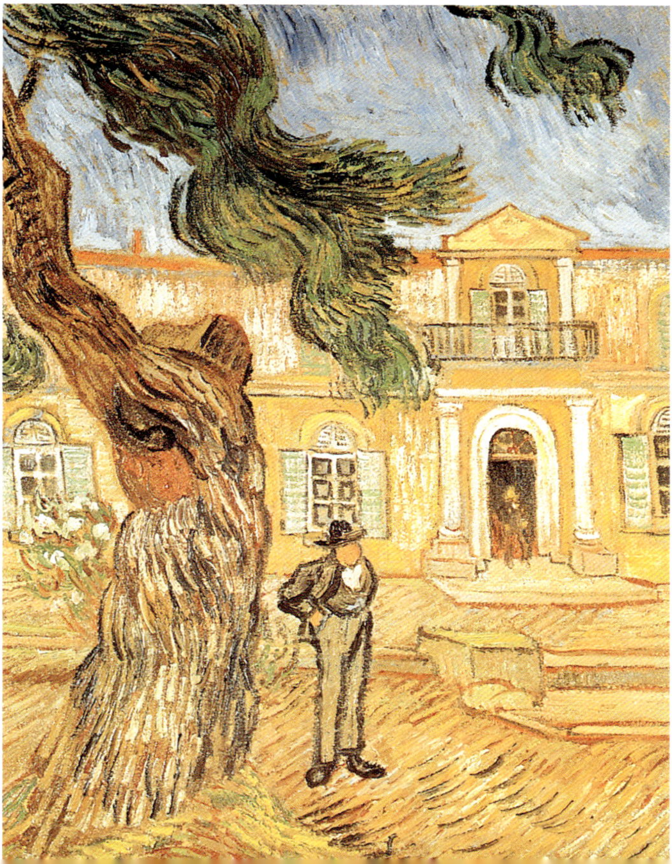

Van Gogh, *Pinie und Figur vor dem Hospital Saint-Paul,* 1889, Paris, Musée d'Orsay. Vincent ging es darum, Erde und Sonne neu darzustellen, und mit der Zypresse, dem Weinstock und dem Olivenbaum den Baum an sich ins Bewußtsein der Menschen zurückzubringen. Vincents Bäume sind beseelte Wesen voll vibrierenden Lebens. Groß und mächtig stehen sie da, winzig klein wirken die Figuren daneben.

Vase mit Schwertlilien

In der Nervenheilanstalt von Saint-Rémy erleidet van Gogh erneut Anfälle. Theo schreibt er: »Ich muß Luft haben, ich bin ganz vernichtet von Unglück und Langerweile.« Das Bild hängt im Rijksmuseum Vincent van Gogh in Amsterdam.

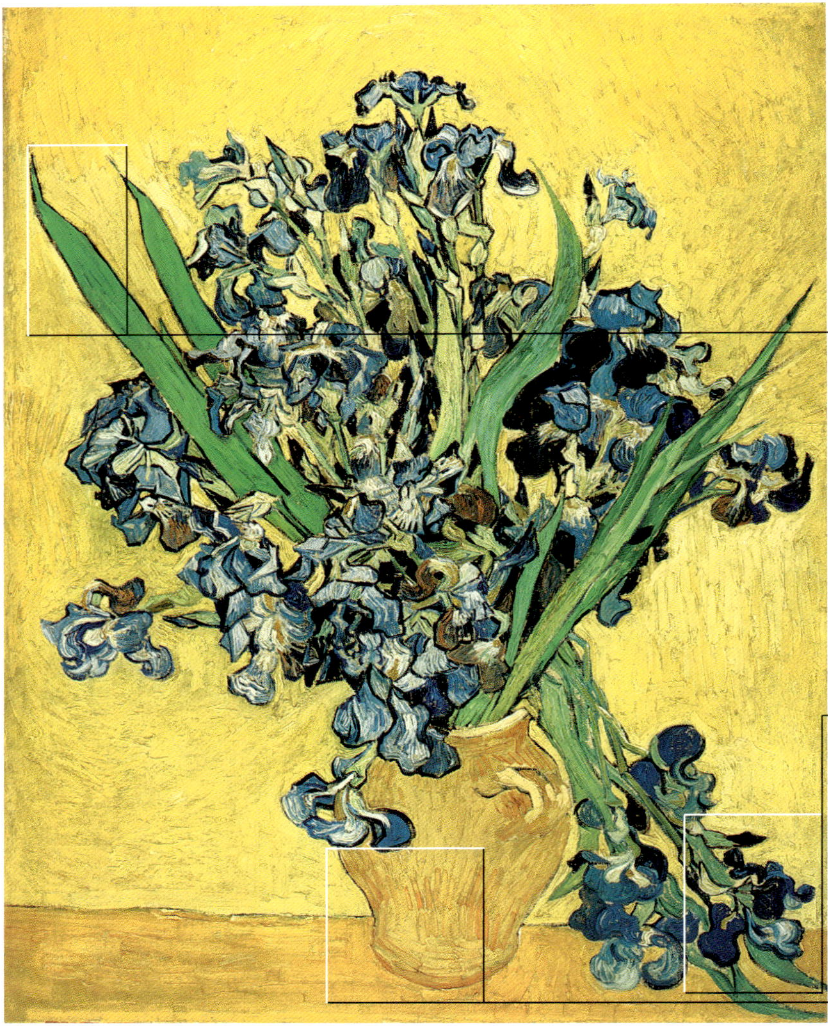

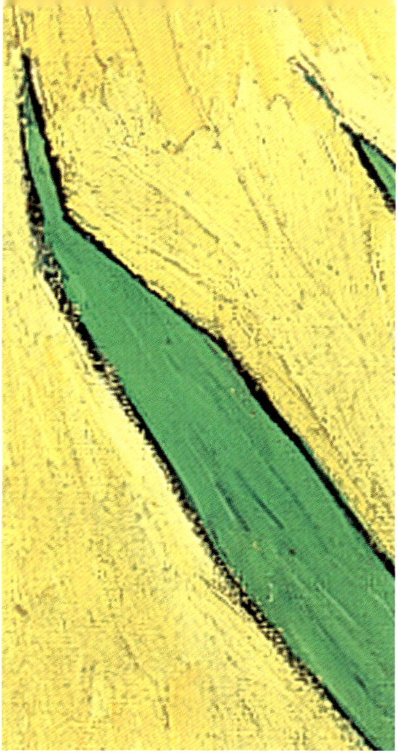

◀ Die spitzen Blätter der Schwertlilie kontrastieren mit der duftigen Blütenfülle, die Vincent in ihrer fragilen Schönheit eindringlich erfaßt. Anders als in impressionistischen Blumenbildern sind die Blüten hier nicht als Farbtupfer wiedergegeben, sondern in ihrer individuellen Erscheinungsform ebenso genau durchgestaltet wie die Porträtbilder van Goghs. »Ich male gerade einen Lilienstrauß, dessen Farbe bis ins reine Karmin und Preußischblau geht. Die Blumen heben sich von einem grellgelben Hintergrund ab. Andere gelbe Töne erscheinen auf der Vase.«

▶ Traditionellerweise gelten Lilien in der Malerei als Attribut der Jungfrau Maria, Symbol ihrer Unschuld und Reinheit. So erscheinen Lilien auch auf der Mitteltafel des Portinari-Altares der Uffizien, dem Hauptwerk des Hugo van der Goes (um 1440/45–1482). Der niederländische Maler litt in seinen letzten Lebensjahren unter Depressionen. Van Gogh verglich in seinen Briefen sein eigenes Schicksal mit dem dieses Malers.

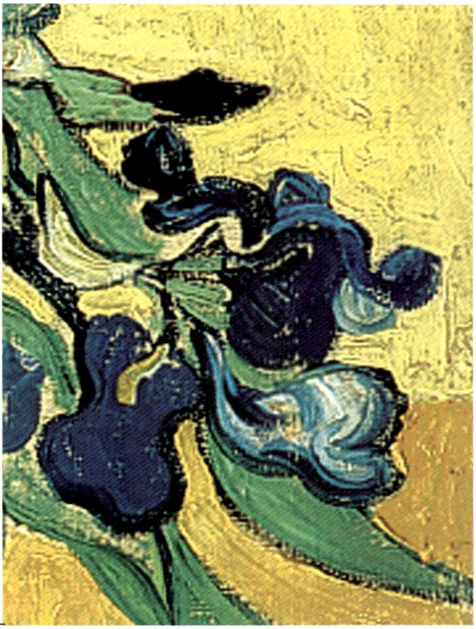

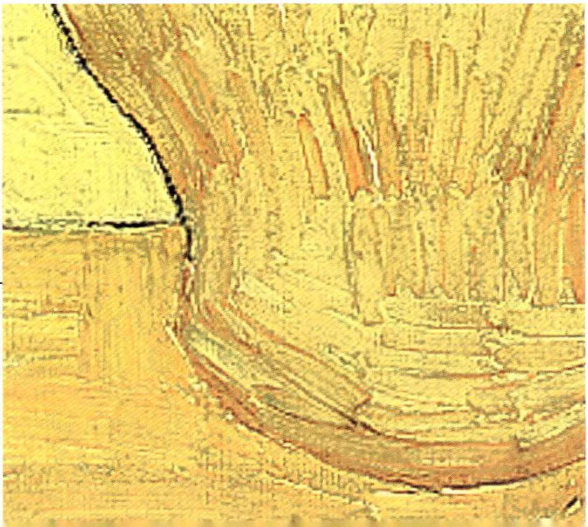

◀ Eine unglaubliche Symphonie in Gelb. Ein zitronengelber Hintergrund umgibt die Blumen und reflektiert an einigen Stellen die Skala ihrer kühleren Töne. Die vergleichsweise kleine Vase betont die üppige, geradezu explodierende Blütenpracht. Blau und Gelb ergeben einen eindrucksvollen Kontrast, wie man ihn auch beim *Sämann* (Seite 78) beobachten kann.

Die Landschaft der Alpilles

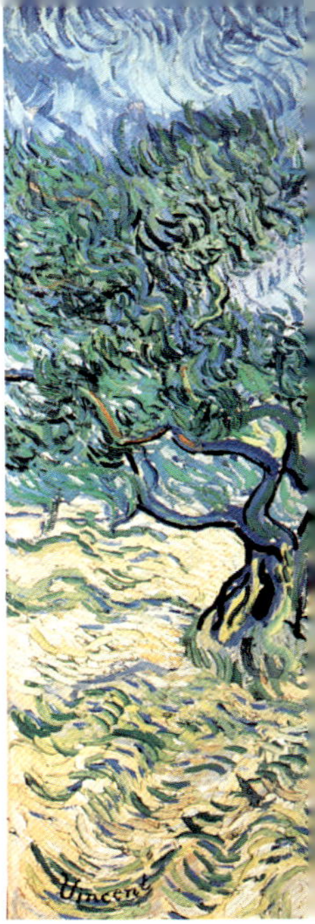

Von Orgon bis Saint-Gabriel, der ehemaligen römischen Siedlung Ernaginum, verläuft von Ost nach West eine Gebirgskette. Tief in den Fels eingegraben trennt hier die Durance den Lubéron von den Alpilles. Diese Landschaft von herber Schönheit ist die Heimat des Olivenbaums, des Baums »mit dem uralten Raunen«, wie van Gogh schreibt. Von hier stammt Nostradamus, der berühmte Astrologe und Mathematiker. Der geheimnisvolle Zauber der Landschaft, wo Bäume und Berge unheimliche Gestalten annehmen, hat eine Fülle von Sagen und Mythen hervorgebracht. Vincent sucht mit seiner Staffelei einsame, windgepeitschte Felder und Hügel auf. Die farblich kontrastreichen Landschaften, die er hier malt, spiegeln den Zustand seiner Seele wider. Er liest in dieser Zeit Dostojewskis *Aufzeichnungen aus einem Kellerloch,* eine Erzählung, die sich mit der Ergründung des Unbewußten befaßt. Einen Widerhall des beklemmenden Gefühls, das sich bei dieser Lektüre eingestellt haben mag, glaubt man in Vincents Landschaftsbildern der Alpilles zu verspüren.

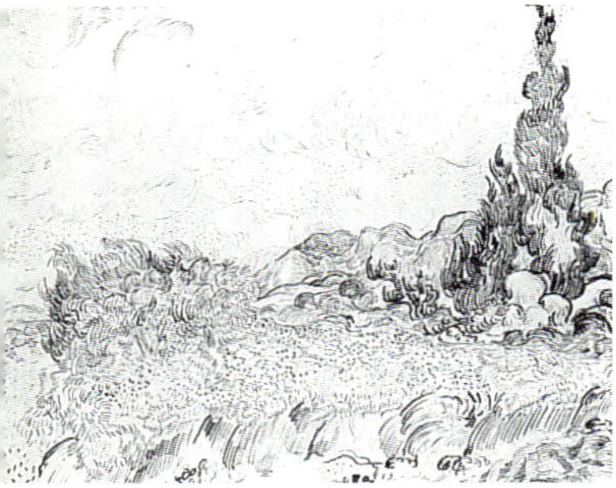

▲ Van Gogh, *Weizenfeld mit Zypressen,* 1889, Amsterdam, Rijksmuseum Vincent van Gogh. Gegensätzlich und doch gleichwertig zu seinen Sonnenblumen war für Vincent die Zypresse, »der schwarze Fleck in einer sonnenbeschienenen Landschaft, ... einer der interessantesten schwarzen Töne, doch ich kann mir keinen denken, der schwieriger zu treffen wäre«, wie er an Theo schrieb.

▼ Van Gogh, *Straßenarbeiter auf dem Boulevard Victor Hugo in Saint-Rémy,* November 1889, Cleveland, The Cleveland Museum of Art. Inmitten von Straßenbauarbeiten repräsentieren die mächtigen Baumstämme die Lebenskraft der Natur und verwandeln die friedliche städtische Szene in eine apokalyptische Vision.

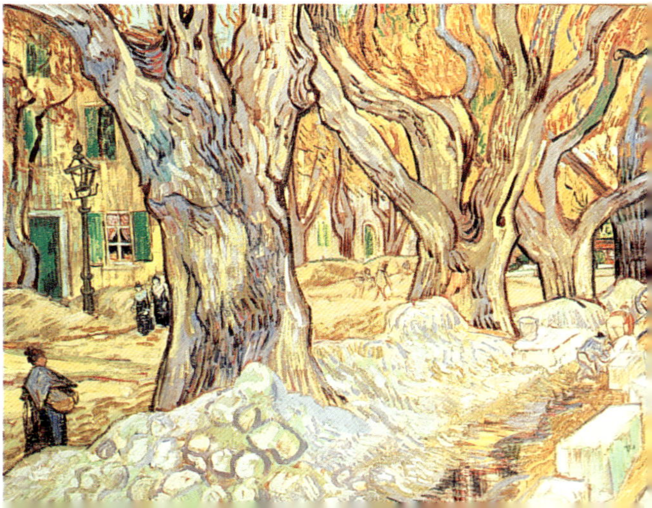

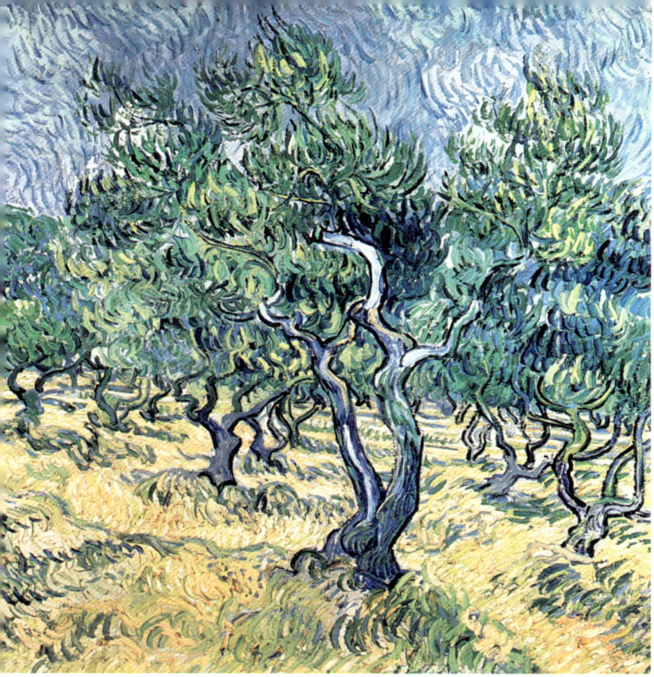

◀ Van Gogh, *Olivenhain,* 1889, Otterlo, Rijksmuseum Kröller-Müller. Immer wieder wählte Vincent Olivenbäume als Motiv, deren eigentümliches Silbergrün ihn faszinierte. Zunehmend konzentrierte er sich jedoch auf Form und Dynamik der Linie. Hier verzichtet er auf leuchtende Chromgelb- und Kobaltpigmente und bevorzugt dumpfere Harmonien in Ocker und Grau, ohne daß das Bild an Intensität verlieren würde.

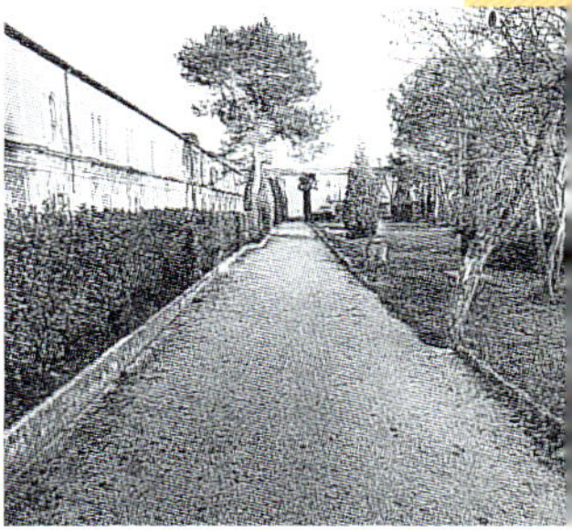

▼ Van Gogh, *Garten des Hospitals Saint-Paul,* 1889, Essen, Museum Folkwang. Typisch für van Goghs Zeit in Saint-Rémy sind die kleinen Figuren unter mächtigen Bäumen – Ausdruck des Gefühls der Verlorenheit. Der verstümmelte Baum im Vordergrund ragt bedeutungsvoll ins Bild.

▶ Der Weg entlang der Mauer des Hospitals evoziert einerseits Freiheitsbedürfnis und andererseits Angst vor dem eigenen Unbewußten.

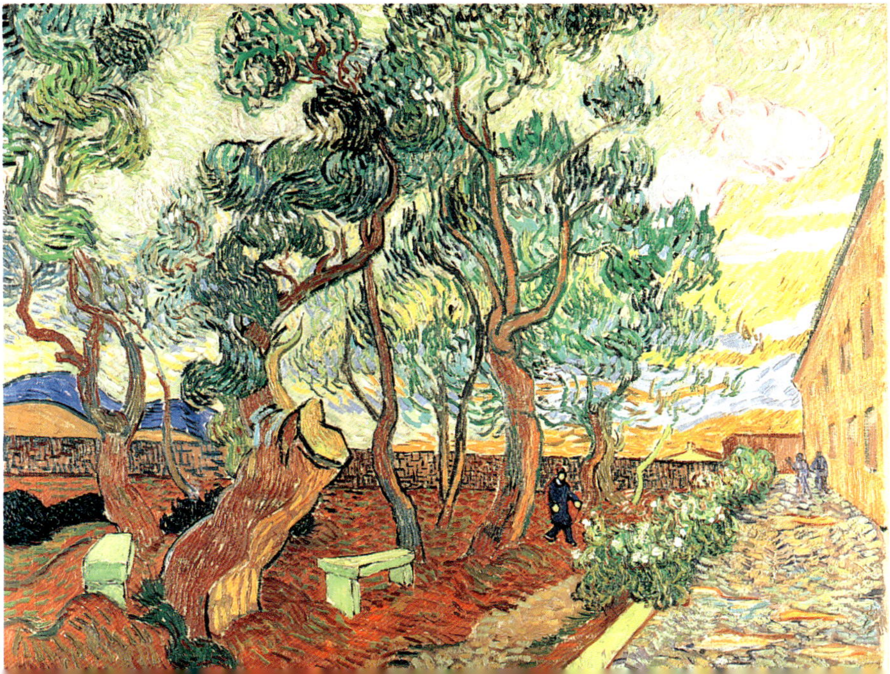

1889

Die Sternennacht

Dieses Bild (New York, Museum of Modern Art) ist die eindrucksvolle Darstellung einer grenzenlosen Sehnsucht nach dem Unendlichen. Biblische Schilderungen des Himmels verbinden sich hier mit der Lyrik Walt Whitmans.

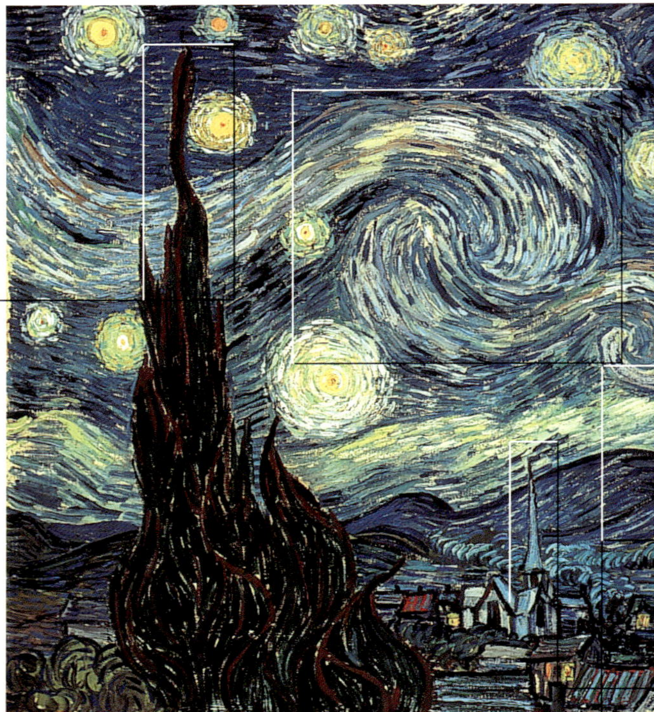

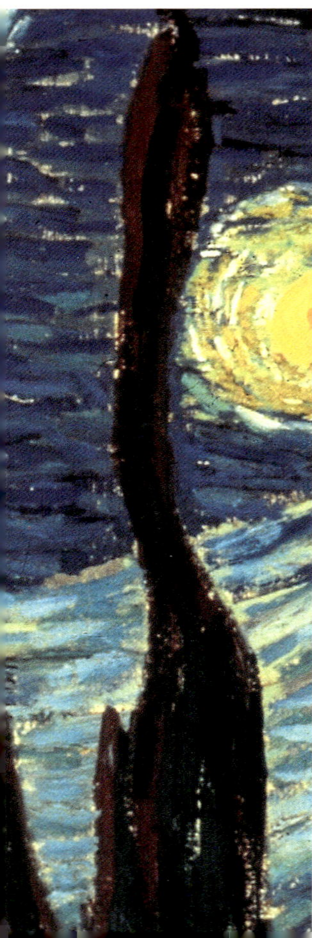

◄ Die Zypressen verbinden Erde und Himmel, Leben und Tod. Diese ernsten und vornehmen Bäume, die die Maler des 15. Jahrhunderts akribisch wiedergegeben haben, werden hier zu dunklen, himmelwärts lodernden Flammen.

► Der helle Lichtstreifen am Horizont verstärkt noch die Dunkelheit, die Land und Dorf umhüllt. Die Berge haben abgerundete, organische Formen, ihre schwarzen Konturen deuten ihre Zugehörigkeit zu den irdischen Gefilden an.

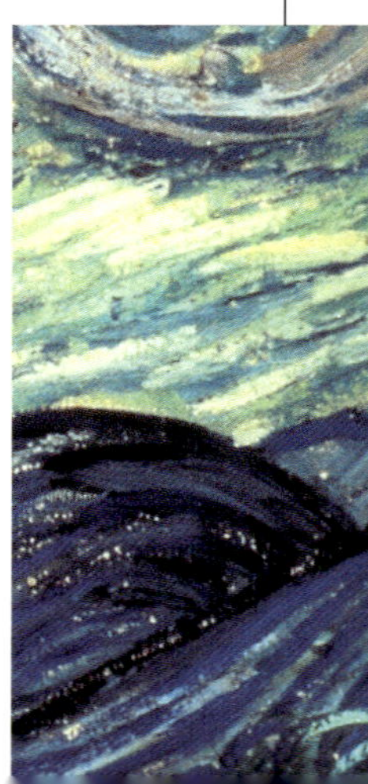

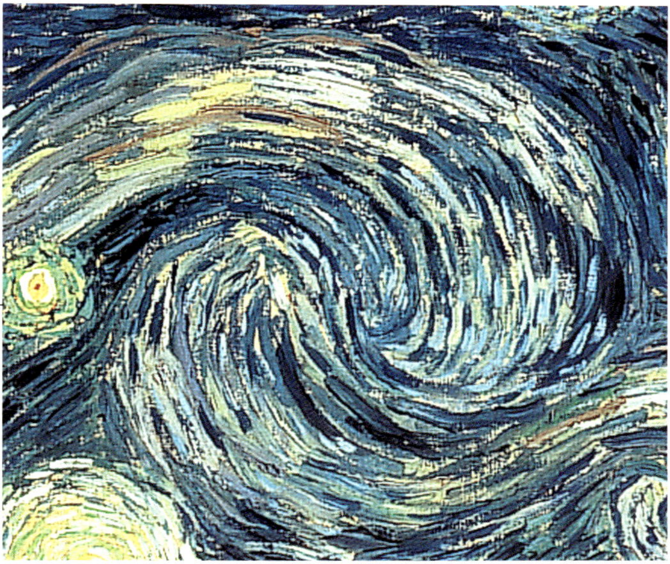

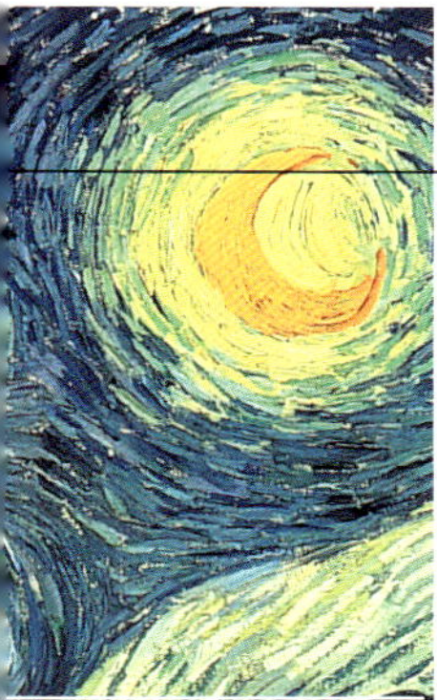

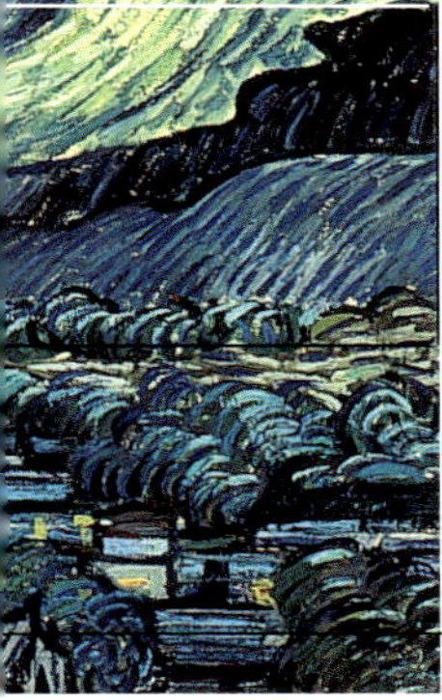

▲ Nach einer kritischen Phase, in der ihn religiöse Wahnvorstellungen quälten, drängte es Vincent, die Grenzen des Sichtbaren zu überschreiten. So gelangte er zu diesen phantastischen kosmischen Erscheinungen, möglicherweise der Versuch, Sonne und Mond in einem Bild zu vereinen.

▶ Obgleich das Bild in Saint-Rémy entstanden ist, glaubt man, ein holländisches Dorf vor sich zu haben. Man spürt die Sehnsucht des Künstlers nach seiner nordischen Heimat mit ihren weiten Ebenen und dem hohen, offenen Himmel. Immer stärker verspürte van Gogh nun dieses Sehnen.

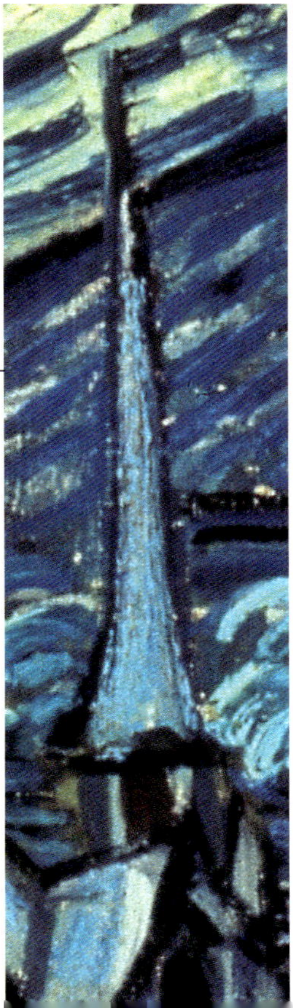

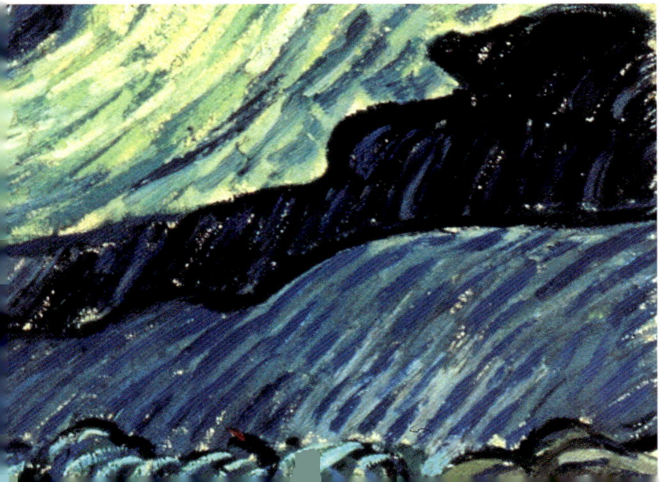

Die Experimente der Zeitgenossen

▶ Paul Signac, *Sandstrand bei Saint-Brieuc,* 1890, Moskau, Puschkin-Museum. Signac (1863–1935) kommt das Verdienst zu, den von Georges Seurat begründeten Pointillismus weitergeführt und durchgesetzt zu haben.

Die späten 1880er Jahre stehen im Zeichen des Pointillismus. Van Gogh interessiert sich seit 1886 für diese Kunstrichtung, dem Jahr, in dem Georges Seurat sein Bild *Ein Sonntagnachmittag auf der Insel Grande Jatte* vorstellt. Seurat (1859–1891) gelingt es, den Impressionismus weiterzuentwickeln. Richtungweisend sind für ihn wissenschaftliche Prinzipien der optischen Wahrnehmung und der Farbwirkung. So wird er zum Begründer einer Malweise, bei der methodisch Tupfen reiner, sich ergänzender Kontrastfarben nebeneinander gesetzt werden, die sich erst im Auge des Betrachters mischen. Die atmosphärische Lichtwirkung seiner Bilder beruht auf dieser Technik. 1884 begegnet Paul Signac Seurat und ist von dessen Theorie begeistert. Signacs Pointillismus ist jedoch in der Pinselführung freier, in der Farbe lebhafter als der Seurats, da er unbewußt die wissenschaftlichen Prinzipien dekorativen Zwecken unterordnet. Einen ganz anderen Weg hat inzwischen der als Zöllner arbeitende »Sonntagsmaler« Henri Rousseau eingeschlagen. Um 1886 läßt er das Genre der idyllischen Postkartenmalerei hinter sich und findet zu einem poetischen, unverwechselbaren Stil.

▼ Caran d'Ache, Plakat für die *Exposition Russe* 1895, Paris, Bibliothèque des Arts Décoratifs. Neben Toulouse-Lautrec zählen Caran d'Ache, T. A. Steinlen und P. Bonnard zu den Begründern der modernen Plakatkunst.

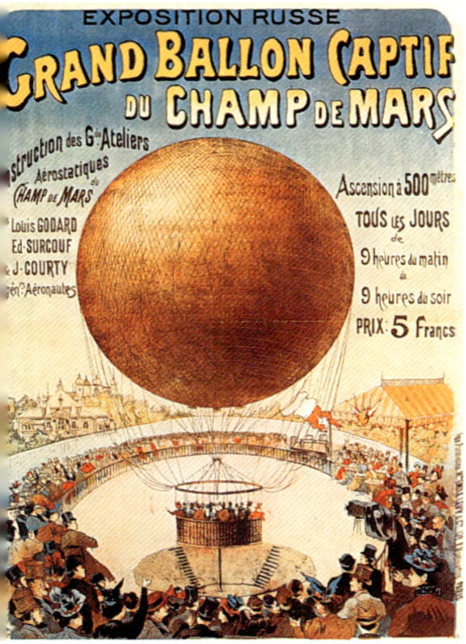

▶ Henri Rousseau, *Im Wald,* 1886, Zürich, Kunsthaus. Eine romantische Sehnsucht spricht aus diesem Bild, das durch das phantastische Laubwerk der Bäume den Eindruck eines Traumbildes vermittelt.

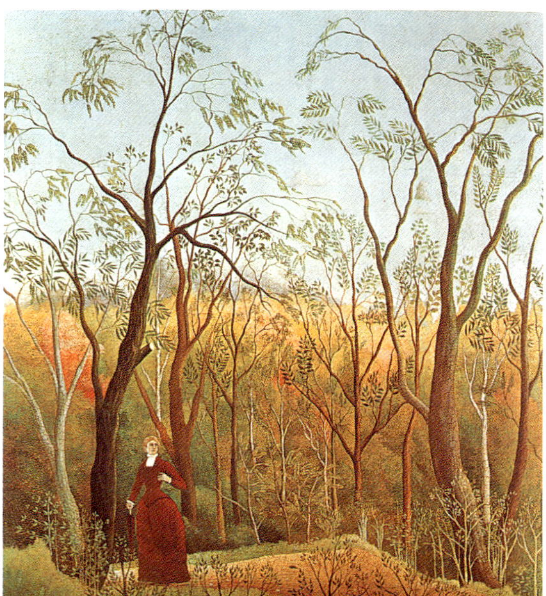

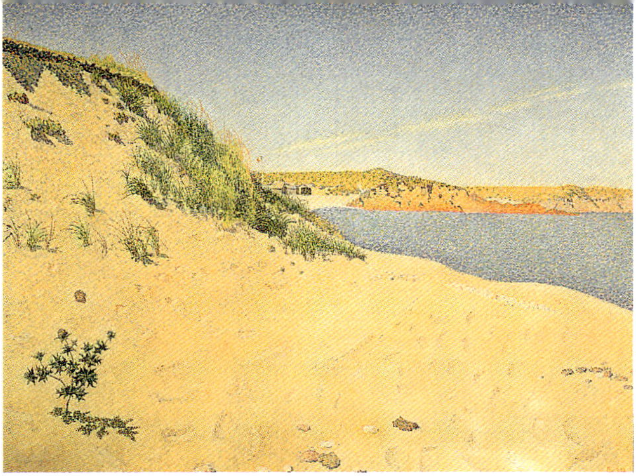

1889

▼ Georges Seurat, *Badende in Asnières,* Ausschnitt, 1883–84, London, Tate Gallery. Seurats Stil basierte auf der Farbtheorie Ogden N. Roods und der Abhandlung Eugène Chevreuls über die Komplementärfarbkontraste. »Über Seurats System habe ich viel nachgedacht, werde es jedoch keineswegs verfolgen. Doch haben die Pointillisten etwas Neues gefunden«, bemerkte van Gogh.

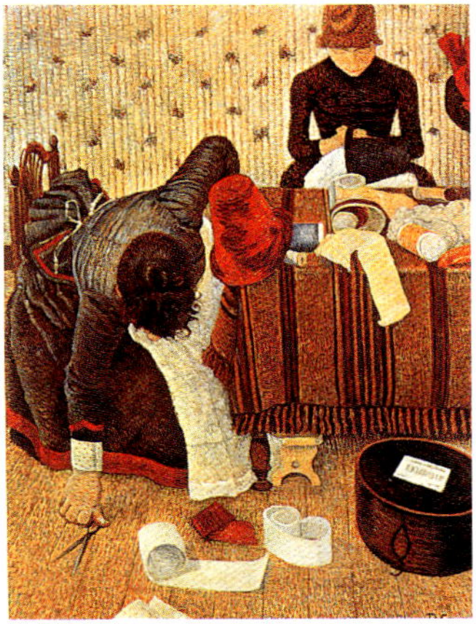

◀ Paul Signac, *Die Modistin,* 1885, Zürich, Sammlung Bührle. Signac verwendete hier die pointillistische Malweise erstmals zur Wiedergabe eines Interieurs.

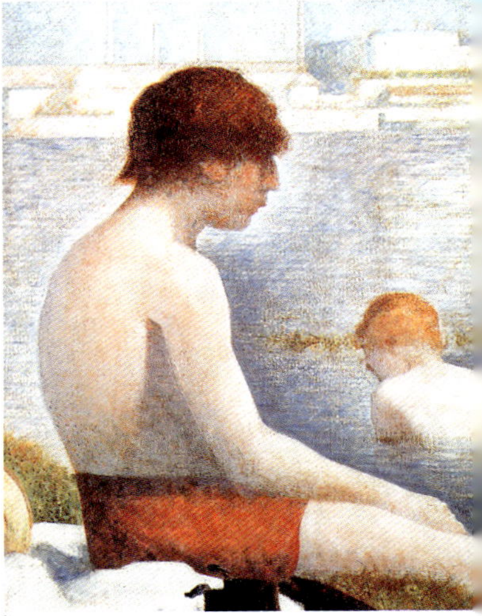

▼ Paul Signac, *Der Hafen von Saint-Tropez,* 1897, Saint-Tropez, Musée de l'Annonciade. Der vom Mittelmeer begeisterte Signac lud van Gogh ein, zu ihm zu kommen, doch Vincent zog es inzwischen wieder nach dem Norden.

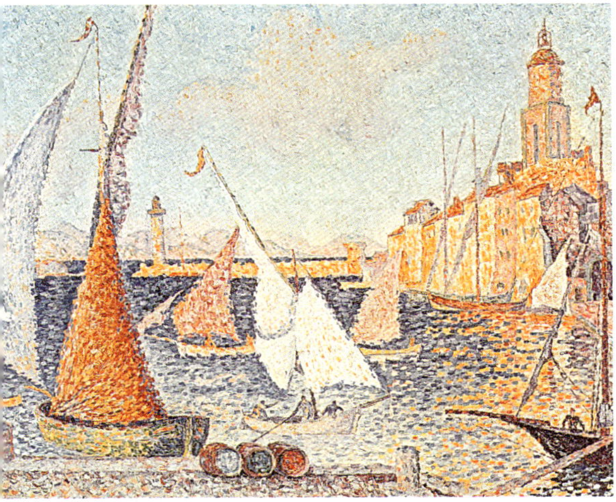

Georges Seurat

Obwohl er nur 31 Jahre alt geworden ist, hat Seurat ein eindrucksvolles Œuvre geschaffen. Sein Bild *Ein Sonntagnachmittag auf der Insel Grande Jatte* (Chicago, The Art Institute) wird 1886 auf der Impressionisten-Ausstellung mit fassungslosem Staunen aufgenommen. Signac bemerkt zu diesem pointillistischen Meisterwerk: »Es ist das erste Bild, das allein mit Tupfen reiner Farben gestaltet ist, deren Verschmelzung sich erst im Auge des Betrachters vollzieht.«

1889

Runde der Gefangenen

Das Bild aus dem Jahr 1890 (Moskau, Puschkin-Museum) ist nach einer Druckgraphik von Gustave Doré entstanden, die Theo dem Bruder ins Hospital von Arles geschickt hatte.

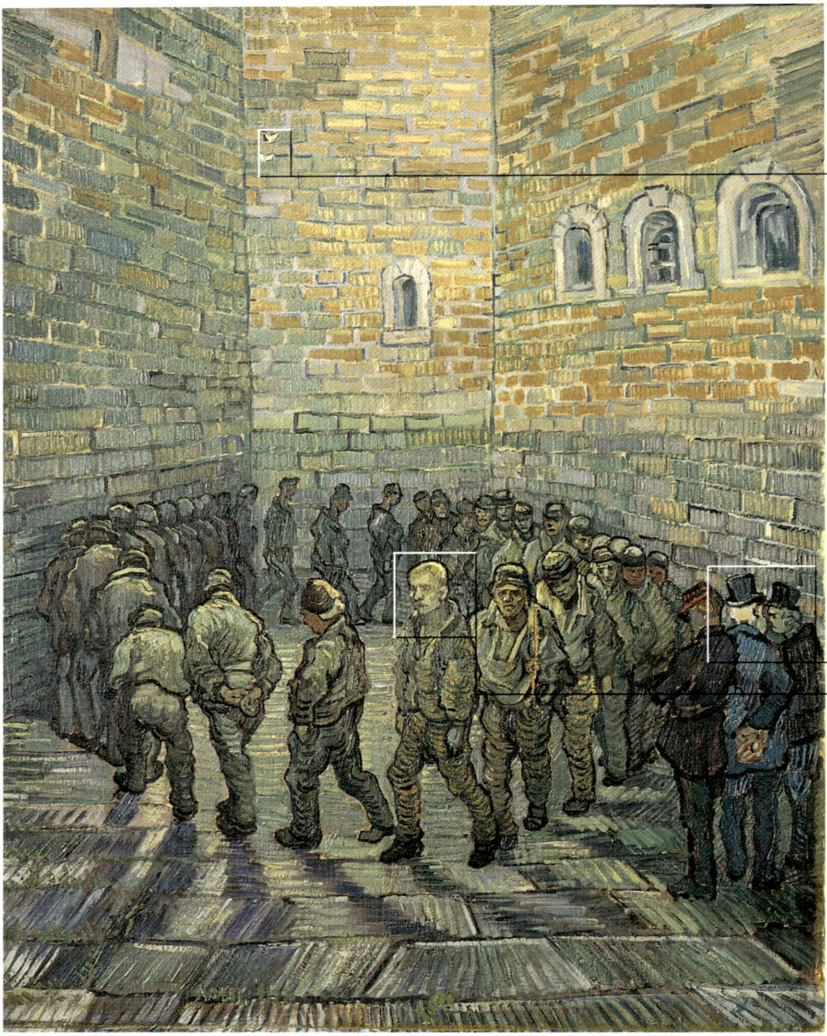

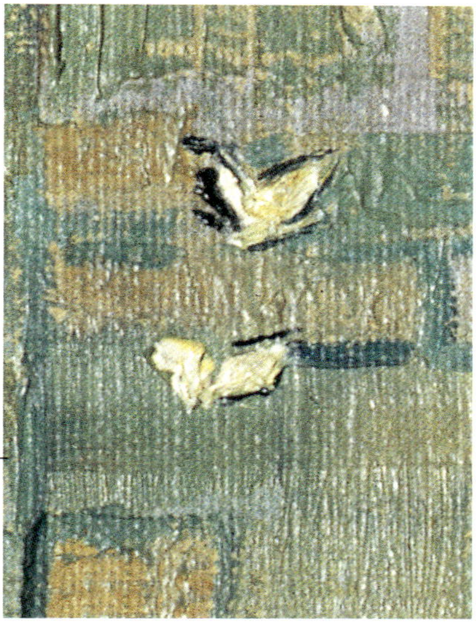

◄ In der »Schlangengrube« mit ihren erdrückend hohen Wänden flattern zwei weiße Schmetterlinge, die sich dicht beieinander halten. Sie verkörpern die Hoffnung auf Freiheit, die Sehnsucht nach Schönheit und nach einem unbeschwerten Leben, all das, was Vincent nun unerreichbar fern schien. Man beachte die feine Textur, mit der van Gogh das Schwarzweiß des Druckes von Doré farblich nachempfindet. Durch technische Akribie suchte er wohl die selbstzerstörerischen Kräfte in seinem Inneren zu bannen.

► Die Herren mit Zylinder erinnern an Figuren von Daumier. In Haltung und Erscheinung unterscheiden sie sich deutlich von den Häftlingen. Mehr Beobachter als Aufseher, betrachten die Vertreter der Bürgerschicht gleichgültig die Gefangenen auf ihrem endlosen, ausweglosen Gang. Das Bild spiegelt Vincents qualvolles Gefühl des Eingeschlossenseins wie seinen Wunsch nach Flucht. Der Rundgang war für ihn sicherlich eine Metapher des Lebens, in dem er sich zwischen erdrückenden Schuldgefühlen und der Sehnsucht nach Freiheit gefangen fühlte.

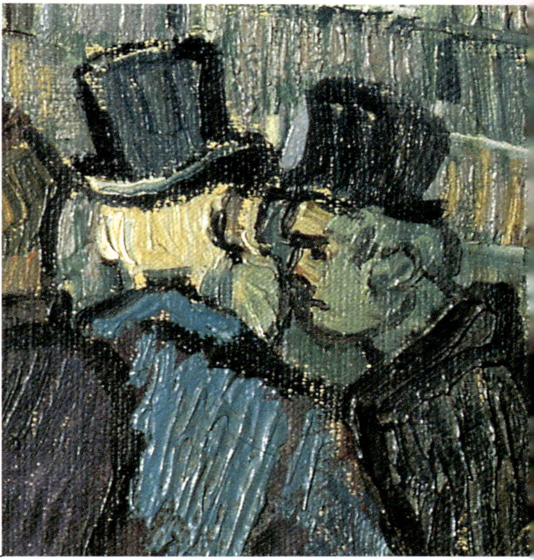

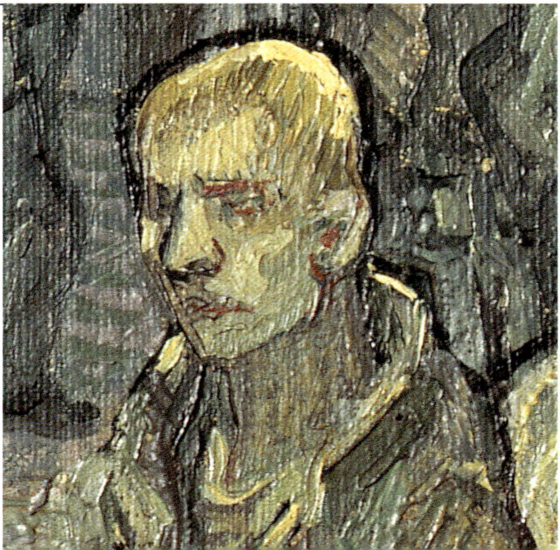

◄ Einigen Interpreten zufolge trägt das Gesicht dieses blonden Mannes, der sich dem Betrachter zuwendet, die Züge van Goghs. Das bedrückende Motiv wird ihn verfolgt haben. Siebenunddreißig Männer sind auf dem Bild zu sehen, eine Zahl, die in van Goghs Leben eine verhängnisvolle Bedeutung hatte: im Alter von siebenunddreißig Jahren beging er Selbstmord.

Arbeit als Therapie

Da es ihm in der Anstalt von Saint-Rémy an Modellen fehlt, verlegt sich van Gogh auf die Übertragung von Nachstichen der Werke großer Meister in die Malerei. Was dabei entsteht, sind keinesfalls Kopien, sondern eigenständige Gemälde, die »persönliche Interpretation einer Komposition«, wie Vincent in Analogie zur Musik schreibt. Sein technisches Vorgehen erklärt er wie folgt: »Ich stelle das Schwarz-Weiß von Delacroix oder von Millet … als Motiv vor mich hin. Und dann improvisiere ich darüber in Farbe, doch versteh mich recht – ich bin nicht ganz ich, sondern versuche, Erinnerungen an *ihre* Bilder festzuhalten – aber diese Erinnerung, der ungefähre Zusammenklang der Farben, die ich gefühlsmäßig erfasse, auch wenn es nicht genau die richtigen sind – das ist meine eigene Interpretation. Ich finde diese Arbeit sehr lehrreich, vor allem aber ist sie manchmal tröstlich.« Vincent fühlt sich seinen Vorgängern brüderlich verbunden, ein Gefühl, das dem vereinsamten Künstler sehr viel bedeutet. Besonders genau studiert er Théodore Géricaults Porträts von Geisteskranken, realistisch genaue Bildnisse, die von einer ernsthaften Auseinandersetzung des Malers mit dem unheimlichen und quälenden Zustand dieser Menschen zeugen.

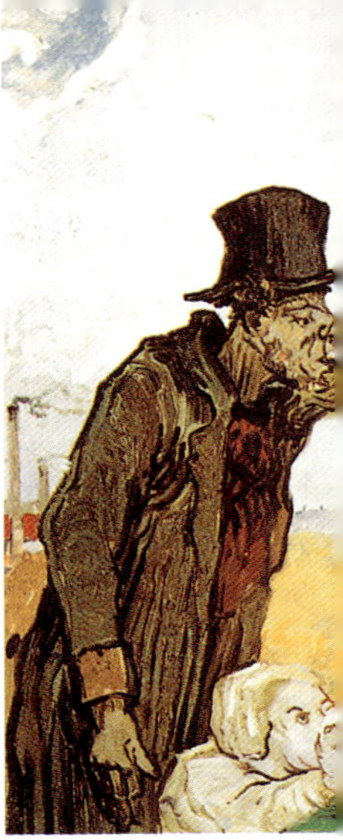

▲ Van Gogh, *Die Trinker* (nach Daumier), 1890, Chicago, The Art Institute. Aus seinen eifersüchtig gehüteten Drucken wählte van Gogh diesen wohl wegen seines erschreckenden Realismus zum Nachmalen aus.

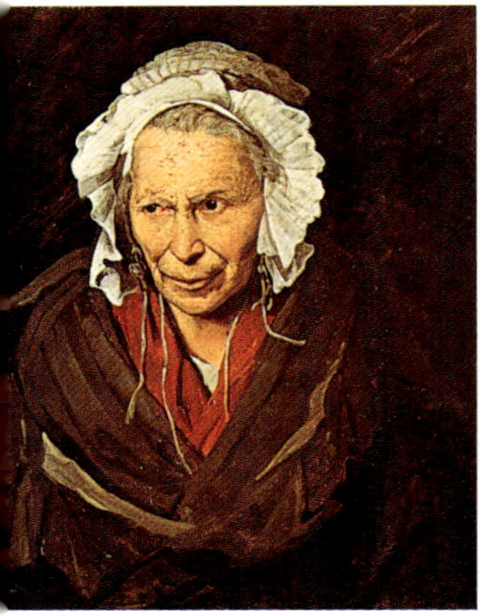

▲ Théodore Géricault, *Irrsinnige Neiderin,* 1823, Lyon, Musée des Beaux-Arts. Géricault studierte die Leidenschaften und die Spuren, die sie in einem Gesicht hinterlassen.

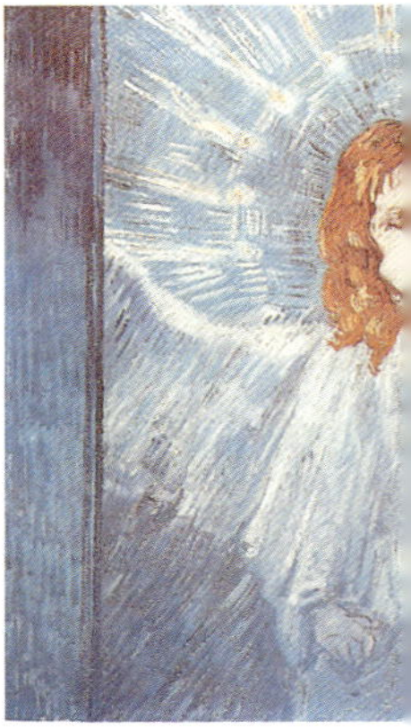

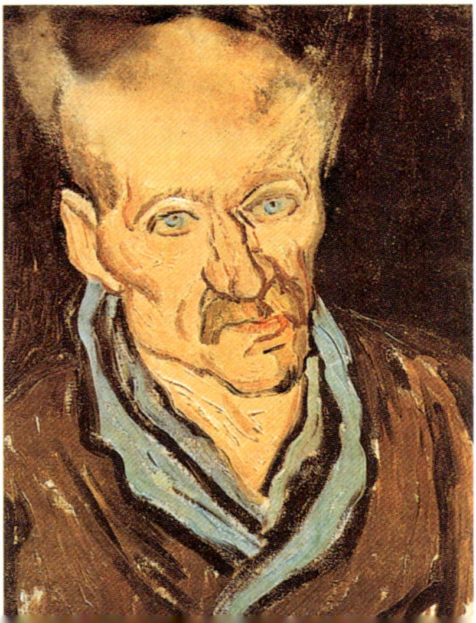

◀ Van Gogh, *Patient im Hospital Saint-Paul,* Oktober 1889, Amsterdam, Rijksmuseum Vincent van Gogh. Ein menschlicher Abgrund, von einem Mitleidenden gemalt.

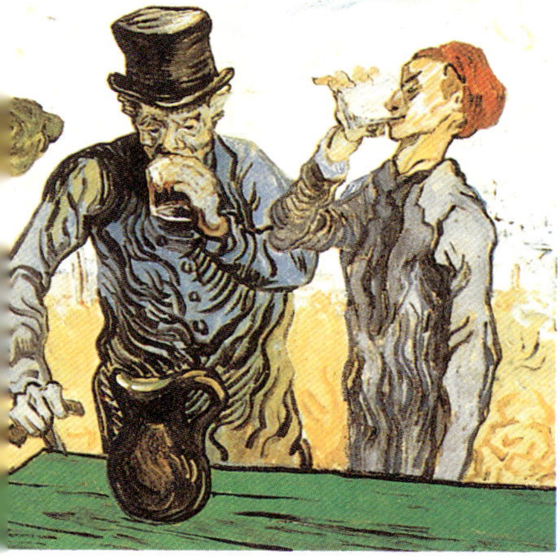

☑ Van Gogh, *Pietà* (nach Delacroix), 1889, Amsterdam, Rijksmuseum Vincent van Gogh. Das Antlitz des gemarterten Christus mit roten Haaren und rotem Bart ist ein Selbstbildnis des Künstlers. Das blaue Gewand Marias bauscht sich gegen die goldgesäumten Wolken. Sie hat die »guten, kräftigen Hände einer Arbeiterin«.

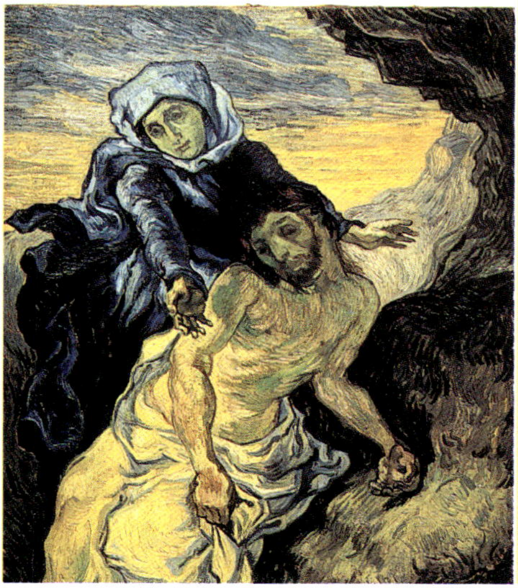

☑ Van Gogh, *Halbfigur eines Engels* (nach Rembrandt), September 1889, Verbleib unbekannt. Das richtige Blau für dieses Rembrandt-Motiv zu finden war wohl die Aufgabe, die van Gogh sich hier stellte. Während der alte Meister selbst warme Töne verwendete, erscheint der Erzengel Gabriel hier in einem frühlingsblauen Himmel. Der Engel ist nicht idealisiert, seine Miene ist leidvoll und in sich gekehrt.

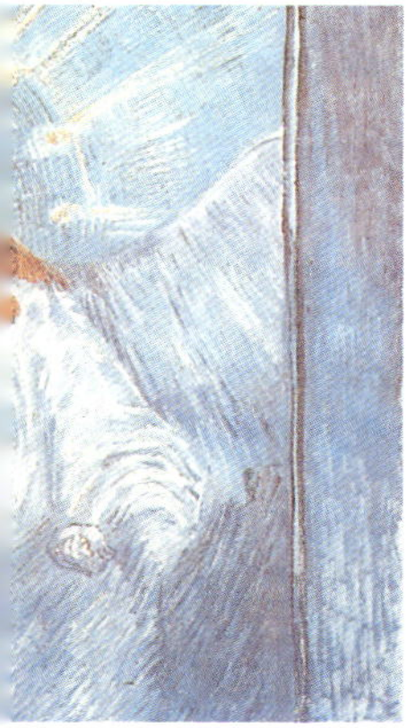

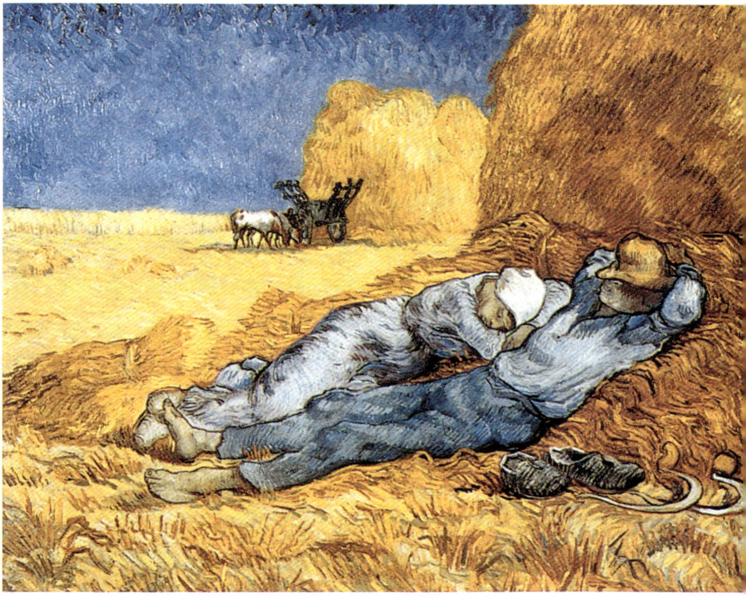

▶ Van Gogh, *Die Mittagsrast* (nach Millet), Januar 1890, Paris, Musée d'Orsay. Millets Szenen erinnerten Vincent möglicherweise an Theos häusliches Glück.

Im Schatten der »Grande Dame«

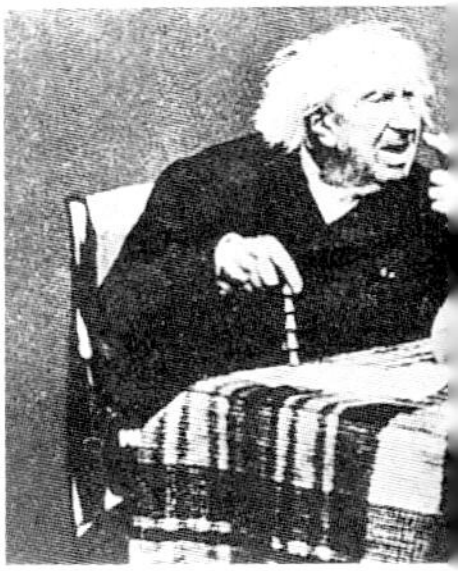

Der Wahlsieg der Republikaner 1889 verhindert in Frankreich eine Diktatur unter General Boulanger. Im selben Jahr wird in Paris die Zweite Internationale als Vereinigung der sozialistischen Parteien gegründet. Die allgemeine dreijährige Wehrpflicht wird per Gesetz eingeführt. Die kritische Situation gegen Ende des Jahrhunderts gibt den spiritualistischen Tendenzen in Literatur und Philosophie Auftrieb, während andererseits der technische Fortschritt zunehmend das tägliche Leben prägt. »Das gegenwärtige Zeitalter bildet einen jener kritischen Zeitpunkte, in denen das menschliche Denken im Begriff ist, sich zu wandeln. Da die Ideen der Vergangenheit, obwohl halb zerstört, noch sehr mächtig, und die Ideen, die sie ersetzen sollen, erst in der Bildung begriffen sind, ist die Gegenwart eine Periode des Übergangs und der Anarchie.« Dieses Bild des *Fin de siècle* zeichnet Gustave Le Bon in seinem Essay *Psychologie der Massen*. In einem von zahlreichen Künstlern unterschriebenen Manifest gegen den Eiffelturm heißt es: »Wir werden gezwungen sein, mitanzusehen, wie der scheußliche Schatten dieser scheußlichen, zusammengeschraubten Säule sich wie ein Tintenklecks ausbreitet.« Dennoch werden Künstler von Robert Delaunay bis Marc Chagall den Eiffelturm, die »Grande Dame«, immer wieder als Motiv wählen.

▼ Die 300 Meter hohe, 7000 Tonnen schwere »Grande Dame« von Paris wurde für die Weltausstellung 1889 von dem Ingenieur Gustave Eiffel konstruiert. Mit dem Bau war bereits 1867 begonnen worden.

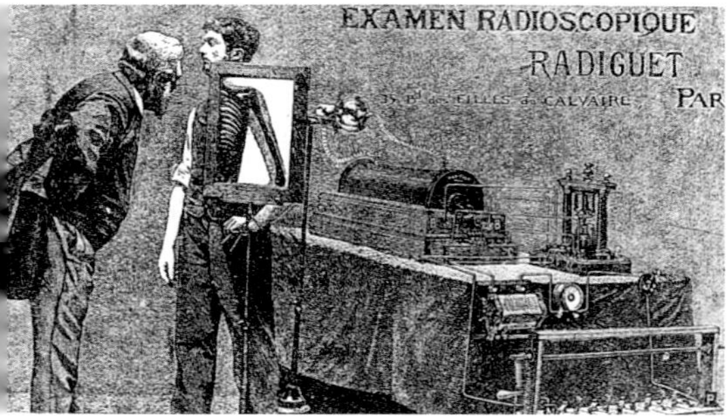

▲ Den Lesern des »Parisien de Paris« wird eine Röntgenaufnahme vorgeführt. In dieser Zeit entdeckte Pasteur Impfstoffe gegen bakterielle Erreger; 1882 beispielsweise gegen den Milzbrand.

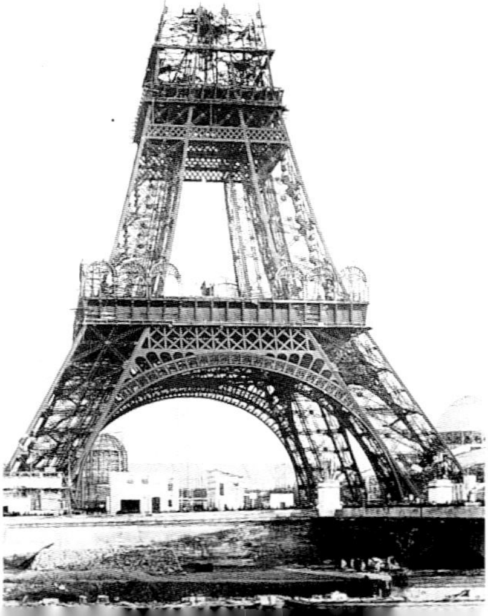

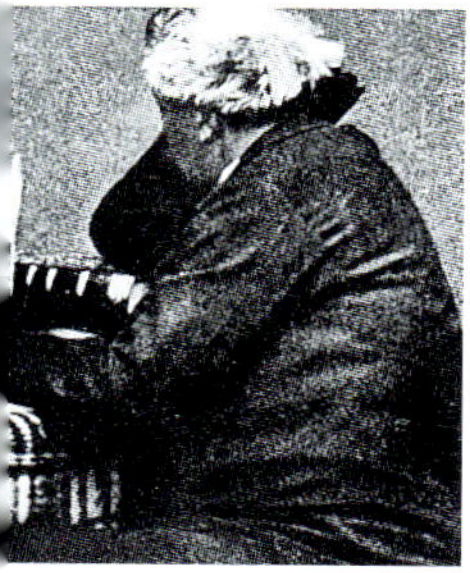

◄ Die erste Momentaufnahme gelang Nadar am 30. August 1886. Das Aufkommen der Fotografie hatte einschneidende Konsequenzen für die zeitgenössische Malerei. Die Möglichkeit, den Augenblick festzuhalten, führte zu neuen Studien über die optische Wahrnehmung.

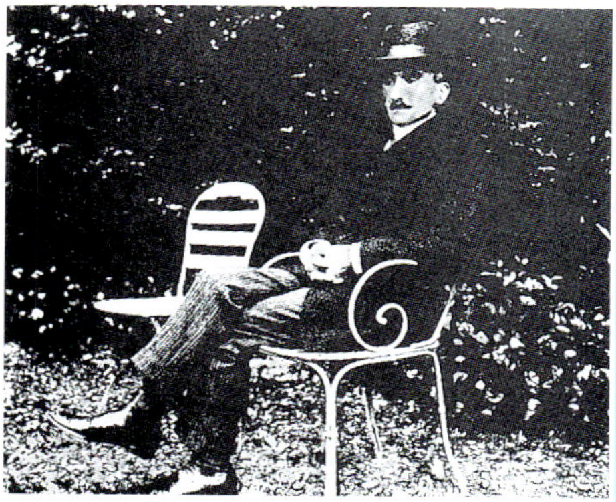

▲ Das Werk von Henri Louis Bergson (1859–1941) ist sicherlich die originellste Reaktion auf den Positivismus von Comte und Taine. Seine Schrift *Zeit und Freiheit* (1889) gab den Anstoß für eine neue Denkrichtung, die die Intuition über den reinen Rationalismus stellte.

▼ Maurice Maeterlinck, Umschlag der *Sieben Prinzessinnen*. Maeterlincks Werk ist von einem mystischen Pantheismus gekennzeichnet. Berühmt wurde sein von Claude Debussy vertontes Märchendrama *Pelleas und Melisande* sowie das symbolistische Märchenspiel *Der blaue Vogel*.

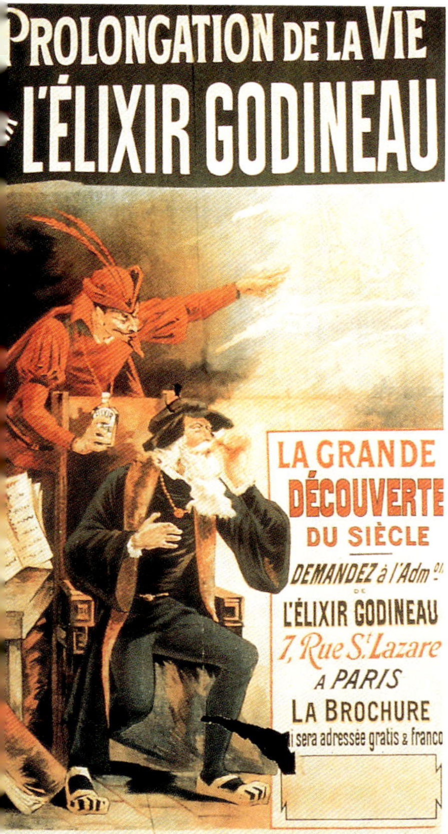

▲ Werbung von 1894. Materialismus und Gesundheitskult charakterisierten die neue Medizin, doch auch in der Belle Epoque glaubte man noch an Wunderelixiere. Gustave Flaubert notierte in seinem *Wörterbuch der Gemeinplätze:* »Gesundheit: zuviel Gesundheit macht krank.«

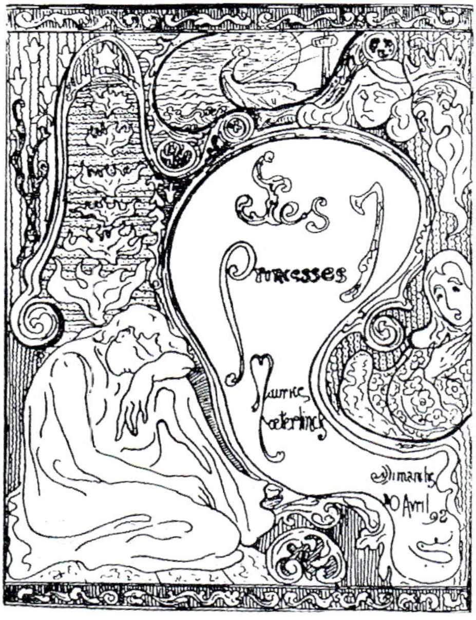

1889

Blühende Wiese mit Baumstämmen und Löwenzahn

Das herrliche Landschaftsbild (Otterlo, Rijksmuseum Kröller-Müller) ist im Frühjahr 1890 in Saint-Rémy entstanden.

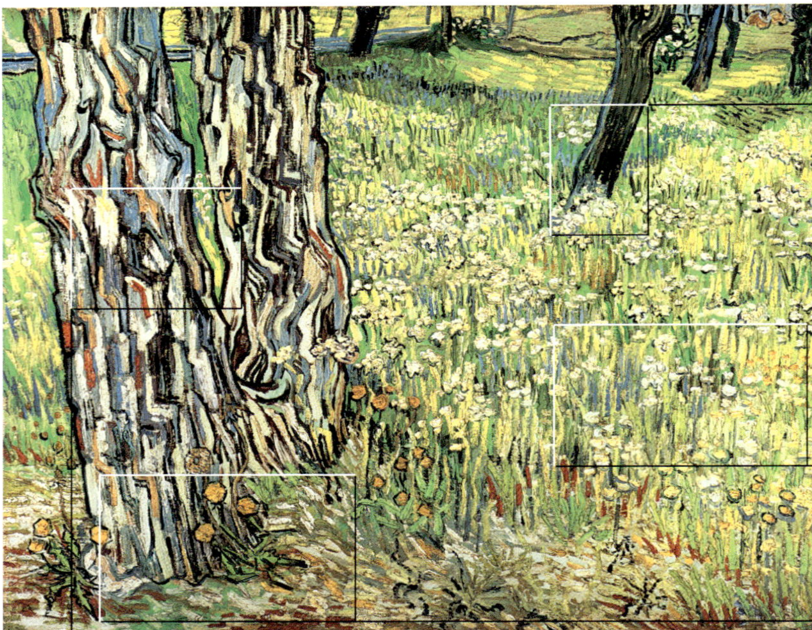

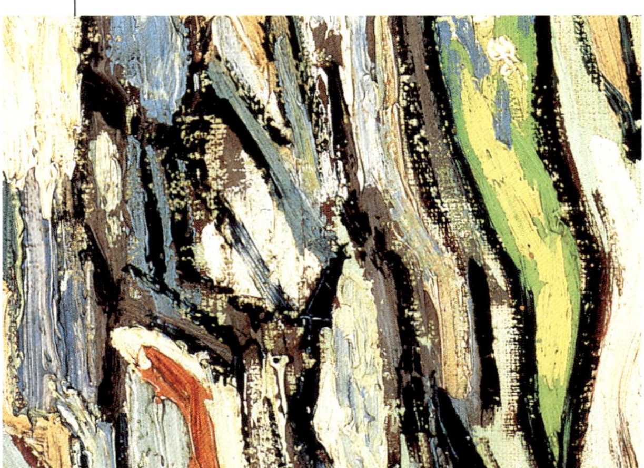

◀ Die subtile Ausarbeitung der Stämme läßt lila, blaue und orangefarbene Pinselstriche erkennen. Die Gesamtwirkung ist so organisch-plastisch, daß man die rauhe Rinde zu fühlen meint.

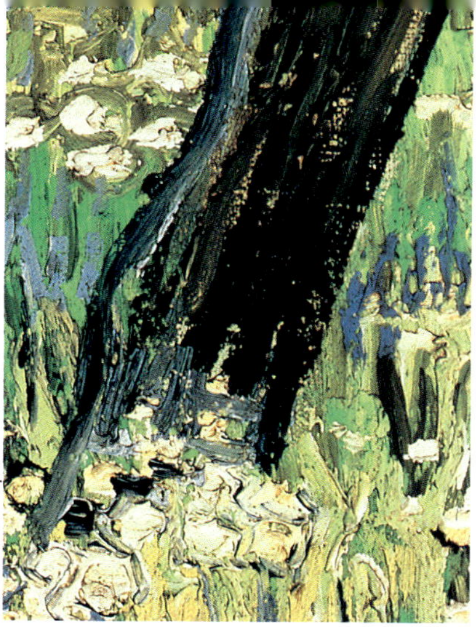

»Ich habe soeben ein Wiesenstück in der Sonne beendet, das ich für sehr stark halte.« Während seines Aufenthalts im Hospital hatte sich in Vincents Malerei ein deutlicher Wandel vollzogen. In der Farbgebung eher frei, achtet er nun vor allem auf die Formen, in denen sich das Wesen der Natur offenbart. Die grellen Farben von Arles sind subtileren Tönen gewichen, auch konzentriert er sich jetzt mehr auf die Bewältigung des Raums.

Das zarte Grün der Wiese entsteht aus dem Zusammenspiel der Komplementärkontraste gelb und blau. Das Bild ist eines der ersten modernen Gemälde, das nur den unteren Teil der Bäume zeigt, nicht ihre Krone. Gustav Klimt, Egon Schiele und andere Wegbereiter des Expressionismus übernahmen diese Kompositionsweise und konzentrierten sich bei ihren Baumdarstellungen auf die Erde, Symbol des Ursprungs allen Lebens.

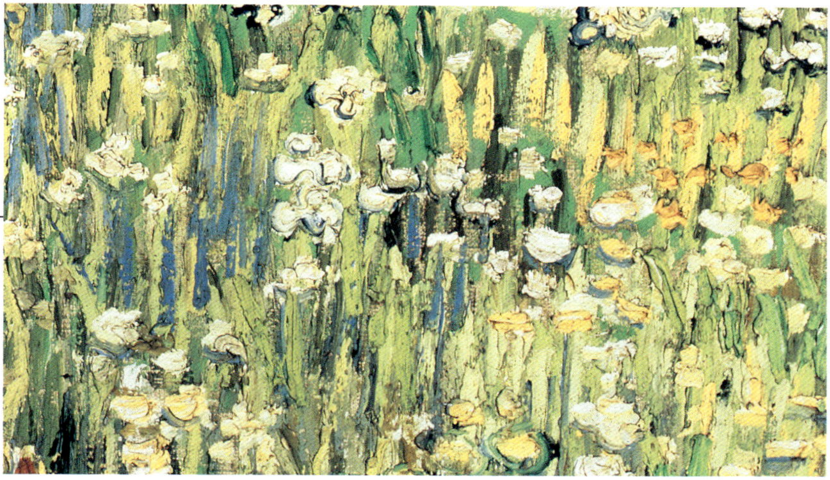

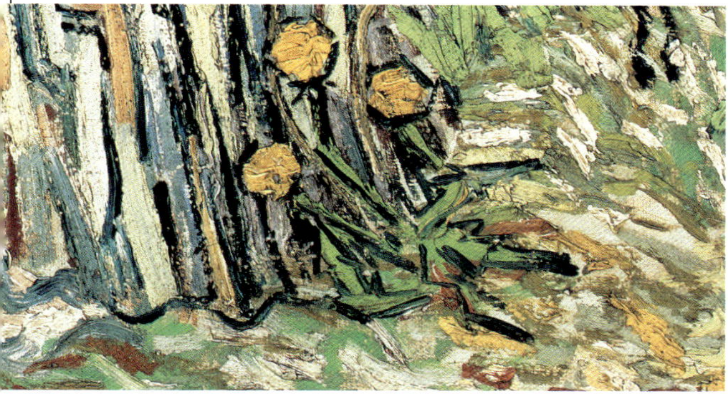

Gleich einem musikalischem Wechselgesang stehen neben den mächtigen, altehrwürdigen Stämmen die zierlichen Gräser, wispernd und vergänglich. Schutzsuchend scheinen sich die kleinen Löwenzahnblüten an den Baum zu schmiegen.

1890

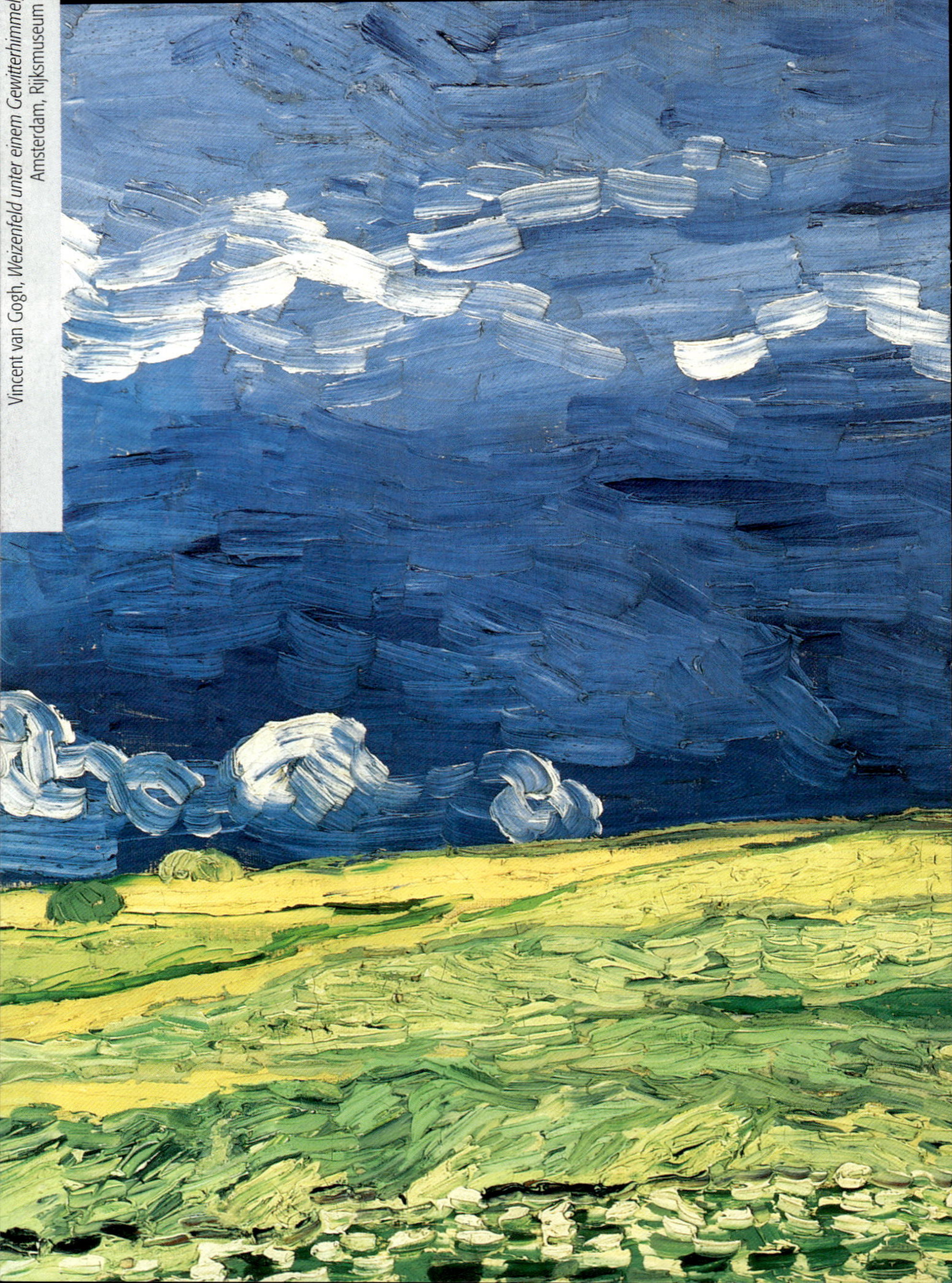

Vincent van Gogh, *Weizenfeld unter einem Gewitterhimmel*, Ausschnitt, 1890, Amsterdam, Rijksmuseum Vincent van Gogh

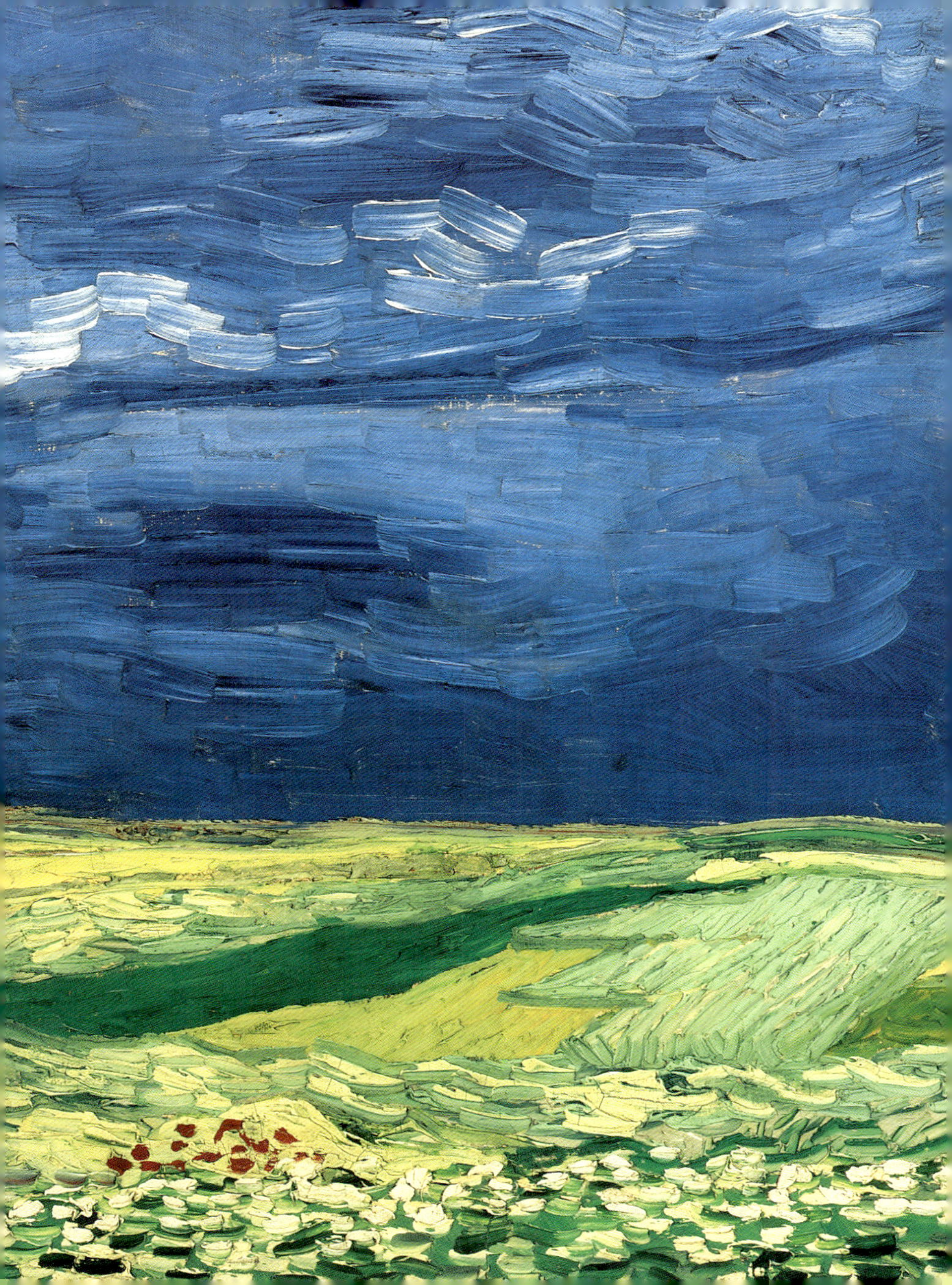

Die Belle Epoque

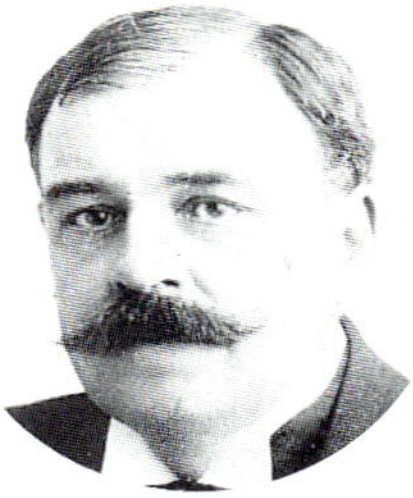

▶ Octave Mirbeau, Schriftsteller und Journalist, trat in seinen Artikeln für die moderne Kunst und gegen die überholte akademische Malerei ein. In einem Artikel über van Gogh schrieb er: »Er identifizierte sich nicht mit der Natur, er nahm sie ganz in sich auf. Er setzte alles daran, Bäume, Himmel, Blumen und Felder richtig zu erfassen und belebte mit seinem Herzblut die Natur, die er malte.«

▼ Der Kunsthändler Paul Durand-Ruel erkannte als erster die Bedeutung der Impressionisten und stellte in seinem Geschäft in der Rue Neuve die Werke von Monet und Pissarro aus. Es gelang ihm auch, das Interesse amerikanischer und russischer Kunstsammler für diese Werke zu wecken.

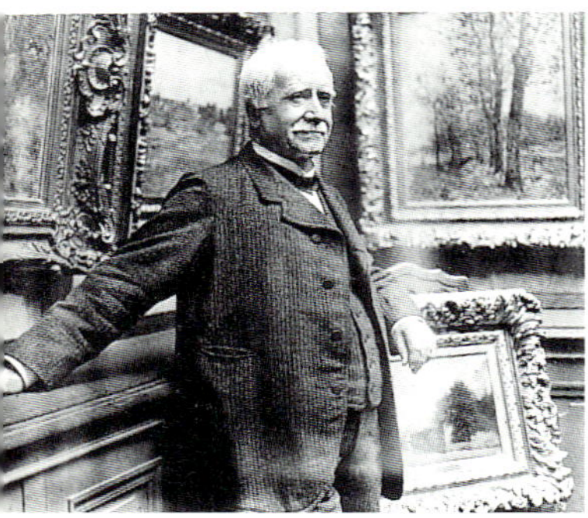

Im letzten Jahrzehnt des 19. Jahrhunderts wird Frankreich von Finanzskandalen, anarchistischen Attentaten und der von Maurice Barrès geschürten nationalistischen und antisemitischen Propaganda erschüttert. Die Zweite Internationale erklärt den 1. Mai zum Kampftag der Arbeiter. Anatole France schreibt *Thaïs*, einen Roman, der in geschliffener Prosa die Welt des alten Griechenland in die Gegenwart zurückholt. Emile Zola veröffentlicht *Die Bestie im Menschen*, eines seiner düstersten und unheimlichsten Werke. Während man Saint-Saëns' Kompositionen feiert, sorgen Ibsens *Gespenster* beim Theaterpublikum für Aufsehen und Kritik. Ein Gefühl der Leere macht sich in der eleganten Gesellschaft breit. In Théodore de Banvilles Gedicht *Chic* heißt es: »Oh, mein Herz, das eigensinnige Paris strömt auf die Achterbahn. Sag mir, was sollst du davon halten? Es spottet das göttliche Paris, ihm singt das Gold und schimmert rötlich, es eilt herbei und gibt sich dem Vergnügen hin.« In den vornehmen Pariser Salons trifft man häufig einen jungen, blassen Mann mit großen, dunklen Augen: Marcel Proust. Bald schon wird er sich aus dem mondänen Leben zurückziehen, um an seinem epochalen Werk *Auf der Suche nach der verlorenen Zeit* zu arbeiten.

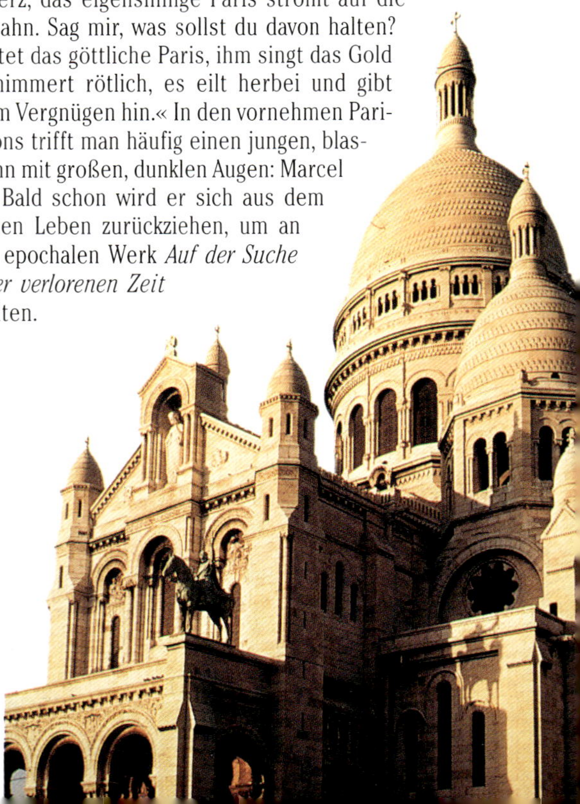

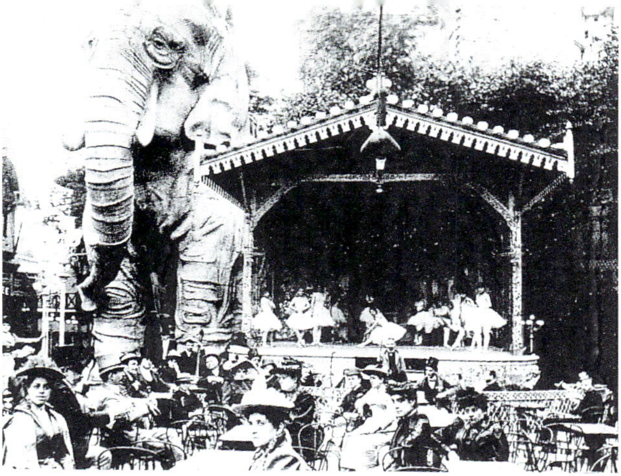

1890

◀ Im Garten des Moulin Rouge stand diese kolossale Elefantenfigur, die anläßlich der Weltausstellung aufgebaut worden war. Im Tanzsaal des Etablissements begeisterte die Bauchtänzerin Zelaska ihr Publikum.

▶ Henri de Toulouse-Lautrec, *Im Moulin Rouge: der Tanz,* 1890, Philadelphia, Sammlung Henry P. McIlhenny. Toulouse-Lautrec gilt als der bedeutendste Chronist der Belle Epoque. Heiter-ironisch, frei von jeder moralischen Wertung, hielt er Szenen aus der Pariser Vergnügungs- und Halbwelt fest.

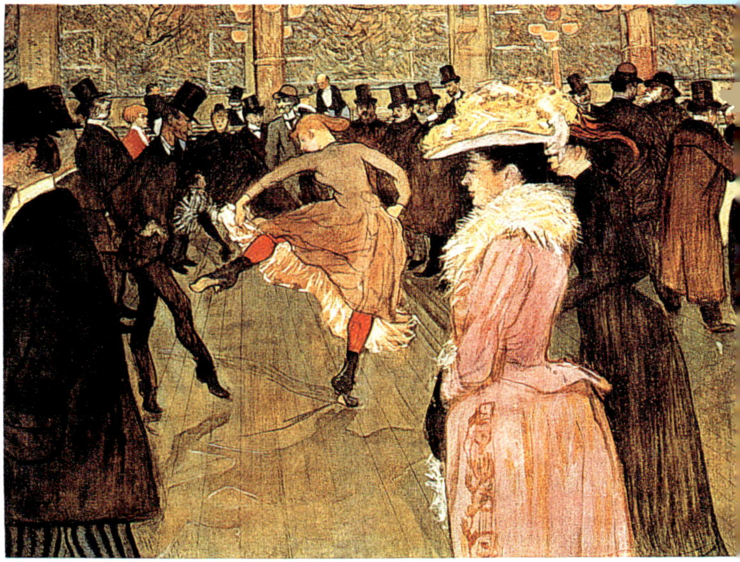

◀ Sacré-Cœur, das Wahrzeichen von Montmartre, wurde in romanisch-byzantinischem Stil im letzten Viertel des 19. Jahrhunderts erbaut und 1919 eingeweiht. An der Westseite befindet sich die berühmte Seilbahn von Montmartre.

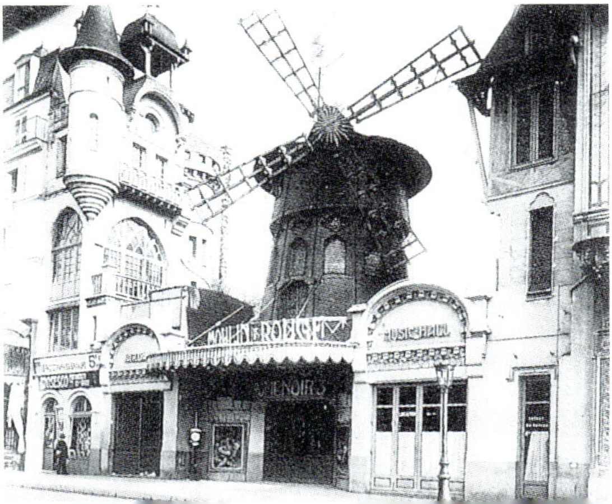

◀ Das berühmteste Cabaret der Welt, in dem auch der Cancan »erfunden« wurde, öffnete am 5. Oktober 1889 seine Tore. Zu seinen Stars zählten die provozierend-sinnliche Tänzerin La Goulue, ihre Kollegin Jane Avril und die Chansonsängerin Yvette Guilbert.

1890

Die Kirche von Auvers

In diesem Bild (Paris, Musée d'Orsay) kehrt van Gogh seine innerste Seelenlandschaft nach außen: Die in einen lapislazuliblauen Himmel ragende Kirche ist in weichen Konturen ohne gerade Linien wiedergegeben.

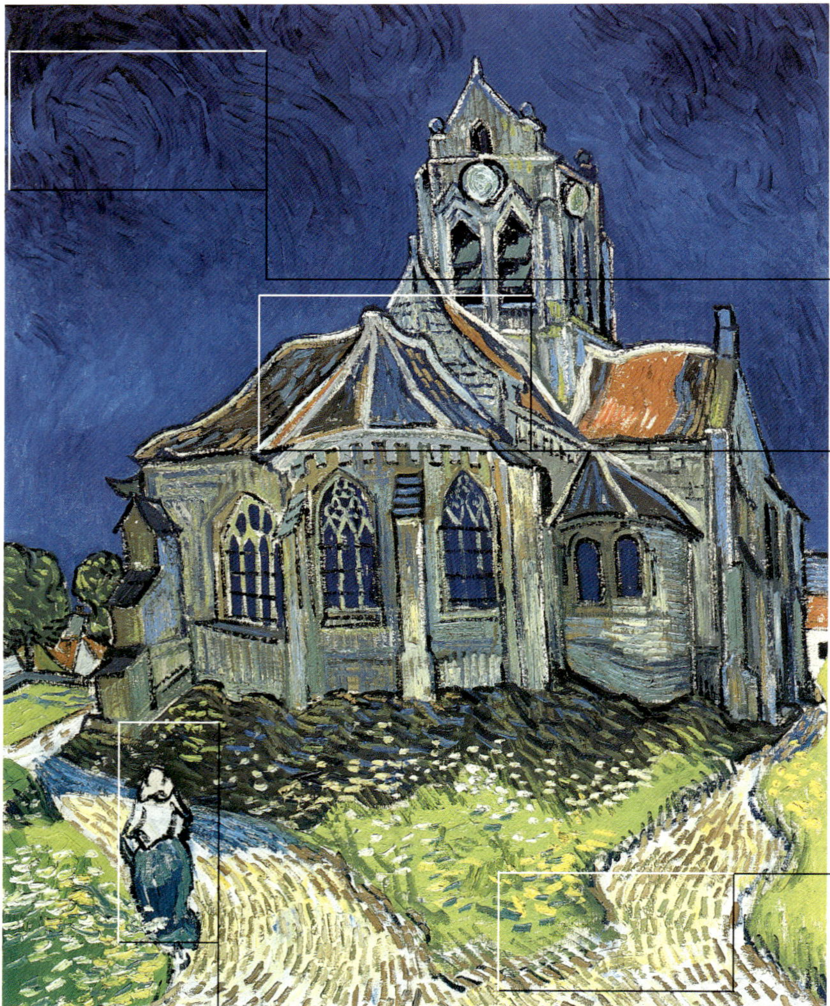

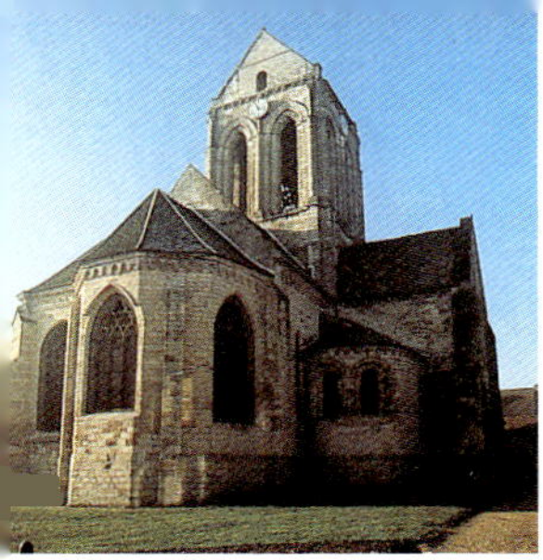

▼ Der gemalte Himmel über Auvers erinnert an das Email von Limoges. In diesem absoluten Blau liegt bereits die ganze Kraft, die Kandinsky später als »metaphysisch« bezeichnen wird. Das Blau spiegelt sich auch in den Fenstern, als fülle der Himmel den ganzen Kirchenraum. Die Turmuhr zeigt eine zeitlose Ewigkeit an.

▲ Querschiff und Chor der Kirche stammen noch aus dem 12. Jahrhundert, während der Vierungsturm erst einige Jahrzehnte später errichtet wurde. »Das Dach ist violett und zum Teil orange«, bemerkte van Gogh. Neben dieser Kirche wurde er beigesetzt.

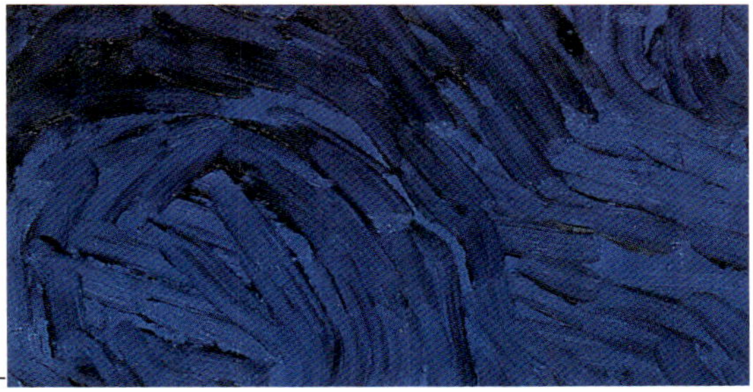

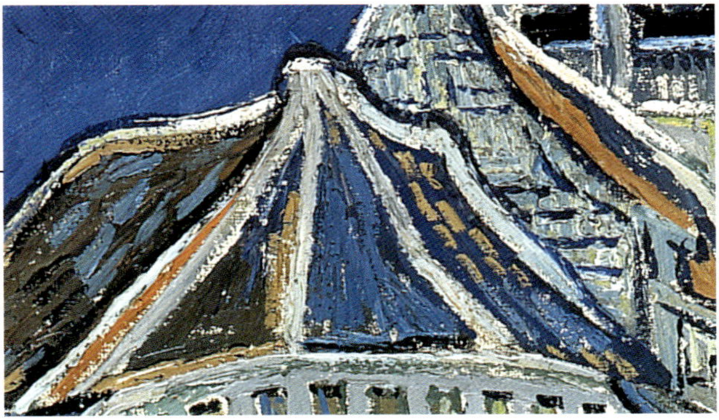

◄ Vincent gibt die Chorkapelle in weichen und fließenden Linien wieder. Auch wenn die Bestandteile des Gebäudes so deutlich erkennbar werden, als könnte man sie berühren, spiegeln sie letzten Endes ausschließlich die Leidenschaft des Malers wider.

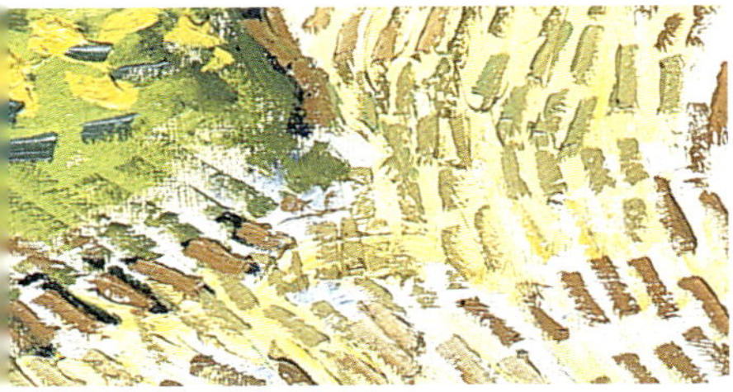

▲ Die Wege, unterstrichen noch durch die richtungweisenden Pinselstriche, lenken den Blick hinauf zur Kirche. Die irdischen Wege sind kurz; das Gotteshaus, das sich in den Himmel zu heben scheint, steht hingegen für das Mysterium der Ewigkeit.

► In den letzten Monaten seines Lebens sehnte sich van Gogh danach, die Heimat wiederzusehen. Die einsame, von hinten gezeigte Frau könnte einem holländischen Bild entstammen. Die Figur ist verhältnismäßig klein dargestellt, wodurch der beschützende Charakter der Kirche hervorgehoben wird.

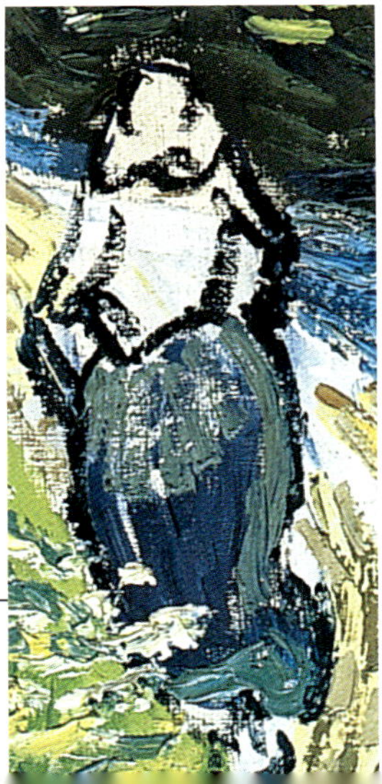

1890

»Doktor Safran«

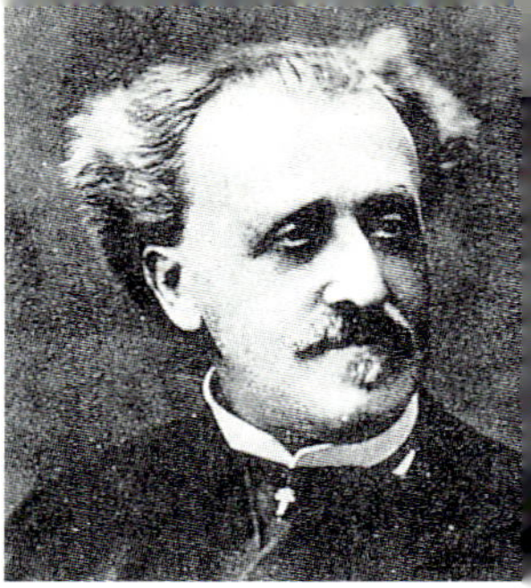

Um das Jahr 1848 schließt sich der Medizinstudent Paul Gachet einer Gruppe realistisch malender Künstler an und versucht sich in seiner Freizeit selbst an der Leinwand. 1872 läßt er sich in Auvers-sur-Oise nieder, wo ihn Künstler wie Cézanne und Armand Guillaumin häufig besuchen. Er stellt ihnen sein Atelier zur Verfügung und beginnt, ihre Bilder zu sammeln. Zahlreiche Maler suchen ihn als Arzt und Homöopathen auf, so die Familien Pissarro und Renoir. Da er sich auch mit psychischen Störungen beschäftigt, bittet Theo ihn, Vincent zu betreuen. Van Gogh trifft am 21. Mai 1890 in Auvers ein, und sein erster Eindruck von Gachet ist der eines sympathischen, ihm wesensverwandten Sonderlings. Vincent fühlt sich im Haus des kunstverständigen Arztes wohl und porträtiert den Freund mehrmals. »Ich arbeite an seinem Porträt: der Kopf, sehr blond, sehr hell, mit einer weißen Mütze, die Hände auch hell, fleischfarben, der Rock blau, der Hintergrund kobaltblau, den Arm auf einen roten Tisch gestützt ...«, schreibt er an Theo. Die rotblonden Haare Gachets tragen ihm den Spitznamen »Doktor Safran« ein.

▲ Paul Ferdinand Gachet wurde am 30. Juli 1828 in Lille geboren und war daher ein »Nordländer« wie van Gogh. Er war Schüler des Homöopathen Vincent Simon, einem der Ärzte Chopins. Die Gemälde und Radierungen, die er in seiner Freizeit schuf, signierte er mit dem Pseudonym van Ryssel. Er starb am 9. Januar 1909.

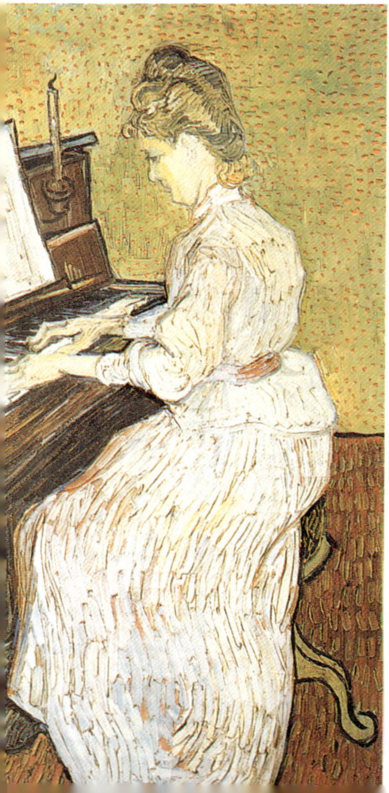

◀ Van Gogh, *Marguerite Gachet am Klavier,* Juni 1890, Basel, Kunstmuseum. »Gestern und vorgestern habe ich das Porträt von Fräulein Gachet gemalt ... Diese Figur zu malen hat mir Freude gemacht – aber es ist schwer.«

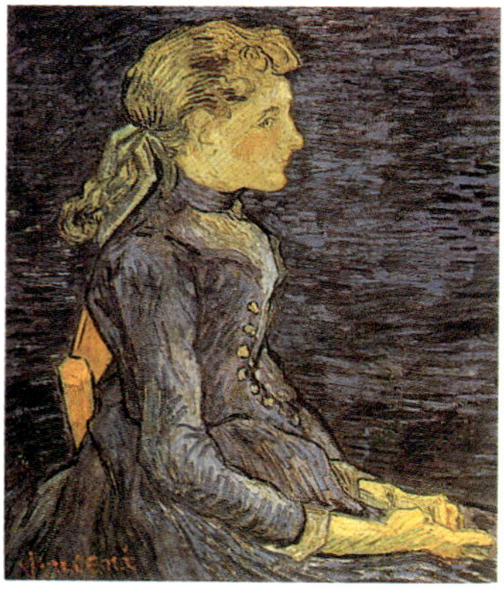

◀ Van Gogh, *Bildnis Adeline Ravoux,* Juni 1890, Schweiz, Privatbesitz. Adeline Ravoux war die Tochter der Wirtsleute, in deren Gasthaus van Gogh in Auvers wohnte. Ihr strenges Profil und die unprätentiöse Haltung erinnern an italienische Renaissance-Porträts. Auffallend ist das dominierende Blau in seiner leuchtenden Schönheit.

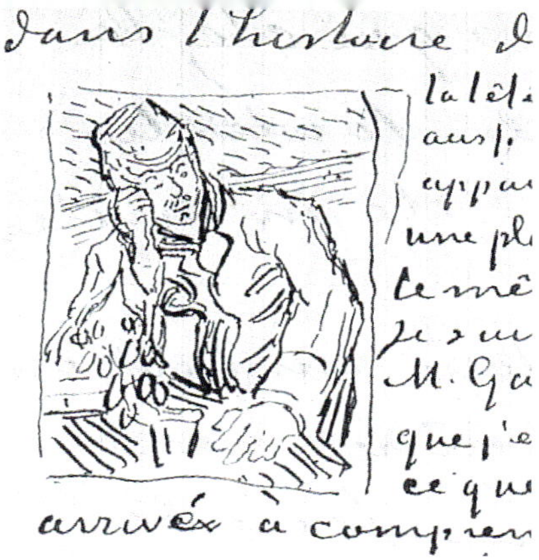
dans l'histoire d
la tête
aussi
appar
une pl
le mê
je sui
M. Ga
que j'e
ce qui
arrivée à compren

◄ Porträtskizze von Gachet in einem Brief van Goghs. In Gachets Sammlung befand sich auch ein Frauenakt von Guillaumin, der van Gogh sehr gefiel. Um so mehr mißfiel ihm, daß er nicht gerahmt war. Da Gachet auf Vincents Rat, das Bild zu rahmen, nicht einging, soll dieser ihn mit einer Pistole bedroht haben.

▼ Van Gogh, *Bildnis Doktor Gachet mit Fingerhutzweig,* Paris, Musée d'Orsay. Das Attribut des Fingerhutes (Digitalis) weist den Arzt als Herzspezialisten aus. Seine resigniert-müde Haltung entspricht der traditionellen Darstellung des Melancholikers, die hier durch die geschwungenen Linien unterstrichen wird.

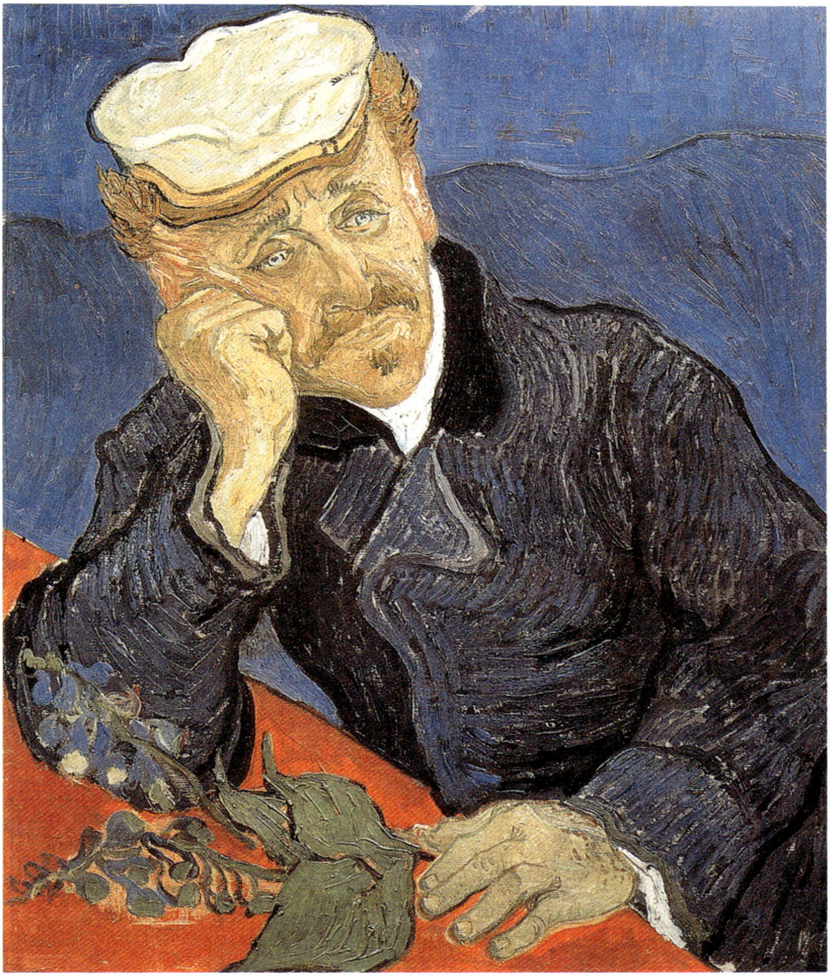

1890

Die letzte Reise

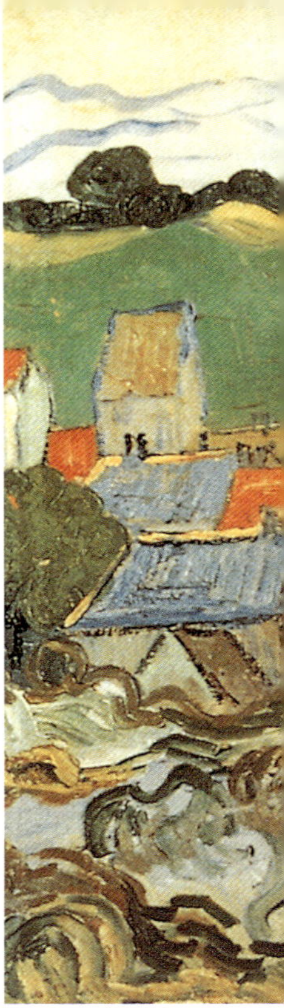

Sehr besorgt über die Nachrichten aus Saint-Rémy, lädt Theo, der am 31. Januar Vater eines Sohnes geworden ist, den Bruder zu sich nach Paris ein. Beide weinen vor Freude, als sie vor der Wiege des kleinen Vincent stehen. Eine glücklichere Zeit scheint anzubrechen. Vier Tage später begibt Vincent sich nach Auvers-sur-Oise, um sich von Dr. Gachet, dem Spezialisten für depressive Zustände, behandeln zu lassen. In Auvers malt er unermüdlich von früh bis spät. Am 8. Juni kommt Theo mit seiner Familie zu Besuch. Anschließend sucht Vincent seinerseits den Bruder in Paris auf. Er findet Theo in einer gesundheitlich und beruflich schwierigen Lage, was ihn zutiefst erschüttert. »Das Elend will kein Ende nehmen«, schreibt er am 23. Juli. Am 27. Juli streift er durch die Felder, in der Tasche eine Pistole – um Raben zu töten, wie er sagt. Seine Absicht ist jedoch eine andere: er jagt sich eine Kugel in die Brust, die das Herz knapp verfehlt. Tödlich verwundet, schleppt er sich auf sein Zimmer. Am 29. Juli stirbt er in den frühen Morgenstunden. Sieben Monate später, am 25. Januar 1891, stirbt Theo.

▼ Auvers-sur-Oise, eine ruhige Kleinstadt im Valmondois, nahe der Ile-Adam, liegt auf einer Anhöhe oberhalb der Oise.

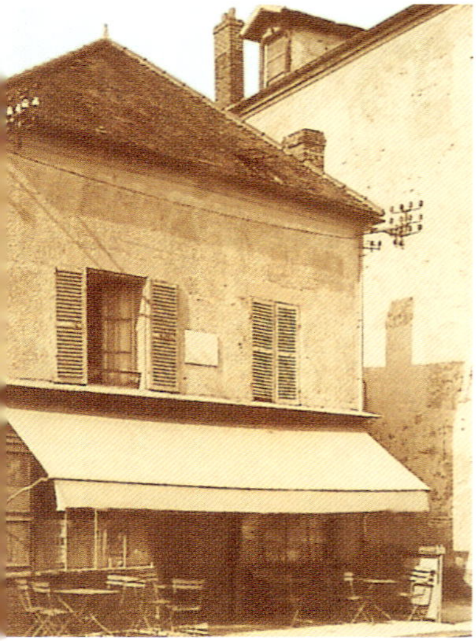

▲ Das Café der Familie Ravoux, Vincents letzter Wohnort. Vom Fenster seines kleinen Zimmers aus blickte er auf das Rathaus, das er in einem Bild festhielt.

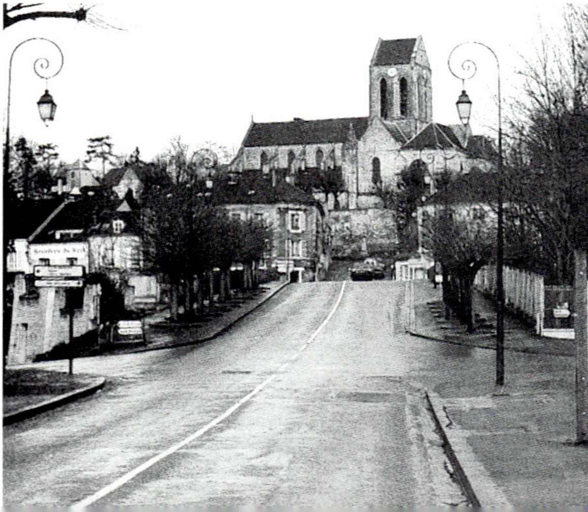

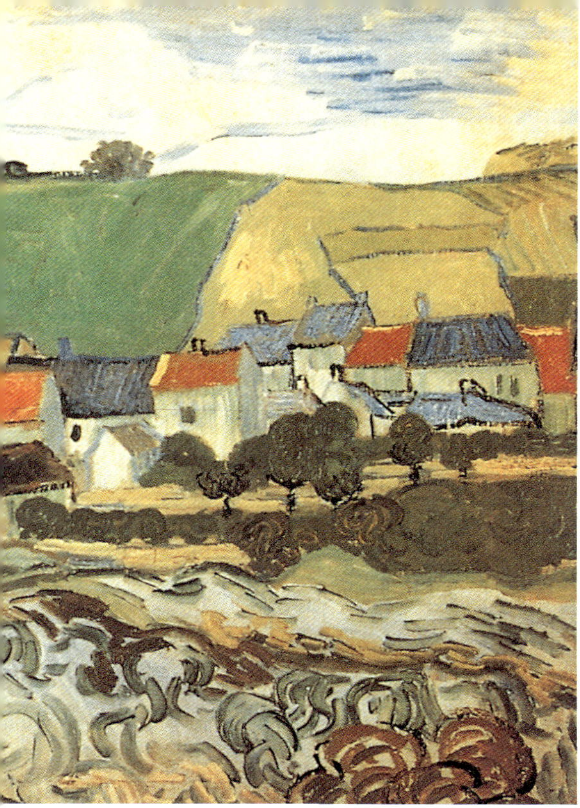

◀ Van Gogh, *Blick auf Auvers,* 1890, Amsterdam, Rijksmuseum Vincent van Gogh. Der kleine Ort liegt etwa dreißig Kilometer von Paris entfernt ganz im Grünen, umgeben von Kornfeldern. Der Maler Charles-François Daubigny hatte hier sein Atelier, Honoré Daumier starb in Auvers.

▼ Van Gogh, *Häuser in Auvers mit Bäuerin,* 1890, Amsterdam, Rijksmuseum Vincent van Gogh.

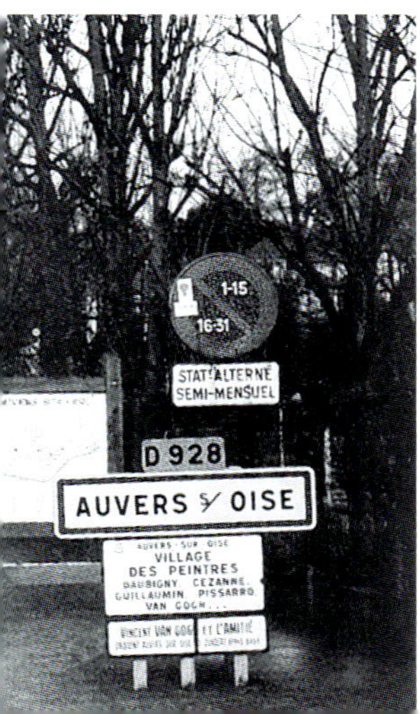

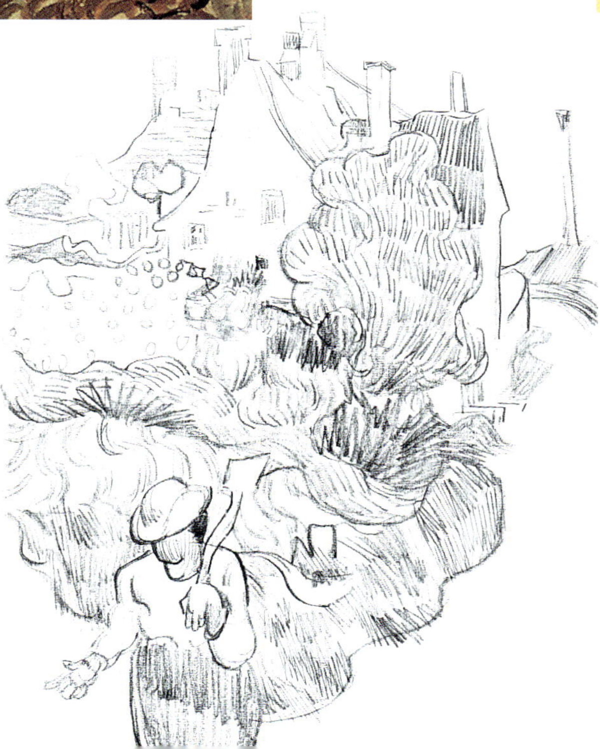

1890

Weizenfeld mit Raben

»Ich höre die Flügel der Raben laut die Zimbeln schlagen über einer Erde, deren steigende Flut van Gogh wohl nicht mehr ertragen konnte«, schrieb Antonin Artaud angesichts dieses Bildes (Amsterdam, Rijksmuseum Vincent van Gogh).

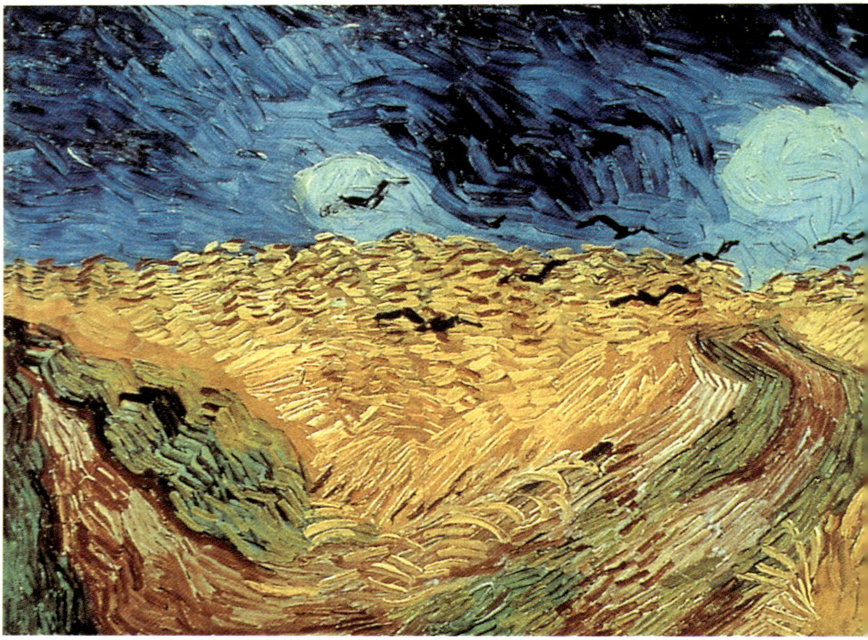

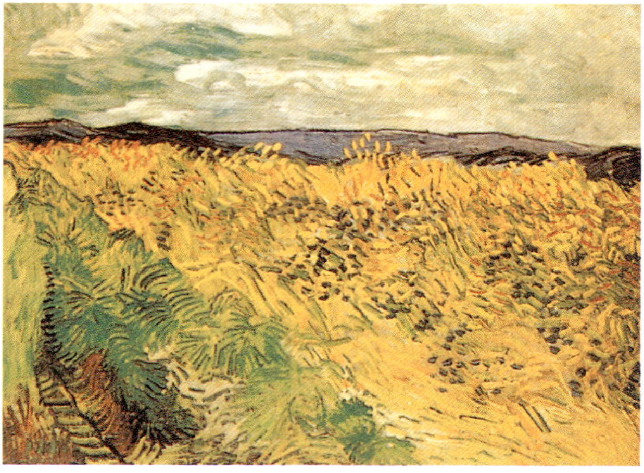

◀ Van Gogh, *Weizenfeld mit Kornblumen,* Juli 1890, Privatbesitz. »Es sind endlos weite Kornfelder unter trübem Himmel, und ich habe den Versuch nicht gescheut, Traurigkeit und äußerste Einsamkeit auszudrücken.« Mit diesen Feldern hat van Gogh die impressionistische Phase hinter sich gelassen. Im Vergleich zu Monets leuchtenden Landschaften muten diese Weiten wie Orte zur Verkündigung des Jüngsten Gerichts an.

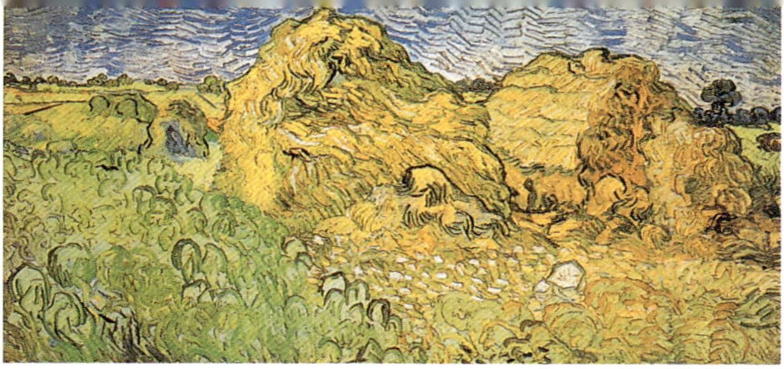

◀ Van Gogh, *Feld mit Korngarben,* 1890, Bern, Sammlung Hahnloser. Die Grasbüschel werden von hufeisenförmigen Pinselstrichen modelliert, eine Technik, die später die Fauves aufgriffen.

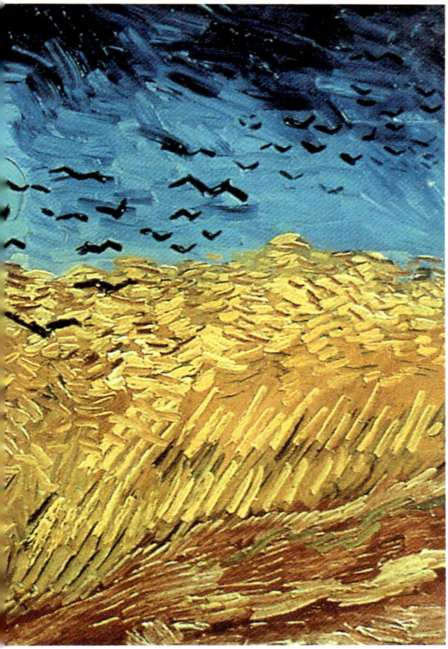

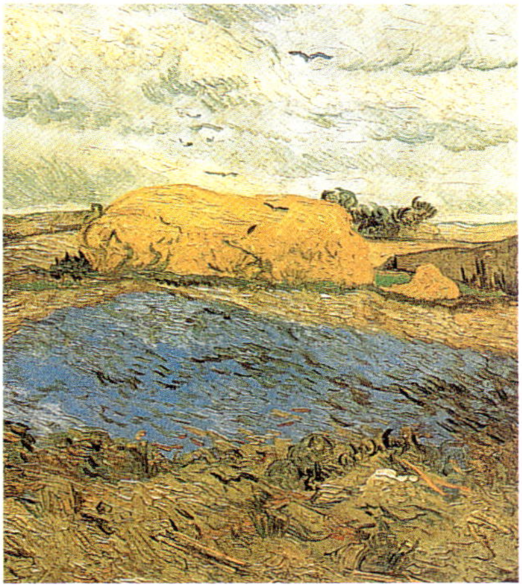

▲ Van Gogh, *Heuschober an einem Regentag,* 1890, Otterlo, Rijksmuseum Kröller-Müller. Wieder ein Bild mit kreisendem Krähenschwarm, ein für Vincent schicksalsträchtiges Symbol. »Nach der Ernte fühle ich mich manchmal traurig und frage, wann auch ich ein Teil der Natur sein und etwas in meiner Malerei zuwege bringen werde.«

▶ Van Gogh, *Weizenfelder in Auvers mit Regenwolken,* Juli 1890, Pittsburgh, Carnegie Institute. Mit seinen Pinselstrichen zeichnet Vincent das unregelmäßige Patchworkmuster der Felder, die »von einem feinen Gelb, einem leichten Grün sind, dazwischen Kartoffelpflanzen; das Ganze unter einem zartblauen und weißen Himmel mit rosa und violetten Tönen«. Man spürt, wie sehr sich der Künstler nach Schönheit und Harmonie sehnte.

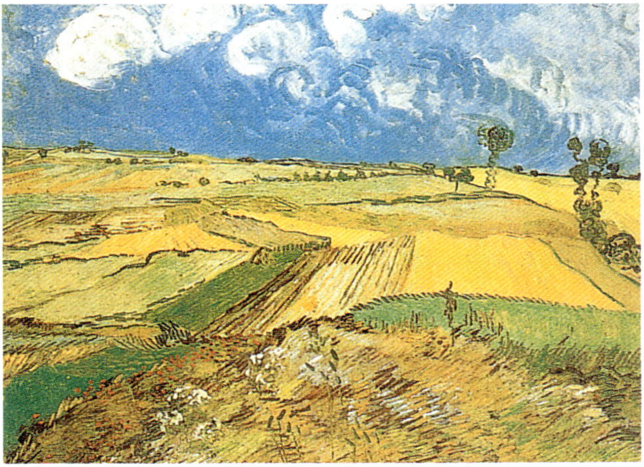

1890

Nach Vincent

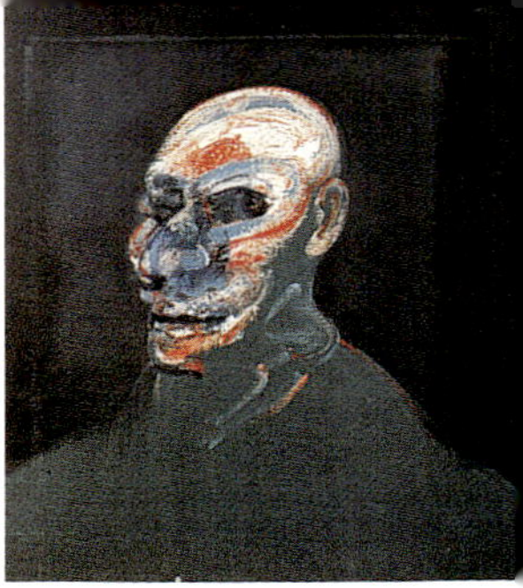

Francis Bacon, *Kopf eines Mannes, Studie nach einer Zeichnung von van Gogh,* 1959, Privatbesitz. Den genialsten zeitgenössischen Maler der Einsamkeit des Menschen mußten van Goghs Selbstporträts ansprechen. Diese Studie gleicht einer Maske aus einer antiken Tragödie.

Die Auseinandersetzung mit dem Werk van Goghs gibt zu Beginn des 20. Jahrhunderts der Malerei in Deutschland entscheidende Impulse. Die Maler erkennen, daß die satten Farben und bewegten Formen neue Ausdrucksmöglichkeiten bieten, mit denen man den allmählich eintönig werdenden Spätimpressionismus überwinden kann. Die Maler der 1905 in Dresden entstandenen Künstlervereinigung *Die Brücke,* darunter Heckel und Kirchner, wenden sich entschieden von der gängigen realistischen Malerei ab. Sie entdecken in van Goghs Kunst einen Weg, die romantische Spannung zu lösen und zu einer neuen Unmittelbarkeit des Ausdrucks zu gelangen. Daher der Name der neuen Stilrichtung: Expressionismus. Insbesondere jene Künstler, die ihre innere Vision in die äußere Erscheinung zu projizieren suchen, fühlen sich van Gogh verpflichtet. Das Anliegen dieser zeitkritischen Maler ist es, zu provozieren, Denkanstöße zu geben und Kritik am saturierten Bürgertum zu üben. Das wahre Erbe van Goghs, der tiefste Gehalt seines Werkes geht freilich über Fragen der Malerei hinaus – sein Vermächtnis regt vor allem zum Nachdenken über das Verhältnis von Kunst und Leben an.

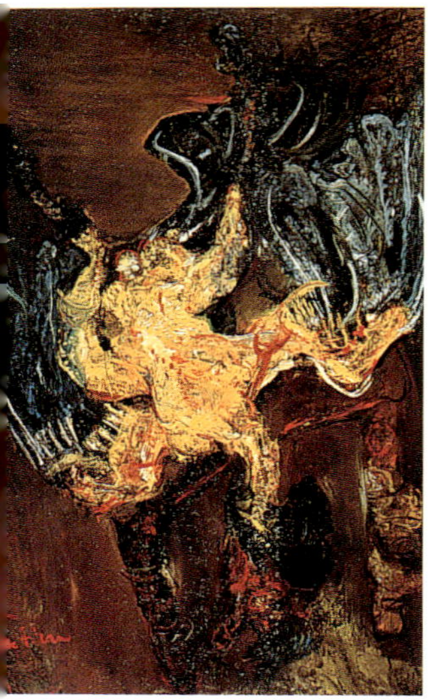

Chaim Soutine, *Der tote Hahn,* 1926, Chicago, The Art Institute. Die Farbdichte der Bilder Soutines erinnert stark an van Goghs Malweise.

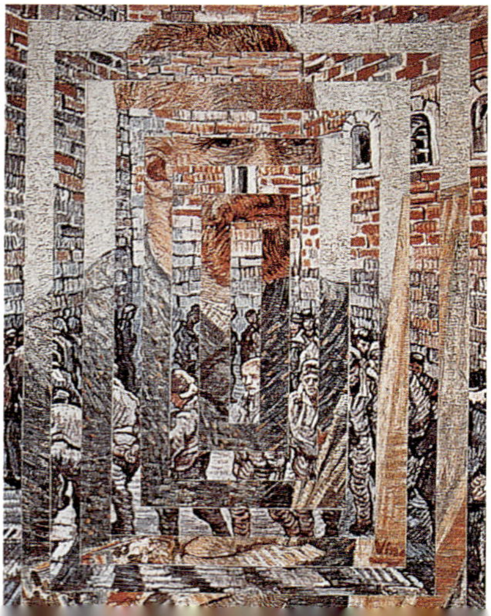

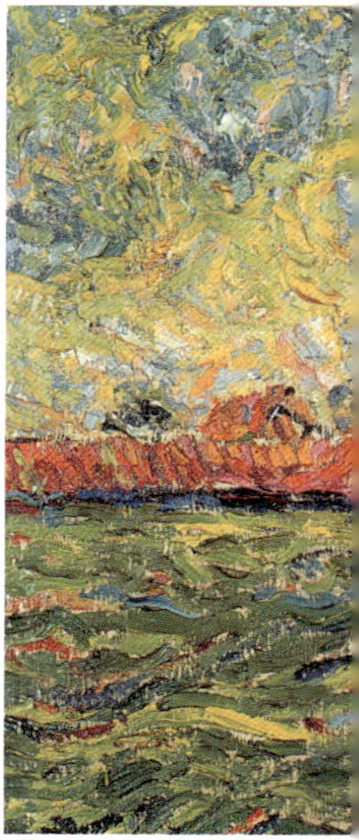

Jirí Kolář, *Das Labyrinth,* 1952. Für seine Hommage an Vincent wählte der tschechische Künstler eine labyrinthische Struktur.

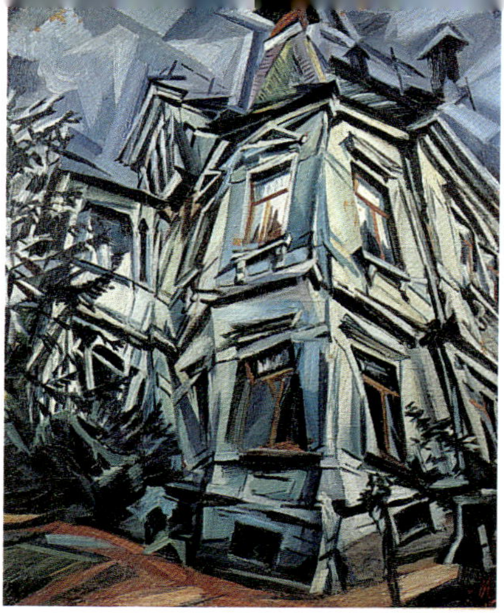

▲ Ludwig Meidner, *Das Haus an der Ecke,* 1913, Madrid, Sammlung Thyssen-Bornemisza. Die Farbe wird zum Ort, wo die Seele auf die Natur trifft.

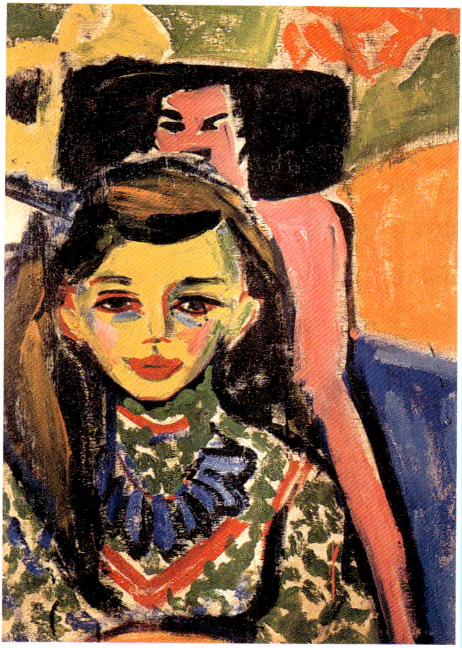

▶ Ernst Ludwig Kirchner, *Franzi vor geschnitztem Stuhl,* 1910, Madrid, Sammlung Thyssen-Bornemisza.

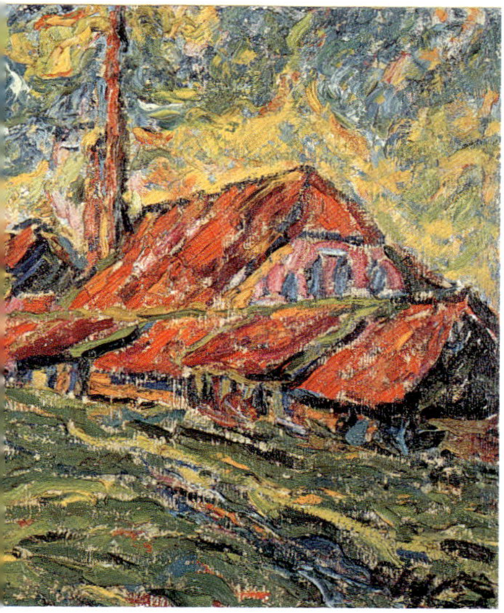

▲ Erich Heckel, *Ziegelfabrik in Dangast,* 1907, Madrid, Sammlung Thyssen-Bornemisza.

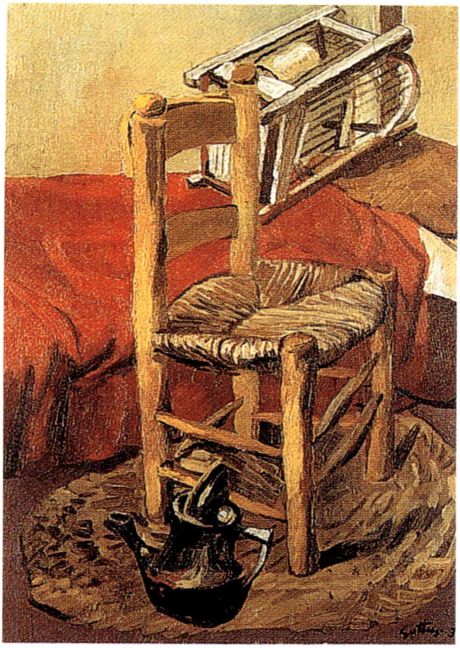

▶ Renato Guttuso, *Interieur mit Käfig,* 1939, Privatbesitz. Vincents Stuhl in einer verstörenden Atmosphäre angstvoller Unruhe.

Die Legende van Gogh

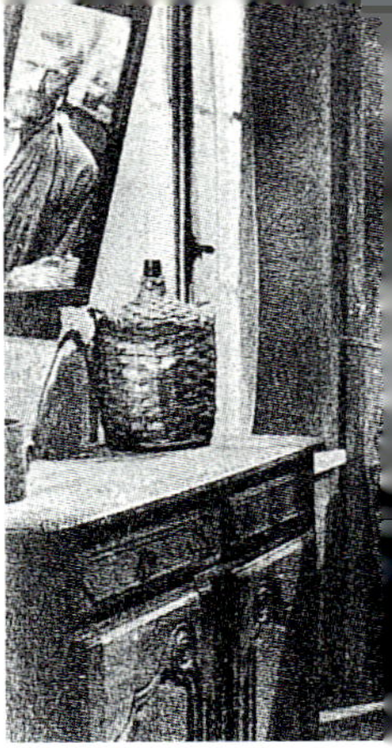

Mit seinem widersprüchlichen, teils schüchternen, teils auch hochfahrenden Wesen, seiner systematischen Selbstzerstörung durch Kaffee, Alkohol und Bordellbesuche, bei denen er sich Geschlechtskrankheiten holte, und dem stolzen Bewußtsein seiner Rolle als Künstler ist van Gogh zum Prototypen des verkannten Genies geworden. Seine Hellsichtigkeit und kritische Beobachtungsgabe außer acht lassend, hat die landläufige Vorstellung ihn zu einem von seinen Leidenschaften umgetriebenen Menschen stilisiert. Die Massenmedien bemächtigen sich immer wieder seiner und machen aus der Tragödie seines Lebens die romantische Geschichte eines Künstlers zwischen Genie und Wahnsinn. Große Regisseure wie Vincente Minnelli, Robert Altman, Maurice Pialat und Alain Resnais haben van Goghs Leben auf der Leinwand nachgezeichnet. In seiner Untersuchung der Zusammenhänge zwischen Genie und Wahnsinn *(Strindberg und van Gogh)* hat der Philosoph Karl Jaspers das Schicksal van Goghs, Strindbergs und Hölderlins verglichen, die alle bei großer geistiger Hellsichtigkeit Anzeichen einer psychischen Krankheit aufwiesen.

▲ Szene aus *Van Gogh – Ein Leben in Leidenschaft*. Für diesen Film wurden alle Gegenstände so arrangiert, wie sie auf van Goghs Bildern dargestellt sind. Vincente Minnelli, der Regisseur, war eigentlich mit Musicalfilmen bekannt geworden.

▼ Martin Scorsese und Akira Terao in einer Szene des Films *Träume* von Akira Kurosawa, 1990. Die tragische Gestalt Vincents erinnert in diesem Film an große japanische Künstler, deren Leben in der Kunst aufging.

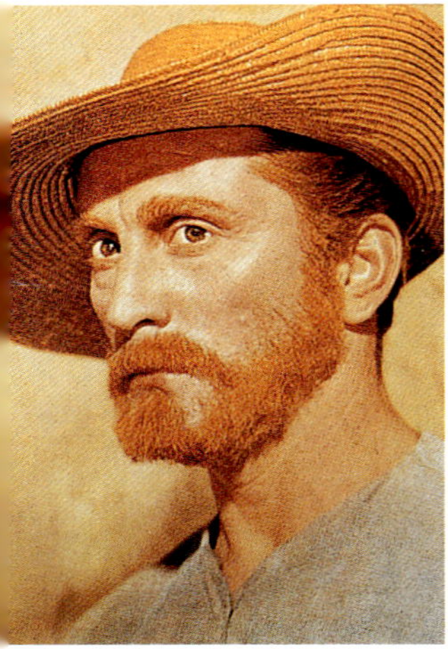

▲ Kirk Douglas in dem Film *Van Gogh – Ein Leben in Leidenschaft* nach der Romanbiographie von Irving Stone. Douglas verkörperte van Gogh als schwierigen, neurotischen Charakter.

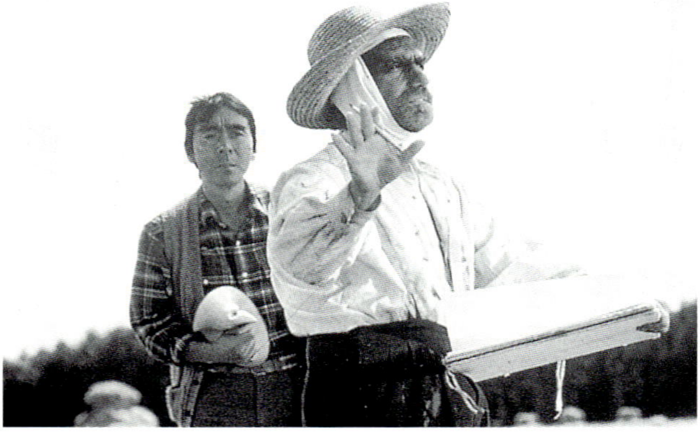

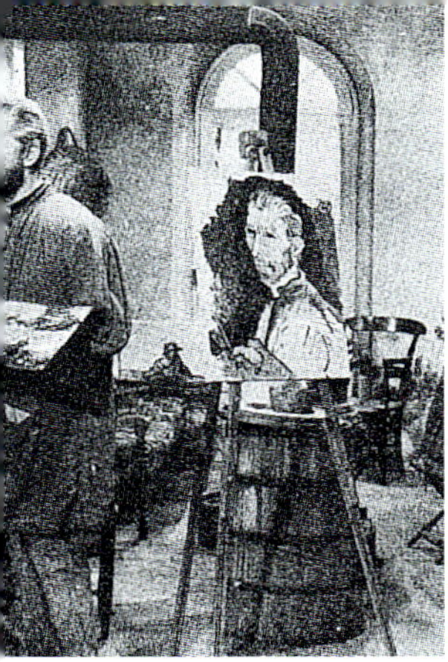

▼ Antonin Artaud, *Selbstporträt*, um 1947. Artaud stellt sich mit eingefallenem Gesicht, den langen Haaren eines Anarchisten und den Stigmata dar, unter denen auch van Gogh litt. Für Artaud war die Gesellschaft – verkörpert in der Person des Dr. Gachet – schuld an Vincents Selbstmord.

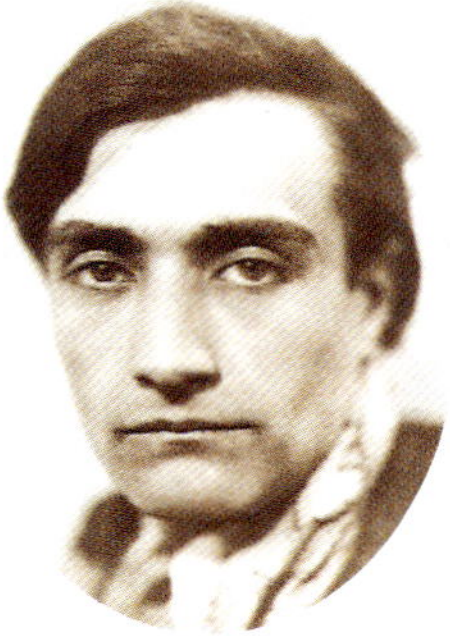

▲ Antonin Artaud (1896–1948) veröffentlichte 1947 seine Anklageschrift *Van Gogh, der Selbstmörder durch die Gesellschaft*.

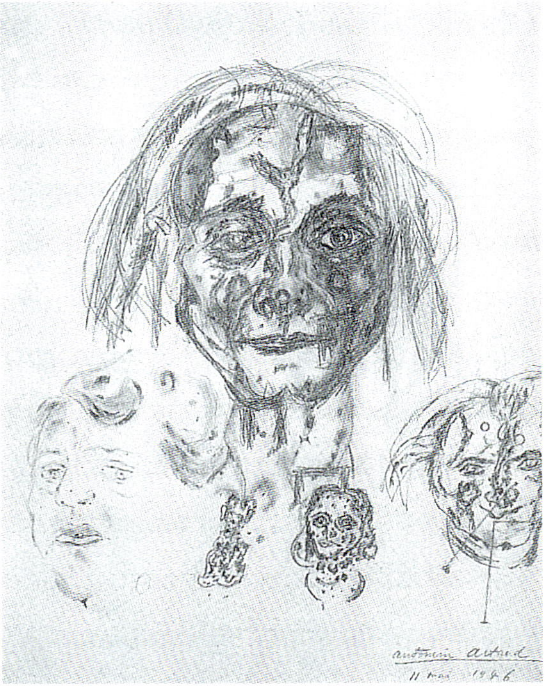

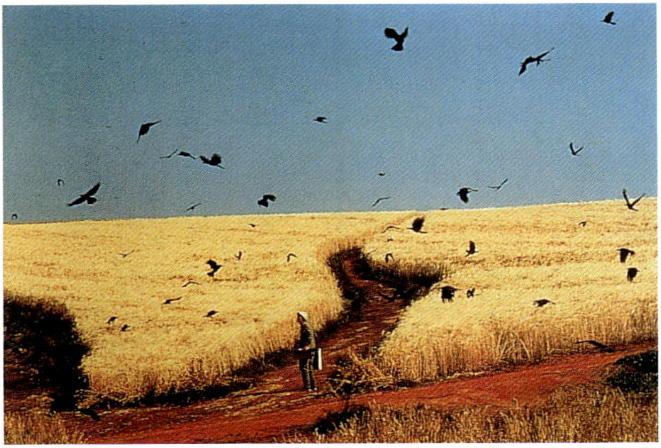

◀ Aufnahme aus dem Film *Träume* von Akira Kurosawa, 1990. In der Filmepisode *Krähen* wandert van Gogh wie ein Schemen durch die Landschaft seiner Gemälde. Der hier gezeigte Ausschnitt hat auch Anklänge an Gemälde von Brueghel.

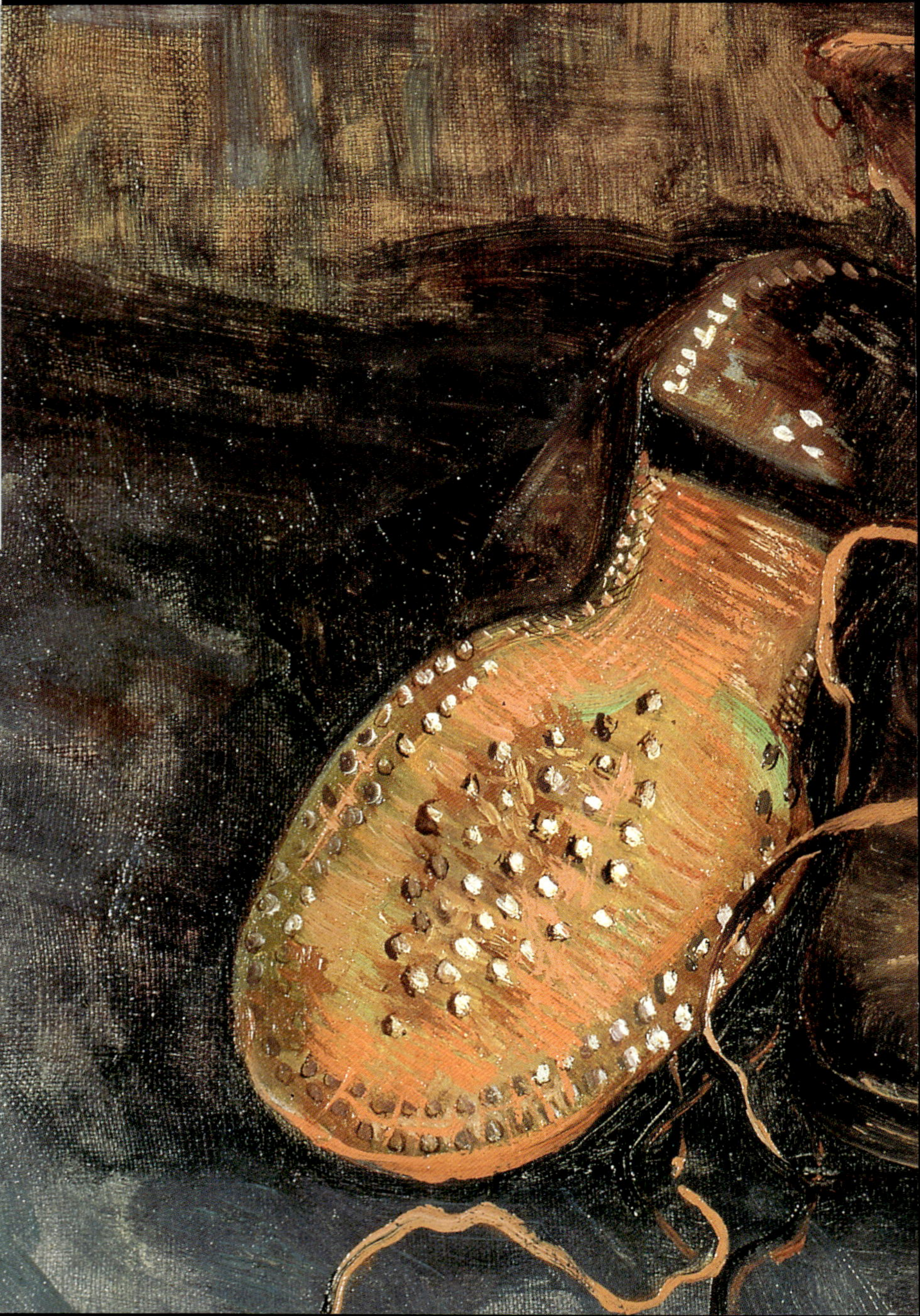

Vincent van Gogh, *Ein Paar Schuhe*, Ausschnitt, 1887, Baltimore, The Baltimore Museum of Art

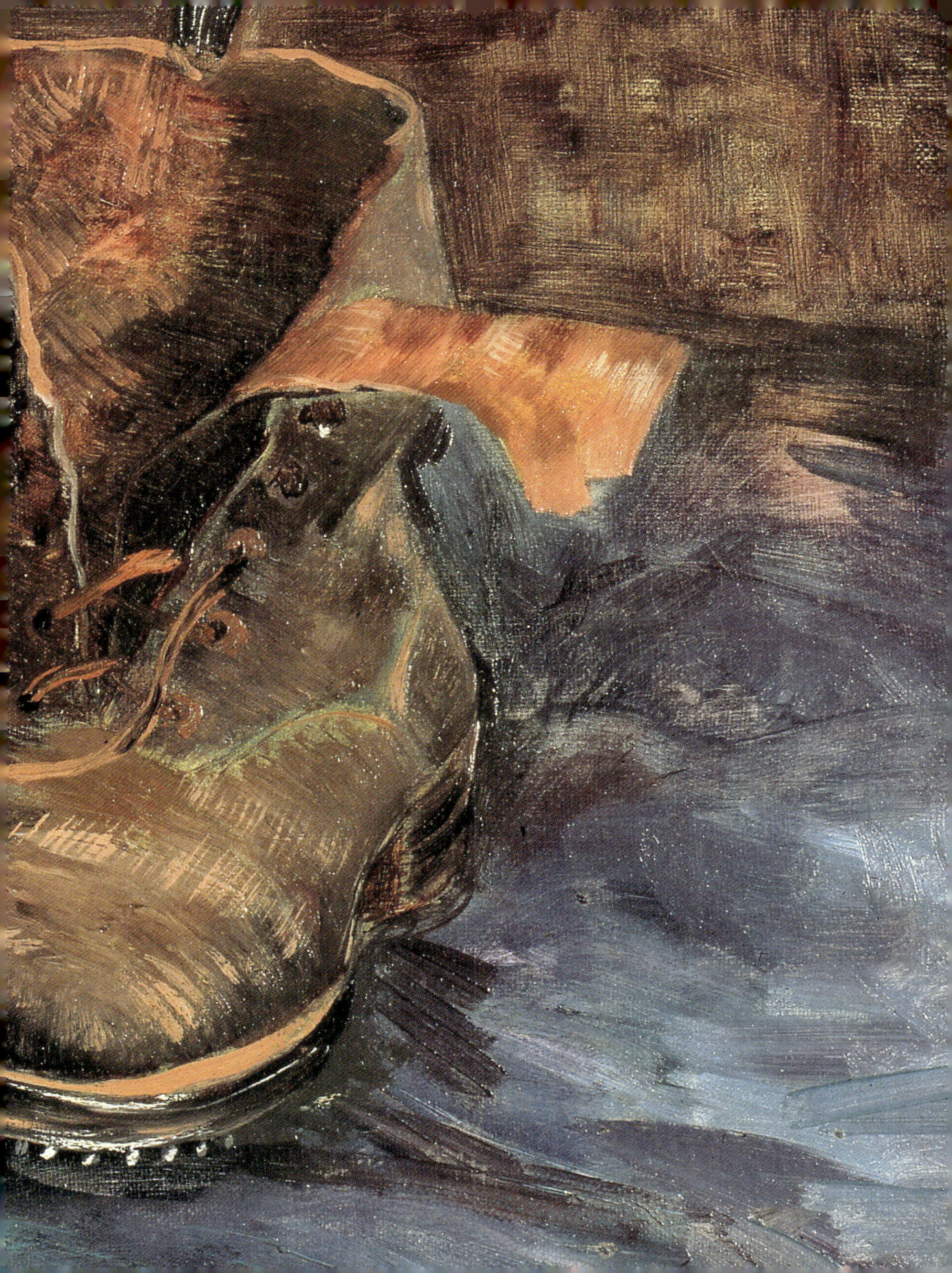

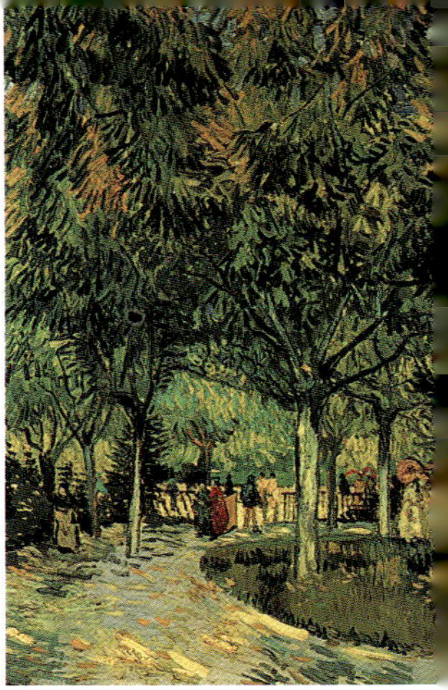

▶ Van Gogh, *Weg im Park von Arles mit Spaziergängern*, 1888, Otterlo, Rijksmuseum Kröller-Müller.

Hinweis

Das Verzeichnis enthält die in diesem Buch abgebildeten Werke van Goghs, geordnet nach den Orten, an denen sie sich heute befinden, und in alphabetischer Reihenfolge.

Werke in Privatsammlungen sind nicht aufgeführt.

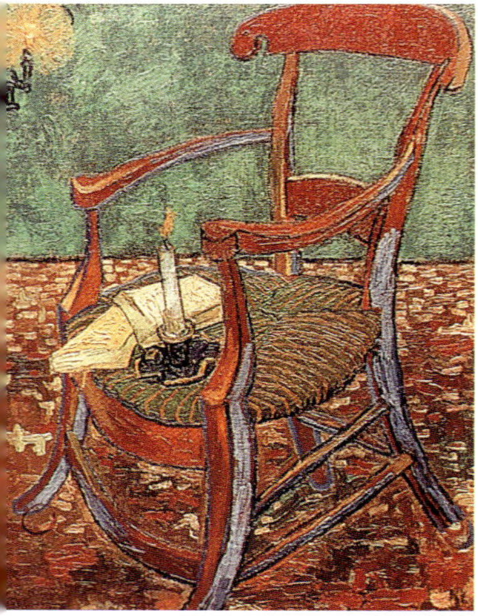

◀ Van Gogh, *Paul Gauguins Stuhl (Der leere Stuhl)*, 1888, Amsterdam, Rijksmuseum Vincent van Gogh.

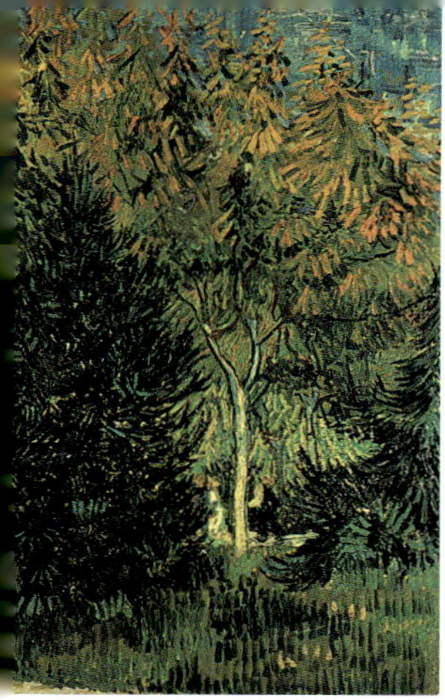

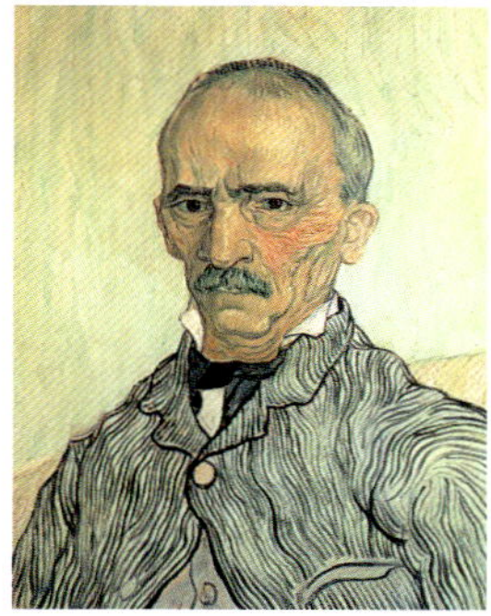

▶ Van Gogh, *Bildnis des Oberaufsehers Trabuc im Hospital Saint-Paul,* 1889, Solothurn, Kunstmuseum.

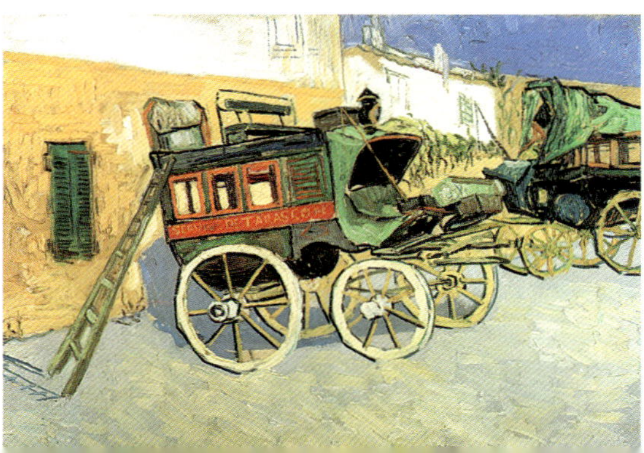

◀ Van Gogh, *Die Postkutsche nach Tarascon,* 1888, New York, The Henry and Rose Pearlman Foundation.

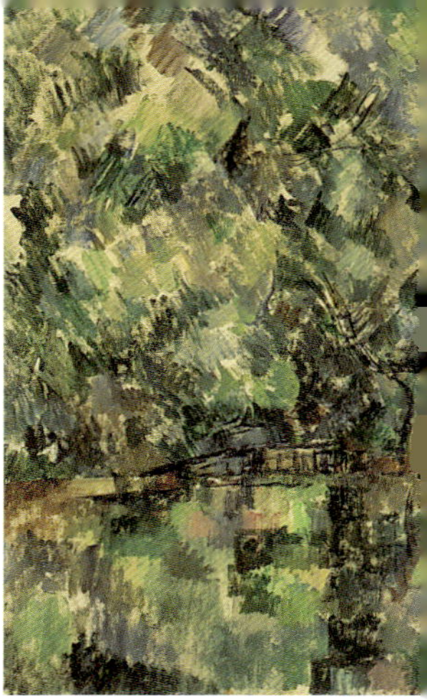

Hinweis

Die hier aufgeführten Persönlichkeiten – Künstler, Gelehrte, Politiker und Geschäftsleute – standen auf die eine oder andere Weise mit van Gogh oder seinem Werk in Verbindung. Hinzu kommen zeitgenössische Maler, Bildhauer und Architekten, die an denselben Orten wie van Gogh wirkten.

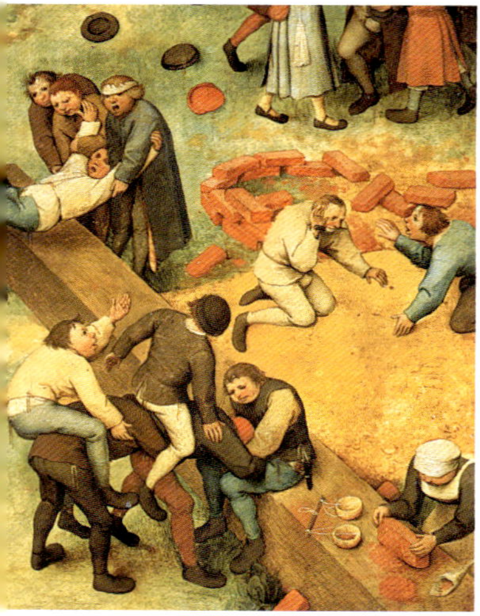

◀ Pieter Brueghel der Ältere, *Kinderspiele,* Ausschnitt, 1559, Wien, Kunsthistorisches Museum.

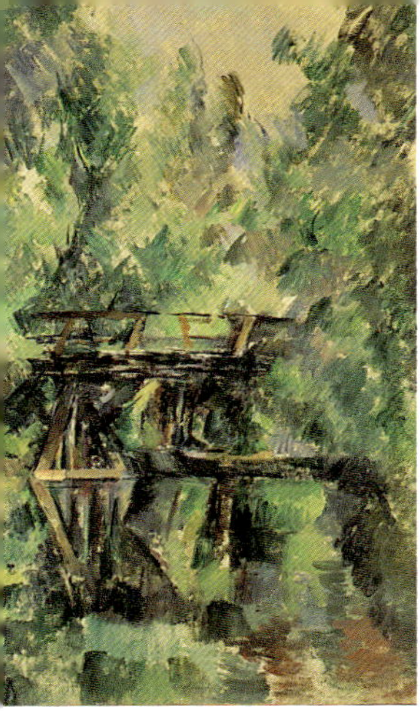

◄ Paul Cézanne, *Brücke über den Teich,* 1898 Moskau, Puschkin-Museum.

▼ Gustave Courbet, *Rückkehr der Bauern von Flagey vom Markt,* 1855, Besançon, Musée des Beaux-Arts.

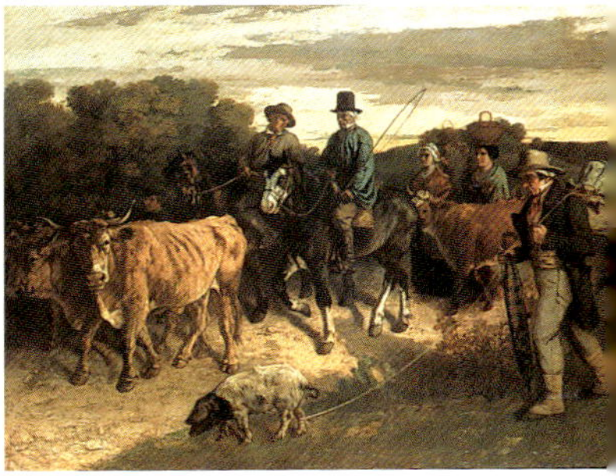

französischer Maler. Seiner realistischen Auffassung von Kunst entsprechend, wählte er Themen aus dem Leben der Bauern und Arbeiter und setzte sich damit von der akademischen Malerei ab. S. 34, 47, 139

Daudet, Alphonse (Nîmes 1840–Paris 1897), französischer Schriftsteller. Er schrieb Romane mit realistischen Milieuschilderungen aus seiner Heimat, der Provence. S. 74, 86

Daumier, Honoré (Marseille 1808–Valmondois 1879), französischer Maler, Graphiker und Plastiker. Politische und Gesellschaftssatire sowie die Kritik sozialer Mißstände sind die Hauptthemen seines im Stil sehr malerisch aufgefaßten graphischen Werkes. S. 18, 35, 112, 127

Delacroix, Eugène (Saint-Maurice-Charenton 1798–Paris 1863), französischer Maler. Bedeutender Vertreter der romantischen Malerei. Er stellte vor allem literarische historische und zeitgeschichtliche Stoffe und Motive sowie Szenen aus dem Orient dar. Van Gogh bewunderte die farbliche Leuchtkraft seiner Bilder und seine Freiheit im Ausdruck. S. 112, 113

Dickens, Charles (Landport/Portsmouth 1812–Gadshill/Rochester 1870), englischer Schriftsteller. In seinen sozialkritischen Romanen schilderte er die Lebensumstände der Menschen in den Elendsvierteln der englischen Industriestädte. S. 18, 19

Doré, Gustave (Straßburg 1832–Paris 1883), französischer Graphiker und Maler. Berühmt wurde er durch seine Illustrationen von Werken der Weltliteratur sowie durch sozialkritische Graphiken. S. 18, 110, 111

Dostojewski, Fjodor (Moskau 1821–St. Petersburg 1881), russischer Schriftsteller. In seinem von menschlichem Mitgefühl geprägten Werk verbinden sich naturalistische Stilelemente mit satirischen; soziale Problematik und die Schilderung von Seelenzuständen bilden die thematischen Schwerpunkte. S. 24, 104

Escalier, Patience, provenzalischer Bauer, den van Gogh 1888 porträtierte. S. 67

Fildes, Luke (Liverpool 1844–London 1927), englischer Graphiker. In seinen zahlreichen Illustrationen stellte er die soziale Wirklichkeit seiner Zeit dar. S. 18, 19

Gachet, Marguerite, Tochter von Doktor Paul Gachet. Van Gogh porträtierte sie im Juni 1890, kurz vor seinem Tod. S. 124

Gachet, Paul Fernand, in Auvers-sur-Oise niedergelassener Arzt. Als Homöopath, Herzspezialist und Spezialist für depressive Zustände betreute er mehrere Künstler, so auch van Gogh. S. 124–125, 126

Gauguin, Paul (Paris 1848 bis Atuona 1903). Führender Vertreter

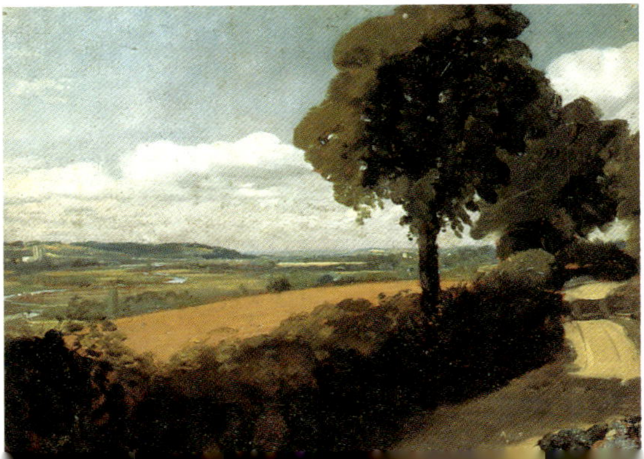

◄ John Constable, *Das Tal von Dedham,* 1809, London, Victoria and Albert Museum.

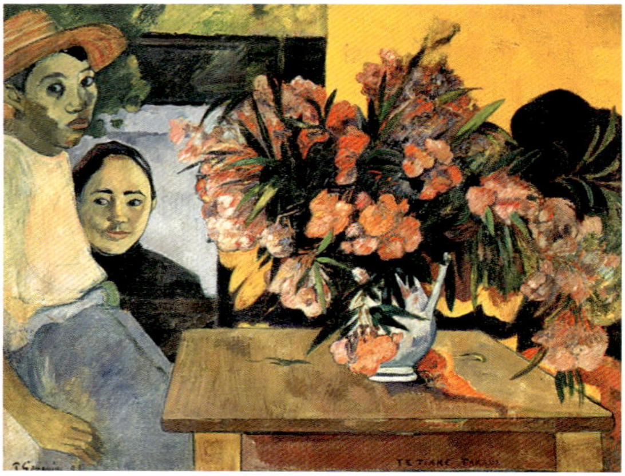

◀ Paul Gauguin, *Te tiare farani (Die Blumen Frankreichs)*, 1891, Moskau, Puschkin-Museum.

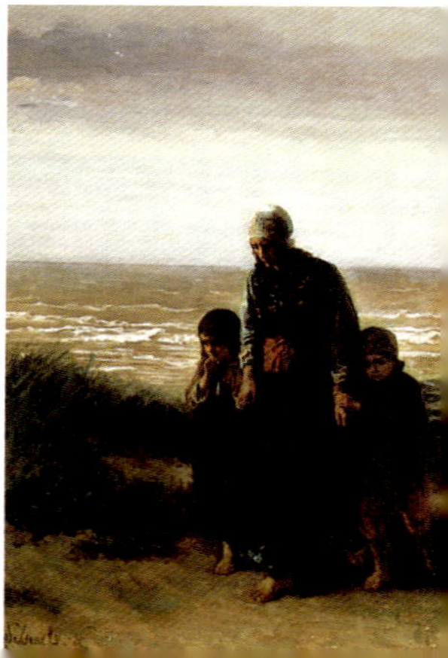

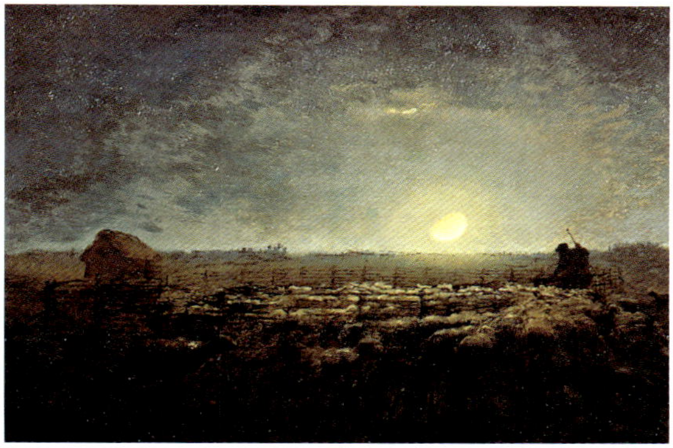

▶ Jean-François Millet, *Ein Schafpferch bei Mondschein,* 1861, Paris, Musée d'Orsay.

Hugo, Victor (Besançon 1802 bis Paris 1885), französischer Dichter und Romancier, Vertreter der literarischen Romantik. Er verfaßte Gedichte, historische Romane und politische Schriften. S. 19, 40, 41, 69

Israëls, Jozef (Groningen 1824–Den Haag 1911), holländischer Maler, führender Vertreter der Haager Schule. Er malte Szenen aus dem Leben einfacher Menschen und aus dem Milieu der trostlosen jüdischen Viertel in Amsterdam. S. 16, 141

Loyer, Eugénie, Tochter der Hauswirtin van Goghs in London. Vincent verliebte sich in sie, wurde jedoch von ihr zweimal abgewiesen. S. 18, 27

Maris, Jacob Hendricus (Den Haag 1837–Karlsbad 1899), holländischer Maler, Vertreter des realistischen Malstils der Haager Schule. S. 16

Maris, Matthijs (Den Haag 1839–London 1917), holländischer Maler, Bruder von Jacob Maris und wie dieser der Haager Schule angehörend. Er malte unter dem Einfluß der englischen Präraffaeliten stimmungsvolle Landschaften. S. 16

Matisse, Henri (Cateau-Cambrésis 1869–Nizza 1954), französischer Maler und Bildhauer. Sein Experimentieren mit den Farbwerten brachte ihn in die Nähe verschiedener avangardistischer Kunstrichtungen. Charakteristisch für sein Werk sind leuchtende, reine Farbflächen und bewegte Umrisse. S. 40, 43, 83

Mauve, Anton (Zaandam 1838 bis Arnheim 1888), holländischer Maler und Ehemann von Vincent van Goghs Kusine Jet Carbentus. Mitglied der Haager Schule; er orientierte sich an Millet und an der traditionellen niederländischen Landschaftsmalerei. Van Goghs frühe Landschaftsbilder stehen unter dem Einfluß seines Mentors Mauve. S. 16, 26

Millet, Jean-François (Gruchy 1814–Barbizon 1875), französischer Maler. Mehr der Romantik als dem Realismus nahestehend, zeigen seine Werke eine sentimentale Verklärung der harten bäuerlichen Lebensumstände. S. 25, 30–31, 112, 113, 141

Milliet, Paul-Eugène, Leutnant der Zuaven. Van Gogh porträtierte den Freund 1888 in Arles. S. 67

Mistral, Frédéric (Maillane/Arles 1830–1914), französischer Dichter. Mit seinem literarischen Werk trug er entscheidend zur Wiederbelebung der provenzalischen Kultur bei. Van Gogh liebte besonders sein Versepos *Mireille.* S. 74, 84, 85

Monet, Claude (Paris 1840–Giverny 1926), französischer Maler. Monet wurde zu einem der wichtigsten Vorkämpfer des Impressionismus. In seinen Bildern zeigt er ephemere Erscheinungen wie schmelzenden Schnee, Wind oder Nebel. Er stellte die Auflösung der Formen im Licht dar und übersetzte so den unmittelbaren Seheindruck in die Malerei. S. 40, 52, 56, 120, 142

Monticelli, Adolphe (Marseille 1824–1886), französischer Maler italienischer Abstammung. Seine Bilder künden die impressionistische Mal-

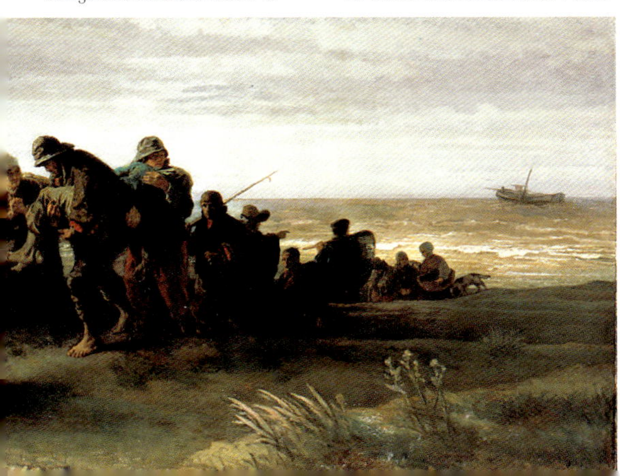

◀ Jozef Israëls, *Der ertrunkene Fischer,* 1861, London, National Gallery.

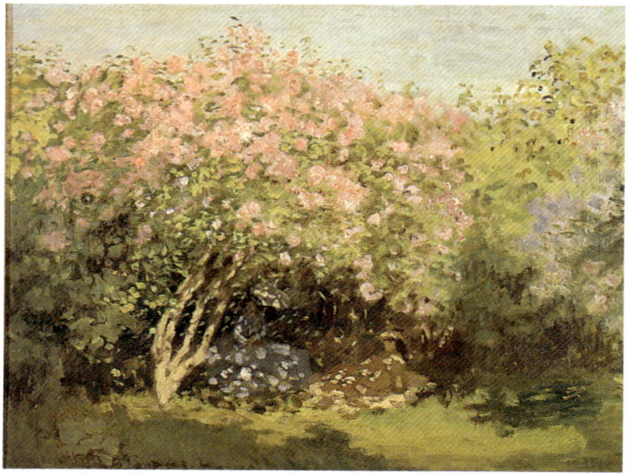

◀ Claude Monet, *Flieder in der Sonne,* 1873, Moskau, Puschkin-Museum.

weise mit ihrem Prinzip der Farbzerlegung an, jedoch blieb sein Werk der romantischen Malerei verhaftet. S. 56, 60, 75

Peyrou, Doktor Peyrou war ärztlicher Leiter des Hospitals Saint-Paul-de-Mausole bei Saint-Rémy, in dem van Gogh 1889 behandelt wurde. S. 100

Pissarro, Camille (Saint-Thomas/Antillen 1830–Paris 1903), französischer Maler. Nach seiner impressionistischen Phase wandte sich Pissarro dem Pointillismus zu. Er handhabte die divisionistische Technik mit großer Meisterschaft und gelangte zu Ergebnissen, die den Fauvismus vorwegnahmen. S. 46–47, 50, 56, 68, 120, 124

Rachel, junge Prostituierte in Arles, der van Gogh sein abgeschnittenes Ohr »schenkte«. S. 27, 68

Rappard, Anthon G. A. Ritter van (Zaist 1858–Zandvoort 1892), holländischer Maler. Er studierte zur gleichen Zeit wie van Gogh an der Königlichen Akademie in Brüssel. Rappard stellte Vincent sein Atelier zur Verfügung und unterwies ihn in den Regeln der Perspektive. S. 26

Ravoux, im Gasthaus der Familie Ravoux in Auvers hatte van Gogh ein bescheidenes Zimmer gemietet. Im Juni 1890 porträtierte er die Tochter Adeline. S. 126

Rembrandt, Harmensz. van Rijn (Leiden 1606–Amsterdam 1669), holländischer Maler und Radierer. Van Gogh war von der Lichtführung und dem emotionalen Gehalt in Rembrandts Gemälden tief beeindruckt. S. 8, 12, 13, 22

Rey, Félix (1867–1932), Internist im Hospital von Arles, in das van Gogh im Dezember 1888 eingewiesen wurde. S. 90, 91

Rodin, Auguste (Paris 1840 bis Meudon 1917), französischer Bildhauer. Rodin setzte sich intensiv mit den Werken Michelangelos auseinander. Er schuf Skulpturen von großer Eindringlichkeit und war ein Wegbereiter der Moderne in der Bildhauerei. S. 40, 143

Roulin, Augustine, Ehefrau Joseph Roulins. Für van Gogh, der die Familie häufig besuchte, saß sie mehrere Male Modell. Berühmt wurde sie als *La Berceuse.* S. 72, 73

Roulin, Joseph, Postmeister von Arles. Aus der Zufallsbekanntschaft mit dem warmherzigen Mann entwickelte sich zwischen van Gogh und Roulin eine lebenslange Freundschaft. Auch seine Kinder Armand und Marcelle wurden von van Gogh porträtiert. S. 72, 73, 90

Russell, John, australischer Maler, mit dem sich van Gogh in Paris angefreundet hatte. S. 40, 85

Salles, Pastor Salles verhalf van Gogh zu seiner Entlassung aus dem Hospital in Arles und kümmerte sich um eine neue Unterkunft für den Maler. S. 90

Segatori, Agostina, Besitzerin des Cafés Le Tambourin in Paris. Sie saß van Gogh mehrmals Modell. S. 44

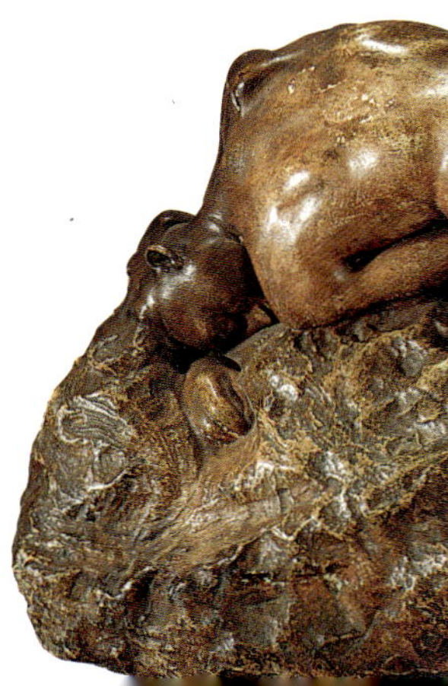

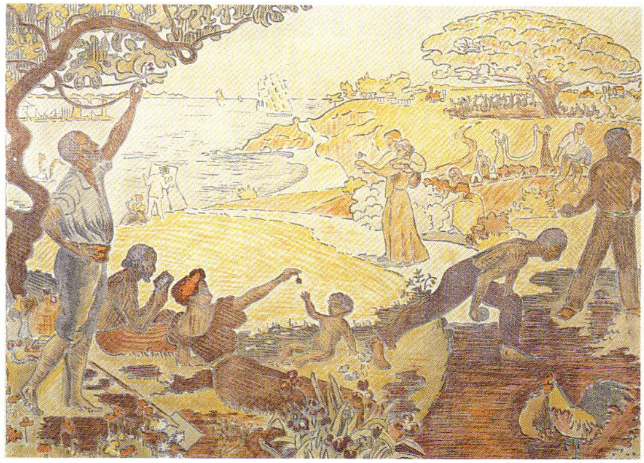

▶ Paul Signac, *Zur Zeit der Harmonie,* 1895, Moskau, Puschkin-Museum.

Signac, Paul (Paris 1863–1935), französischer Maler. Signac war einer der Mitbegründer der divisionistischen Technik des Pointillismus. Es gelang ihm, die ästhetischen Möglichkeiten dieser Malweise voll auszuschöpfen. S. 90, 100, 108, 109, 143

Stricker, Pastor Stricker war der Schwager von Vincents Mutter und der Vater von Kee Vos-Stricker. Er stand dem Theologiestudenten van Gogh in Amsterdam mit Rat und Tat zur Seite. S. 22

Tanguy, Julien (1825–1894), Farben- und Kunsthändler in Paris. Viele Künstler kauften ihr Material bei »Vater« Tanguy. Das Porträt, das van Gogh von ihm gemalt hatte, bewahrte er bis zu seinem Tod auf. S. 50–51

Toulouse-Lautrec, Henri de (Albi 1864–Malromé/Bordeaux 1901), französischer Maler und Graphiker. Seine Plakatkunst gilt als Markstein des Jugendstil. Er war der heiter-ironische Chronist der Pariser Vergnügungswelt. S. 40, 48, 53, 96, 108, 121

Valadon, Suzanne (Bessines-sur-Gartempe 1867–Paris 1938), französische Malerin. Bevor sie selbst zu malen begann, war sie Modell von Puvis de Chavannes, Renoir und Toulouse-Lautrec, der ihr künstlerisches Talent erkannte. Sie schuf vor allem Akte, Stilleben und Landschaftsbilder. S. 48

Vollard, Ambroise (Saint-Denis-de-La-Réunion 1867–Paris 1939), französischer Kunsthändler, Herausgeber und Schriftsteller. Er organisierte die ersten Ausstellungen mit Werken von Cézanne, Picasso und Matisse. S. 72, 91

Vos-Stricker, Kee, Vincents Kusine, in die er sich in Amsterdam verliebte. S. 27

Zola, Emile (Paris 1840–1902), französischer Schriftsteller. Bedeutendster Vertreter des Naturalismus in Frankreich. In einer klaren, energischen Sprache schilderte er das Leben der sozial Benachteiligten. S. 19, 48, 51, 74, 80, 120

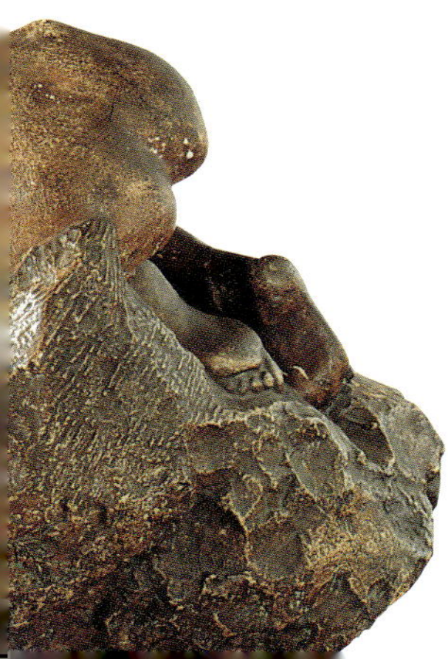

◀ Auguste Rodin, *Danae,* 1901, Privatbesitz.

Umschlagvorderseite:
Vincent van Gogh, *Selbstbildnis,* Ausschnitt, September 1889.
Paris, Musée d'Orsay.
Vincent van Gogh, *Die Brücke von Langlois in Arles,* Ausschnitt, 1888.
Otterlo, Rijksmuseum Kröller-Müller.

Herausgeber der Reihe:
Stefano Peccatori und Stefano Zuffi

Text des vorliegenden Bandes:
Anna Torterolo

Abbildungen:
Archivio Electa
Alinari, Florenz
Wir bedanken uns bei den Museen und den Bildarchiven, die uns freundlicherweise das Bildmaterial zur Verfügung gestellt haben.

Das Projekt wurde realisiert mit
La Biblioteca editrice s.r.l., Mailand

Die Deutsche Bibliothek - CIP-Einheitsaufnahme
Torterolo, Anna:
Vincent van Gogh / [Text des vorliegenden Bd.: Anna Torterolo.
Aus dem Ital. übers. von Aloysia Fäser]. - Köln : DuMont, 1999
(Berühmte Maler auf einen Blick)
Einheitssacht.: Van Gogh <dt.>
ISBN 3-7701-4498-8

Aus dem Italienischen übersetzt von Aloysia Fäser
Fachlektorat: Dr. Jürgen Schönwälder
Redaktion der deutschsprachigen Ausgabe: Werkstatt Gillhofer, München
Satz der deutschsprachigen Ausgabe: Viola Müller, Werkstatt Gillhofer
Umschlaggestaltung: Groothuis + Malsy, Bremen

Printed and bound in Italy
ISBN 3-7701-4498-8